消化系统疾病临证药对

主 编
周亨来

副主编
周 举 周 绩 孙 冰 孙岩岩

编著者
傅 平 姜衰芳 周亨娜 周亨图

周亨强 姜娟萍 邵珍美 周成有

陈馨宝 汪衍光 陈建民 王新建

姜水芳 王 超 陈润诚 汪澜琪

施雄辉 张太平 姜子成 王柏祖

郑安庆 徐仁勇 毛小君

U0350212

金盾出版社

内容提要

　　本书分别介绍了治疗消化性溃疡、慢性胃炎、上消化道出血、慢性腹泻、胃肠炎、溃疡性结肠炎、肝硬化、胆囊炎、胆石症、脂肪肝、胰腺炎、反流性食管炎、便秘、功能性胃肠病、呕吐、功能性消化不良、膈肌痉挛、胃下垂等临证药对。对每组药对，从药物组成、药对来源、配伍效用、临床应用、常用剂量、服用方法、注意事项等诸多方面进行了系统、详细地阐述。其临床特点突出，融科学性与实用性于一体，可供中医中药、中西医结合临床工作者，中医药院校学生、研究生及广大中医药爱好者阅读、参考、使用。

图书在版编目(CIP)数据

　　消化系统疾病临证药对/周幸来主编．—北京：金盾出版社，2014.6
　　ISBN 978-7-5082-9255-7

　　Ⅰ.①消…　Ⅱ.①周…　Ⅲ.①消化系统疾病—中药配伍　Ⅳ.①R259.7

　　中国版本图书馆 CIP 数据核字(2014)第 037287 号

金盾出版社出版、总发行

北京太平路 5 号(地铁万寿路站往南)
邮政编码：100036　电话：68214039　83219215
传真：68276683　网址：www.jdcbs.cn
封面印刷：北京精美彩色印刷有限公司
正文印刷：北京万友印刷有限公司
装订：北京万友印刷有限公司
各地新华书店经销

开本：850×1168 1/32　印张：15.5　字数：387 千字
2014 年 6 月第 1 版第 1 次印刷
印数：1～6 000 册　定价：38.00 元

(凡购买金盾出版社的图书，如有缺页、
倒页、脱页者，本社发行部负责调换)

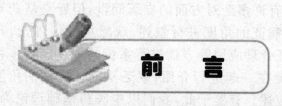

前　言

　　古人总结中药配伍有七种情况，又称为药性的"七情"，即单行、相须、相使、相畏、相杀、相恶、相反。药性"七情"除单行外，皆是两种或两种以上药物的配伍应用，旨在适应复杂多变的病证，避免或减轻药物的不良反应，从而获得安全与更好的疗效。

　　药对是历代中医药学家以中药药性和配伍理论为指导，在长期的医疗实践中总结出的配伍规律。运用药对组方是临床处方用药的常用方法。药对，又称为"对药"，是指在处方配伍中成对出现的药物，其主要作用包括增强疗效、相互依赖、相互制约、减轻不良反应等。药对作为单味中药与复方之间的桥梁，是复方的主干，也是处方配伍的基础，掌握常用药对的配伍特点和应用规律，对于提高临床药效、扩大药物的应用范围、尽量降低药物的不良反应、适应复杂病情的用药需要等，皆具有其重要的意义，同时对开展药物复方研究，解析复方的主体结构，掌握遣药组方的规律，发展中药配伍理论也是十分必要的。

　　从文字记载立论，复方药物的应用，始见于《黄帝内经》的"半夏秫米汤"，以用治胃不和则夜不安证。药对成形于东汉，张仲景《伤寒论》《金匮要略》二书之中，共载药对147对；成书于约公元2世纪初的《雷公药对》，其对药对进行了专门论述，之后历代医家对此皆有所阐述。近年来,也有许多药对方面的专著问世,但皆是从药对的配伍、主治病证的角度进行叙述,缺乏从配伍理论、药理作用和临证合理应用等方面进行系统的叙述。且多将同类药对归类在一起进行介绍,缺乏从临证应用的角度来进行分类叙述。有鉴于此,我们以中医药基础理论为指导,较为系统地介绍了中药药对配伍理论形成、发展的过程及药对配伍规律和临证合理应用,按现代医学分科,根据西医病名设章,根据药性特点设节,根据两药特性设对,从药物组成、药对来源、配伍效用、临床应用、常用剂量、服用方法、注意事项等方面来进行叙述。本书既着重于理论方面的探索,更注重于临证方面的应用,融科学性与实用性于一体,可供中医中药、中西医结合临床医师,中医药院校学生、研究生及广大的中医药爱好者阅读、参考、使用。由于编著者水平所限,书中不足之处敬请读者批评指正。

周幸来

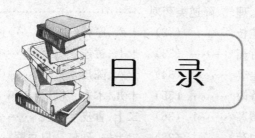

目　录

第一章　药对配伍的临床意义与基本规律

第二章　消化性溃疡

第三章　慢性胃炎

第四章　上消化道出血

第五章　慢性腹泻

第七章　溃疡性结肠炎

第八章　肝硬化

第十六章　呕　吐

15

第一章　药对配伍的临床意义与基本规律

中医中药是我国文化遗产的重要组成部分,同时又是我国人民对世界医学和人类健康做出的重要贡献之一。从古至今,在长期的医疗实践中,历代医家逐步积累总结出众多药物的配伍经验,从中衍生出许多相对固定、两两配伍的药对出来。药对是单味中药到复合配伍方剂的桥梁,研究药对配伍规律和机制,是中药复方现代研究的基础之一,对于临床合理、正确地遣方用药具有十分重要的意义。

第一节　药对的历史渊源及运用药对的临床意义

一、药对的历史渊源

药对始终伴随着中医药学的起源发展而不断发展,自汉代以前就积累了丰富的经验。最初,古人治病只使用单味药立方,即所谓的单方,经过许多年代不断的医疗实践,人们认识到两味药物配合应用后,较之单味药物疗效增强,由此逐渐形成了复方的应用。从文字记载来看,复方的应用始见于《五十二病方》,如厚朴、谷芽,用治烧伤;此后的《黄帝内经》出现了半夏秫米汤。但由两味药组成的复方并不一定都是药对,《神农本草经》曰:"药有七情……有单行者,有相须者,有相使者,有相畏者,有相恶者,有相反者,有相杀者。凡此七情,合而视之,当用相须、相使者良,勿用相恶、相反者。若有毒宜制,可用相畏、相杀者,不尔,勿合用也。"就目前存在的古代文献来看,汉代以前并没有形成真正的药对,直到东汉·张仲景撰写的《伤寒杂病论》才遵照《神农本草经》的组方原则,用药对进行配伍组方。有人曾对《伤寒论》《金匮要略》做了统计,共有药对 147 对,如麻黄与桂枝、麻黄与石膏、桂枝与白芍、枳实与白术、黄芩与半夏、白芍与甘草等。随着后世医家进一步对中药的深入认识和发展,又不断丰富了药对的内容。南北朝时期,徐之才著《雷公药对》,对"药对"做了大量的整理与研究,此后又有了《新广药对》等专著问世。《雷公药对》可惜早已亡佚,目下所能见者,仅存 5 首。《新广药对》一书,仅于宋代《崇文总目辑释·卷三》载有《新广药对》三卷文,宋令祺所撰。从元代以后,有关药对专著,亦皆已亡佚。需要指出的是,许多药对存在于各种中医药学文献当中,清代严西亭等人所著的《得配本草》,记载了许多现在仍在使用的药对。近代名医秦伯未先生在《谦斋医学讲稿》中列举药对 97 组,近代名医岳美中、施今墨也都是药对方面的专家,在其论著中都有关于"对药"的专门阐述。

随着现代医家对药对研究的深入关注,有关药对的专书、专著亦陆续得以出版,如《施今墨对药》《对药的化学、药理与临床》《药对》《常用中药药对分析与应用》等,为中药药对的临床应用、科学研究,提供了良好的、可靠的素材。

二、运用药对的临床意义

每味中药的作用各有所长,只有通过合理的配伍,调其偏性,制其毒性,增强或改变其原来的作用,消除或缓解其对人体的不利因素,发挥其相辅相成或相反相成的综合性作用,才能符合辨证论治的要求,更加充分地发挥药物的治疗作用,适应复杂病证的治疗需要。

中药药对配伍是中医临床处方用药的常用方法。药对,又称为"对药",是指处方配伍中成对出现的药物,亦称为"姊妹"药,其主要作用是相互依赖、增强疗效,相互制约、减弱不良反应。药对作为单味中药与复方之间的桥梁,是复方中的主干药物,也是药物配伍的基础。药对大多出自经方,也有些出于时方或名医的心得经验。在临床处方配伍当中,这些药对常在一起相伍为用,有的药对可单独成方,即药对方。如左金丸(黄连配伍吴茱萸,出自《丹溪心法》),枳术汤(枳实伍以白术,出自《金匮要略》),芍药甘草汤(白芍配伍甘草,出自《伤寒论》)等。药对方是中药复方中最简单、最基本的形式表现。

前人把单味药的应用与药与药之间的配伍关系总结为七个方面,称之为药物的"七情",其中"单行",是指用单味药物治病。病情较为单纯,选用一种针对性较强的药物,即能获得疗效,如清金散,就单用一味黄芩以用治轻度肺热咳嗽;现代临床就单用仙鹤草芽一味,以驱除绦虫,以及许多行之有效的单验方等。但如果病情较为复杂、需要全面兼顾治疗时,就须两种以上药物配伍应用。即"七情"之中,除单行者外,其余六个方面讲的就都是药物的配伍关系。

1. 相须　性能功效相类似的药物配伍在一起应用,可增强其原有疗效,诸如知母与石膏相伍,能明显增加清热泻火的疗效。

2. 相使　在性能功效方面有某种共性的药物配伍在一起应用,而以一种药物为主,另一种药物为辅,能明显提高主药的疗效,如补气利水的黄芪与利水健脾的茯苓配伍时,茯苓能提高黄芪补气利水的疗效。

3. 相畏　一种药物的毒性反应或不良反应,能被另一种药物减轻、甚至于消除,如生半夏的毒性就能被生姜的药性减轻或消除。

4. 相杀　即一种药物能减轻或消除另一种药物的毒性或不良反应,与相畏实际上是同一配伍关系的两种说法。

5. 相恶　即两种药物伍用,一种药物与另一种药物相互作用而使原有之功效降低,甚至丧失药效,如人参恶莱菔子,莱菔子能消弱人参的补气作用。

6. 相反　两种药物伍用,能产生毒性反应或不良反应,如"十八反""十九畏",就是一个明显的例子。

药对,并不是两味中药的任意组合,而是依据中药的性味、浮沉、归经等特点与规律,按照上述相须、相使、相畏、相杀、相恶、相反的"七情"规律配伍而成,通过性味化生,更具有利于发挥中药的特长,从而更好地提高临床疗效,催生出新的治疗功效,消除或减弱其本身的一些不良反应与毒性,使其发挥专一的治疗作用。即:产生协同作用而增进疗效(相须、相使);相互作用而能减轻或消除原有毒性作用或不良反应(相畏、相杀);相互为用,产生特殊的治疗作用。

药对在临证治疗时,应用面非常广泛,具有颇高的应用价值。有的可单独应用,即由两味药组成药对,作为方剂单独使用,如二妙散(即苍术伍以黄柏)、金铃子散(即川楝子配伍延胡索)。有的则联合应用,即两个以上药对联合应用而组成方剂,如四物汤中当归与川芎、熟地黄与白芍两个药对组成补血的代表方剂。配合应用,即将药对配入方剂中应用,可作为该方剂的主要部分,也可作为次要部分,还可作为方剂的联合部分,如柴胡与黄芩在小柴胡汤方剂中,则占主导地位,舍却其此则不能构成和解之剂;柴胡与升麻在补中益气汤中起到了使药的作用,加强了升阳举陷之功效。

第二节　药对配伍的基本规律

一、协同为用,增强疗效

亦即两种药物配伍,产生协同作用而使临床疗效提高(相须、相使)。中药之所以能够针对复杂的病情,而充分发挥疗效,是因为各种药物各自具有若干特性和作用,前人也称为药物的偏性。

我们将每种药物的性质和作用加以高度概括,主要有性、味、归经、升降沉浮及有毒无毒等方面,统称为药物的性能。根据药物的性能,临床药对配伍方法多样、法则各异,现分述如下。

(一)同气相求,相须为用

方剂中药性、归经大体相同的药物配对,可起到相互协同,共同达到增强药物临床疗效的作用。

1. 桑叶伍竹茹　两药皆甘凉清润,入肺、肝二经(肝胆相表里),能宣散二经之热邪。两药相伍,同气相求,相须为用,桑叶通肝达肺而散风热,竹茹入肺、胃、胆三经,具有清热化痰、和胃安神之功效,两药伍用,可达清肺化痰、宣散风热之功效。

2. 麻黄伍桂枝　麻黄、桂枝皆为辛温之品,同入肺、膀胱二经,麻黄善走卫分,长于发散,开腠理、通毛窍,为发汗散寒之解表要药;桂枝善走营分,专于透达,外行循表解散肌腠风寒,横走四肢温通经脉。桂枝与麻黄相须为用,既助麻黄发表散寒、宣肺平喘之力,又具有通阳和营,缓解全身疼痛之功。两药皆为辛温之品,同气相求,伍用相得益彰,共奏发汗解表之功效。

(二)异气相使,相反相成

方剂中药性相反或作用趋势相反的药物配对,由于阳性药与阴性药相互调节,可取阴阳互济或相反相成之功效。

1. 生熟相配　同一种药物由于生、熟有异,通过配对而使治疗范围扩大,功效大增。例如,生地黄伍熟地黄。生地黄性寒,味甘,入于营、血分,以养阴为主,具有寒而不滞、润而不腻的特点,功专清热凉血、养阴生津,为"补肾家之要药,益阴血之上品";熟地黄滋腻之性较重,以滋阴为主,功专补血生津,滋肾养肝。张洁古曰:"地黄生用则大寒而凉血,血热者须用之。熟则微温而补肾,血衰者须用之。又脐下痛属肾经,非熟地黄不能除,乃通肾之药也。"两药相伍,生熟相配,相互促进,其功益彰,共奏滋阴补肾、清热凉血之功效。

2. 刚柔相济　一种禀性刚烈药物与一种禀性柔润的药物相互配伍,起到刚柔相济、相互调节的作用。

(1)麻黄伍苦杏仁:麻黄与苦杏仁皆味辛、苦,性温,同入于肺经,皆具有颇佳的平喘止咳作用,但麻黄止咳平喘偏于宣发肺气,而苦杏仁止咳平喘偏于肃降肺气。肺主宣发和肃降,宣降相宜则肺气和顺。两药配伍,一宣一降,一刚一柔,刚柔相济,相使配伍,既相互为用,又互制其偏,宣则肺气以呼浊,降则肺气以吸清,正合肺之机宜,使肺气通调,止咳平喘益彰。

(2)柴胡伍白芍:柴胡轻清辛散,能引清阳之气上升,以疏调少阳之气,而理肝脾、调中宫、消痞满。白芍味酸性寒收敛,能敛津液而护营血,养血以柔肝,缓急而镇痛,泻肝之邪热,以补脾阴。两药配伍,刚柔相济,一散一收,一气一血,动静结合,以白芍之酸敛制柴胡之辛散,用柴胡之辛散佐白芍之酸敛,以引药物直达少阳之经。两药相互依赖,相互促进,互制其短而展其长,从而共奏清胆疏肝、和解表里、升阳敛阴、解郁镇痛之功效。

3. 润燥相随　一种辛香苦燥药物与一种阴柔滋润药物相互配伍,通常以一种药物为主,另一种药物为辅,为痰湿内停和阴液损伤的复杂病情所设,利用两药之间的监制作用,达到较为平和的燥湿化痰与润燥滋阴的作用。

(1)半夏伍麦冬:半夏味辛,性温,有毒,具有降逆止呕、消痞散结之功力,为燥湿化痰之要药;麦冬味甘,性凉,擅长滋燥泽枯,具有清肺胃虚热,滋肺胃之阴之功效。两药合用,一燥一润,相使为用。使之润而不燥,养阴生津而不滞腻,燥湿化痰、降逆和胃而不伤津,相互制约,相互促进,相辅相成,共奏养胃清肺、化痰降逆之功效。

(2)生地黄伍白术:生地黄味苦,性寒,质润,养阴清热凉血,润

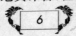

6

肠通便,具有润燥之功,无滋腻之患;其用在养不在通,为滋养之上品。白术味苦、甘,性温,归脾、胃二经,芳香质柔,可升可降,守而不走,其作用为健脾益气,燥湿利水,止汗,安胎。生地黄、白术相伍,一燥一润,阴阳并调,健脾与养阴共施,相制相济,并行不悖,阳运阴布,腑气调畅,肠道得润,大便自能通畅。两药合用,亦可用治痔瘘、肠风、便血,生地黄清热凉血,白术健脾燥湿,运气利血,两药相伍,一者清热凉血绝其出血之因,一者运气利血断其留瘀之患,真可谓独具深义也。

(3)其他:诸如半夏伍枇杷叶、半夏伍浙贝母、藿香伍生地黄、厚朴伍石斛等,皆为润燥相随之配伍。

4.动静结合　一种动性(如发表、行气、通阳、活血)药物和一种静性(如收敛、止呕、纯补无散)药物相互配伍,使动中有静,静中有动,动而不过,静而不宁,起到调畅气血营卫的作用。

(1)大黄伍甘草:大黄能荡涤肠胃浊气宿结,理胃中清浊升降,力猛善行。甘草既能补脾益气,养心润肺,缓急镇痛,清热解毒,又可调和药味毒性;与大黄配伍,既可缓和大黄峻猛之泻下,又能补益正气,和中缓急,以免大黄苦寒伤正,使之调中具有补,促病向愈。大黄走而不守,甘草守而不走,两药配伍,动静结合,攻补兼施,攻邪而不伤正,扶正而不敛邪,共奏泻热祛实、通腑和胃之功效。

(2)当归伍白芍:白芍补血敛阴,柔肝和营。当归补血活血,调经镇痛。白芍酸收性和,守而不走,主静而缓急;当归辛香性开,走而不守。两药配伍为用,一守一走,一开一阖,动静结合,补中有动,行中有补,使补血而不滞血,活血而不耗血。相须为用,共奏养血补血、养肝镇痛之功效。

5.开阖兼施　两种药物相互配伍,一开一阖,一收一散,相反相成,使其更好地发挥药物作用。

(1)陈皮伍诃子:陈皮辛散苦降,性温,芳香醒脾,能行能降,燥

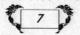

而不烈,擅长理气,健脾燥湿,调中快膈,降逆止呕,又善行肺经气滞。诃子味苦酸、涩,具有敛肺、涩肠、下气、利咽之功效。与陈皮相伍,诃子酸涩收敛以敛为主,陈皮辛散走窜以散为要。李时珍云:"诃子同乌梅、五味子用则收敛;同橘皮、厚朴用则下气。"两药相伍为用,开阖兼施,一收一散,一走一守,相反相成,则敛肺开声、行气化痰之功卓著。

(2)五味子伍细辛:细辛味辛,性温,性善走泄开闭,具有发散风寒、温肺化饮之功效。五味子味酸,性温,性专收敛,具有敛肺止咳之功效。两药伍用,一散一敛,一开一阖,相使为用,相互制约,以细辛之辛散,制约五味子之酸敛;五味子之酸敛,又能制约细辛之辛散。从而开无耗散肺气之弊,阖无敛邪气之虞,既能使肺气得以内守,又能使寒邪得以散发,更能使饮邪得化,共奏温散风寒、敛肺止咳之功效。

(3)其他:诸如桂枝伍白芍、麻黄伍诃子、干姜伍乌梅等,亦为开阖兼施之配伍。

6.补泻并进 两种药物相互配伍,一补一泻,达到攻补兼施之功效。

(1)葶苈子伍大枣:葶苈子入于肺经,辛散苦泄,功专降泄肺气,以宣上窍而通下窍,具有泻肺定喘、行水消肿之功效。大枣味甘,性平,补中益敃,能培补脾胃,顾护中气。常配伍峻烈药物以缓和药性,配伍葶苈子,泻肺平喘利尿而不伤肺气。两药相伍,一峻一缓,一补一泻,相使为用,攻补兼施,共奏泻肺行水、下气平喘之功效。

(2)枳实伍白术:两药皆燥,相配而用,枳实辛散性烈,以泻为主,消痞逐痰;白术味甘性缓,以补为主,健脾燥湿。两药合用,一补一泻,一守一走,一缓一急,降中有升,泻中有补,补不留滞,泻不伤正,共奏健脾和胃、消食化积、行气化湿、消痞除满之功效。

7.散收并举 两种药物相互配伍,一散一收,达到相反相成之功效。

(1)麻黄伍罂粟壳:麻黄味辛,微苦,中空而浮,擅长辛散,专疏肺郁。具有宣肺平喘,利尿消肿,发汗解表之作用。乃气喘咳嗽之常用要药,被誉为"伤寒发表之第一要药"。罂粟壳性平,味酸、涩。具有敛肺,涩肠,镇痛之功效。麻黄擅长辛散,罂粟壳酸涩擅长敛肺;麻黄善开,罂粟壳善阖。两药配伍而用,一宣一敛,一开一阖,异气相使,相反相成,止咳平喘之功甚妙。

(2)桂枝伍白芍:白芍主营气,桂枝主卫气。若单用白芍,虽可敛阴和营,但于卫强有碍;若仅用桂枝,虽能发汗解表,却于营弱不利,难以达到调和营卫这一作用。两药相伍,一寒一温,一敛一散,共奏调和营卫之功效。

8.升降有序　两种药物相互配合,一升一降,使脏腑气机升降调畅。

(1)苦杏仁伍升麻:肺主燥而又恶燥,燥邪最易伤肺,肺有痰邪,其治当化痰,且化痰又必须做到不伤肺阴。苦杏仁宣肺降气而平喘,化痰润肺而不伤阴。另外,肺为水之上源,苦杏仁宣肺气利水道,具有促进利水消肿的作用。升麻轻宣升阳,助苦杏仁宣肺升提以启上闸,又辅助苦杏仁之降气,升开肺气。两药相伍,一降一升,相使为用,相制相济,共奏降浊升阳、止咳平喘之功效。

(2)黄芪伍防己:黄芪具升发之性,能补气升阳,固表止汗,利水消肿,又善走肌表,是用治表虚及虚性水肿之要药。防己能利水消肿,使水湿下行,味辛能散,功可祛风,以驱外袭之风邪。黄芪以升为主,偏重扶正,防己以降为要,重在祛邪。两药参合为用,一升一降,一补一泻,升降调和,补泻兼顾,相得益彰,祛风除湿而不伤正,益气固表而不恋邪,使风湿俱去,表虚得固,共奏益气祛风、健脾利水之功效。

9.寒热并用　两种药物相互配合,一寒一热,寒热并用,达到兼顾治疗寒、热不同病证的作用。

(1)黄连伍细辛:黄连大苦大寒,善理心脾之火,为泻心火、除湿热之佳品。其清热作用偏于中焦,能清心除烦,燥湿止利。细辛辛温发散,芳香透达,上达巅顶,通利九窍,擅长祛风散寒,且镇痛之力颇强。黄连性寒、细辛性温,黄连味苦而清热,细辛味辛而走散。两药合用,一寒一热,一清一散,异气相使,相反相成。寒热并用,使温阳而不伤阴,并以细辛之升散,引黄连直达病所,使清热之力更强,共奏清热解毒、泻火利窍镇痛之功效。

(2)人参伍石膏:人参味甘、微苦,性微温,归肺、脾二经,具有大补元气,补肺健脾,生津止渴之功效。石膏味辛、甘,性大寒,具有清热泻火,除烦止渴,通热结便秘之功效,为清泻肺、胃二经气分实热之要药。两药一温一寒,相使为用,能在热病后期以人参扶正气,以助石膏退热,使下陷之邪得以升散;人参亦可使真阴立复,胜于单纯滋阴;同时,石膏性寒,佐人参微温之性,可防病热药寒之格拒,使得清热之中有益气,益气之中有生津,又达到清热、透邪、生津之目的。

(三)表里兼顾

两种药物相互配伍,既能治表,又能治里,以达到表里兼顾的目的。

1.羌活伍独活 羌活味辛,性温燥烈,气厚味薄属阳,善行气分之邪,可发散表邪,利周身关节之疼痛,直上巅顶,横行肢臂,偏治上部风寒湿邪,散肌表之风邪,燥湿解表之力颇强。独活气浊属阴,善行血分,敛而能舒,沉而能升,性缓而善搜刮,可助表虚,偏治下半部风湿,疏导腰膝,下行腿足,擅长用治筋骨之间的风湿痹痛,《本草述》曰:"羌活,足太阳经药,独活,足少阴经药,一表一里,似气血之原已分矣。"故两药合用,羌活善治足太阳游风,独活善理足少阴伏风,一上一下,一表一里,相辅相成,可治脊背或一身尽痛,证属风寒湿痹型者。

2.麻黄伍石膏 两药伍用,石膏味辛、甘,性大寒,清泻内热,并能生津,为清肺热之要药。麻黄味辛、微苦,性温,既能宣发肺气,又能发汗解表,并可使肺中邪热从汗而解,为宣肺平喘之要药。两药一寒一温,一表一里,相使为用,相反相成。麻黄得生石膏之辛寒,能制其温燥之偏,又能变麻黄辛温之性为辛凉,但不减低其定喘作用,起到制约的作用,达到"去性存用"之目的。石膏引麻黄入里,减缓发汗效力,又起到了协同的作用。两药表里兼顾,寒温并施,疏不燥烈,清不寒滞,能清肺以存阴,宣肺以定喘,达到表里双解之功效。

3. 其他　诸如桂枝伍黄芩、桂枝伍石膏、柴胡伍黄芩、葛根伍黄芩等,皆为表里双解之配伍。

(四)气血并治

两种药物相互配伍,达到了气血并治之功效。

1. 乌药伍延胡索　乌药味辛,性温,通上而走脾、肺,顺气降逆,散寒镇痛,向下达于肾与膀胱,以温煦下元,调下焦冷气。延胡索辛散温通,既走心包、肝经血分,又入肺、脾气分,能行血中之气,又能行气中之血。功专活血化瘀,行气镇痛。乌药以行散为主,专走气分,擅长顺气散寒。延胡索专功活血化瘀、理气镇痛,善治一身上下诸痛。两药为伍,一气一血,气血兼顾,乌药理气以助延胡索之活血,延胡索活血以助乌药之理气,可起到气血并治、协同为用的作用,使行气活血、调经镇痛之力倍增。

2. 乳香伍没药　乳香味辛、苦,性温,气香走窜,偏入气分而擅长调气,镇痛力强;没药味苦,性平,气薄偏入血分,而擅长散瘀,破泄力大。两药配合,一气一血,气血并治,相须配伍,协调为用,相得益彰,共奏活血祛瘀、消肿镇痛、敛疮生肌之功效。《医学衷中参西录》曰:"乳香没药,两药合用,为宣通脏腑、疏通经络之要药。故凡心胃、胁腹、肢体关节诸疼痛皆能治之。又善治女子行经腹疼月事不以时下。其通气活血之力,又善治风寒湿痹、周身麻木、四肢不遂及一切疮疡肿痛,或其疮疡不疼。"

3. 其他　诸如黄芪伍川芎、香附伍当归、石膏伍生地黄等,皆为气血双调之配伍。

（五）阴阳和合

两种药物相互配伍,可达到滋阴壮阳、阴阳双补之功效。

1. 党参伍黄芪　党参味甘,性温,补中和脾胃,促健运,益气生血。黄芪味甘,性温,补气升阳,温分肉,实腠理,益卫固表,托生肌,利水消肿。党参补中益气,擅长止泻;黄芪固护卫气,擅长敛汗;党参偏于阴而补中,黄芪偏于阳而实表。《得配本草》曰:"上党参,得黄芪实卫"。两药配用,一阴一阳,阴阳和合,相互为用,其功益彰,共奏扶正补气之功效。

2. 其他　诸如龟版伍鹿角胶、肉桂伍熟地黄、鹿角胶伍熟地黄等,皆为阴阳并治之配伍。

（六）协调脏腑

利用药物气味性能的偏性,以调治病理上的阴阳偏胜,使之恢复相对平衡,致使疾病好转或痊愈。

1. 莲子心伍远志　两药伍用,使心肾相交。莲子心与远志合用,远志得莲子心涤痰开窍之力更胜,且可除心经之热。莲子心得远志清退虚热,安神定志之功更强,共奏清心安神、涤痰开窍之功效。此外,莲子心可健脾养心,远志肉可益智仁安神,两药合用,心肾同治,君相火熄,精关闭护,神志得宁,君相俱安。

2. 其他　诸如桃仁伍苦杏仁、益智仁伍乌药、白术伍白芍、黄连伍肉桂、黄连伍阿胶等,皆为协调脏腑之配伍。

二、药物相互作用而减轻不良反应

两种药物配伍,互制其短,在发挥药效的同时,减少或消除其毒性作用、不良反应,以收治疗之良效(相畏、相杀)。临床用药中,部分有一定毒性的药物,通过相杀、相畏来减轻或消除药物的毒性,是药对配伍的方法之一。

1. 半夏伍生姜　半夏、生姜合用,既可起到协同增效的作用,又具有相畏、相杀的效力。半夏为有毒之品,生姜可制半夏之毒,制其所短,扬其所长,使其更好地发挥和胃降逆的作用,正如陶弘景所曰:"半夏有毒,用之必须生姜,亦以之制其毒故也。"

2. 麻黄伍生石膏　麻黄得生石膏之辛寒,能制其温燥之偏,又能变麻黄辛温之性为辛凉,但不会减低其定喘作用,起到了制约的作用,达到"去性存用"之目的。生石膏引麻黄入里,减缓发汗效力,又起到了协同的作用。两药寒温并施,疏而不燥烈,清而不寒滞,能清肺以存阴,宣肺以定喘,达到表里双解之功效。

3. 柴胡伍黄芩　为和解剂中最具代表意义的基本配伍。黄芩苦寒降泄,善清肝胆气分之热,配柴胡而收和解少阳之功,助柴胡以清少阳邪热,柴胡得黄芩其升散而无升阳劫阴之弊。用于邪在半表半里而见往来寒热,胸胁苦满等证。现代药理研究柴胡具有一定的肝毒性,对中枢神经系统具有抗抑郁、镇静及抗惊厥的作用。柴胡皂苷具有抗炎症、解热作用;黄芩具有降血压和镇静的作用,能利胆、保肝和解痉,用于保肝、外感热证、降低血压等。两药配伍,能在增效的同时减轻药物对肝脏的毒性,起到了保肝、护肝的作用。用药既安全,又可靠。

三、伍用剂量不同,所治病证有变

1. 桂枝伍白芍　太阳中风表虚证。《医宗金鉴》曰:"桂枝君芍药,是于发散中寓敛汗之旨,芍药臣桂枝,是于和营中有调卫之功"。临床上两药常等量合用,桂芍剂量比为1:1,一般以9～10克为宜,用于外感风寒表虚证,营卫不和之汗出恶风。中焦虚寒,肝脾失和,化源不足,肝脾不和所致之腹痛之证。如"小建中汤"中,桂枝9～12克,温阳祛寒,白芍18～24克,养阴缓肝镇痛,桂芍剂量比为1:2。其衍生方"黄芪桂枝五物汤""黄芪芍药桂枝苦酒汤"等方剂中,更是配伍饴糖、当归、黄芪等补益气血等药,目的也无外乎使营卫调和,气血阴阳诸虚可愈。用治颈椎病、寒湿痹痛证,如"桂枝加葛根汤"中,白芍配伍葛根,以缓急镇痛为主,白芍常用量为40克,桂枝温经散寒,常用量为10克,桂芍剂量比为1:4。

2. 黄芩伍黄连 黄芩、黄连配伍,其剂量的不同变化,决定了其所治病证的不同:若用治脾胃湿热之痞证,如半夏泻心汤、生姜泻心汤、甘草泻心汤,其黄芩3两、黄连1两,用量比例为3:1;若用治大肠热利,如葛根芩连汤,黄芩黄连剂量为各3两,用量比例为1:1;若用治心肾虚热,如黄连阿胶汤,用黄芩2两、黄连4两,用药比例为1:2。

3. 其他 药对伍用剂量不同,对有效成分溶出亦有影响。曾桂凤等采用高效液相色谱峰比值法比较了由丹参与三七组成的复方,丹参与三七的比例(以质量计)从10:1变化到1:10的过程中丹参化学成分的变化。结果表明:所有合煎样品中丹参的主要成分含量均比单味药丹参中丹参主要成分的含量为高,丹参与三七以一定的比例(5:3)配伍,并且采用合煎的方法能够增加丹参成分的溶出率。

综上所述,药对在方剂配伍中的作用主要为协同为用以增强疗效与相互作用以减轻不良反应两个方面,也有相互为用产生特殊治疗效果的作用。随着现代医学的发展,以及人们对中药不断地研究挖掘,新的药对配伍也将不断产生,对其有效成分的溶出及减毒作用的研究正逐渐展开。

展望未来,对于药对的临床应用及科研方向我们面临的问题还有很多。例如,治疗临床常见病、疑难杂症如何选择药对,其应用规律又是如何,药对在经方的作用地位如何、配伍的目的是什么,药对配伍的有效作用成分是什么,药对有效的作用机制又是为何呢,作用靶点又在哪里,药对配伍其药代动力学影响是怎样的,药对配伍对其有效成分的溶出、吸收的影响又是如何,都有待于各位同仁的不懈探求。

第二章　消化性溃疡

消化性溃疡，简称"溃疡病"，是一种常见的慢性胃肠道疾病。通常指发生于胃和十二指肠球部的溃疡而言，分别称之为胃溃疡和十二指肠溃疡。因溃疡发生在与酸性胃液相接触的胃肠道，与胃酸和胃蛋白酶有着较为密切的关系，故称为消化性溃疡。溃疡病的临床特点为慢性、周期性和规律性的上腹部疼痛，与饮食有关，制酸药可缓解症状。发病与季节有一定关系，以秋季和冬春之交时期为多发。溃疡病以上腹部疼痛为主要症状，属于中医学"胃痛"等范畴。

中医学认为，导致溃疡病发生的原因是多方面的，主要包括脾胃虚弱，饮食失调，情志所伤，邪气侵犯和药物损伤等。

1. 脾胃虚弱　饮食不节，劳累过度，久病不愈等均可损伤脾胃，脾胃虚弱，气虚不能运化或阳虚不能温养，致胃脘疼痛。

2. 饮食失调　暴饮暴食，饥饱失常，损伤脾胃，运化失职，食滞不化，停滞胃脘，气机不畅，失于和降，发为胃脘疼痛且胀。

3. 情志所伤　忧思恼怒，焦虑紧张，肝失疏泄，横逆犯胃，胃失和降，若肝郁化热，郁热耗伤胃阴，胃络失于濡润，致胃脘隐隐灼痛。若气郁日久，血行不畅，血脉凝滞，瘀血阻胃，致胃脘疼痛如刺。

4. 邪气侵犯　湿邪较易侵犯脾胃，阴虚之人易感湿热，阳虚之人易受寒湿，邪气所犯，阻滞气机，胃气不和，乃发胃痛，热者灼痛，寒者冷痛，湿者痛势绵延。

5. 药物刺激　较长时期服用非甾体类消炎药，如吲哚美辛、保泰松，以及糖皮质激素等，可损害胃黏膜，影响胃气通降和脉络流通,可发为溃疡病。

本病的病位在胃,但与肝、脾关系密切,基本病机为胃之气机阻滞或脉络失养,致胃失和降,不通则痛,失荣亦痛。

第一节 清热、解毒、凉血类药对

一、甘草 蒲公英

【药对功效】 甘草、蒲公英为临证常用的清热解毒、缓急镇痛药对。

1. 甘草 为豆科植物甘草、胀果甘草或光果甘草的根及根茎。性平,味甘。归心、肺、脾、胃经。生者入药,具有泄火解毒,润肺祛痰止咳,益气补中,缓急镇痛,缓和药性的功效。

2. 蒲公英 为菊科植物蒲公英、碱地蒲公英或同属数种植物的干燥全草。性寒,味苦、甘。归肝、胃经。具有清热解毒,消肿散结,利湿通淋的功效。

【药对来源】 甘草、蒲公英伍用,见于《施今墨对药》。

【配伍效用】 甘草甘能缓急,善入中焦,具有泻火解毒、缓急镇痛、润肺祛痰止咳的功效;还能补益心、脾之气。主治倦怠食少,肌瘦面黄,心悸气短,腹痛便溏,四肢挛急疼痛,脏躁,咳嗽气喘,咽喉肿痛,痈疮肿毒,小儿胎毒及药物、食物中毒等。蒲公英既能清解火热毒邪,又能泄降滞气,故为清热解毒、消痈散结之佳品。用于热毒痈肿,疔疮,瘰疬痰核;肝热目赤,湿热黄疸,热淋涩痛;目赤肿痛;上呼吸道感染,咽喉肿痛,胃脘疼痛等症。两药相配为伍,参合而用,共奏清热解毒、镇痛之功效。

【临证应用】 用于胃脘疼痛、嘈杂反酸等症,证属寒热错杂型者(见于胃及十二指肠溃疡病等)。用治寒热错杂,胃脘疼痛、嘈杂反酸等症,该药对可与黄连、干姜伍用,方如"半夏泻心汤"。湿热证明显者,可酌情配伍黄连、半夏、藿香、佩兰、苍术同用。

【常用剂量】　甘草 1.5～9 克,蒲公英 9～15 克。

【服用方法】　水煎分服。

【注意事项】　凡实证中满腹胀、水肿者,皆忌用。蒲公英用量过大,可致缓泻。甘草不宜与京大戟、芫花、甘遂同用,有助湿壅气之弊;湿盛胀满、水肿不宜使用;大剂量久服可导致水钠潴留,引起水肿。《本草经集注》曰:"术、干漆、苦参为之使。恶远志。反大戟、芫花、甘遂、海藻四物。"

二、蒲公英　败酱草

【药对功效】　蒲公英、败酱草为临证常用的清热解毒、消肿排脓药对。

1. 蒲公英　详见第二章第一节第 16 页。

2. 败酱草　为败酱科植物黄华败酱、白花败酱的干燥全草。性微寒,味辛、苦。归肝、胃、大肠经。具有清热解毒,消痈排脓,祛瘀镇痛的功效。

【药对来源】　蒲公英、败酱草伍用,见于朱南荪之"蒲丁藤酱消炎汤"。

【配伍效用】　蒲公英苦以泄降,甘以解毒,寒能清热,为清热解毒、消痈散结之佳品,以用治内外热毒疮痈诸证。用于热毒痈肿,疔疮,瘰疬痰核;肝热目赤,湿热黄疸,热淋涩痛;目赤肿痛;咽喉肿痛,胃脘疼痛等症。败酱草擅长化瘀、消肿、排脓。用于内痈;乳蛾,咽喉肿痛;目赤肿痛;痈疽肿毒;湿热痢疾;瘀热互结所致之胸腹疼痛;产后瘀滞腹痛,恶露不尽;感冒发热、腮腺炎、肝炎及失眠等症。两药相配为伍,参合而用,共奏清热解毒、消肿排脓之功效。

【临证应用】　用于腹痛、胃痛等症,证属毒热瘀滞型者(见于胃、十二指肠溃疡等)。

【常用剂量】　蒲公英 9～15 克,败酱草 6～15 克。

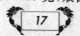

【服用方法】 水煎分服。

【注意事项】 凡脾胃虚弱、气血不足、无实热瘀滞者,皆忌用。

三、黄连 紫苏叶

【药对功效】 黄连、紫苏叶为临证常用的清热和胃、理肺畅中药对。

1. 黄连 为毛茛科植物黄连、三角叶黄连或云连的干燥根茎。性寒,味苦。归心、脾、胃、胆、大肠经。具有清热燥湿,泻火,解毒的功效。

2. 紫苏叶 为唇形科植物皱紫苏、尖紫苏的叶。性温,味辛。归肺、脾经。具有解表散寒,行气宽中的功效。

【药对来源】 黄连、紫苏叶伍用,见于《温热经纬》之"苏叶黄连汤"。

【配伍效用】 紫苏叶既开宣肺气、发表散寒,又行气宽中、和胃止呕,善行脾胃气滞。黄连擅长清中焦湿火郁结,尤善清心经、胃经之火。两药相配为伍,参合而用,辛开苦降,寒热平调,具有双向调节的作用,共奏清热和胃,理肺畅中之功效。

【临证应用】 用于胸闷不适,脘部胀满疼痛,恶心呕吐,嗳气吐酸等症,证属胃热气滞型者(见于胃、十二指肠溃疡等)。对于胃热气滞所致之胃痛尤为合拍。王行宽先生善用该药对配伍而用治胃痛,自拟"柴百连苏饮":紫苏叶、黄连、吴茱萸、百合、柴胡、白豆蔻、甘草,以用治消化性溃疡等病,证属肝胃不和型者,验之临床,疗效令人满意。

【常用剂量】 黄连3~6克,紫苏叶3~6克。

【服用方法】 水煎分服,研末入丸、散剂服。

【注意事项】 凡气弱表虚,阴虚,胃虚呕恶,脾虚泄泻,五更泻者,皆应慎用。

四、半夏　黄连

【药对功效】　半夏、黄连为临证常用的清热燥湿、降逆消痞药对。

1. 半夏　为天南星科植物半夏的干燥块茎。性温,味辛,有毒。归肺、脾、胃经。具有燥湿化痰、降逆止呕、消痞散结的功效,外用消肿镇痛。《中国药典》规定:用8%白矾溶液浸泡5日,晾干,碾粉,为清半夏;姜矾制为姜半夏;甘草石灰制为法半夏;以白矾去毒为最有效。

2. 黄连　详见第二章第一节第18页。

【药对来源】　半夏、黄连伍用,见于《伤寒论》之"半夏泻心汤"。

【配伍效用】　黄连与半夏皆具有燥湿的作用。然半夏味辛性温,具有燥湿化痰、降逆止呕、消痞散结之功效。主治咳喘多痰,呕吐反胃,胸脘痞满,头痛眩晕,夜卧不安,瘿瘤痰核,痈疽肿毒等症。黄连功专清热泻火,燥湿解毒;主治热病邪入心经之高热,烦躁,谵妄或热盛迫血妄行之吐衄,湿热胸痞,泄泻,痢疾,心火亢盛之心烦失眠,胃热呕吐,消谷善饥,肝火目赤肿痛,以及热毒疮疡,牙龈肿痛,口舌生疮,痔血,湿疹,烫伤等。黄连主要是通过清热而燥湿,《本草经百种录》载:"唯黄连能以苦燥湿,以寒除热,一举两得,莫神于此。"半夏燥湿则是通过温化作用。黄连与半夏相用,黄连是针对湿热病变证机而用,而半夏既可佐制黄连之苦寒,使之清热而不寒凝,又可增强黄连燥湿作用,更能降逆及宣畅气机,从而增强黄连燥湿清热之功。《经方药物药理临证指南》谓半夏:"辛以宣散,有利湿热之邪溃散;温则通达,有利气机畅通;与黄连相伍,则温而不助热,寒而不凝气机。"故凡湿热、痰瘀阻滞于上、中二焦,气机不化,血脉凝滞之证,非以半夏与黄连为药对,使湿得温化,则邪不足以去矣。

【临证应用】 用于心下痞满、脘腹胀痛等,证属痰热内扰、湿热内阻型者(见于胃及十二指肠溃疡等)。

1. 用治胃及十二指肠溃疡等,证属寒热错杂、肠胃不和型者,两药与黄芩、干姜、党参、甘草、大枣等配伍同用,医圣张仲景称之为"半夏泻心汤"。

2. 用治十二指肠溃疡等,两药常与干姜、党参、大枣、炙甘草等配伍共用,医圣张仲景称之为"黄连汤"。

3. 两药与其他药品配伍,还见于清·王孟英《霍乱论》之"蚕矢汤"和"金元四大家"李杲《脾胃论》之"升阳益胃汤"等方剂中,上述方剂都是临床用治痰热证、湿热证的常用方剂。

【常用剂量】 半夏3～9克,黄连2～5克。

【服用方法】 水煎分服。

【注意事项】 凡阴虚燥咳、津伤口渴、血证及燥痰者,皆禁用;凡脾虚泄泻、五更泻、孕妇,皆慎用。

五、牡丹皮　栀子

【药对功效】 牡丹皮、栀子为临证常用的清热泻火、凉血止血药对。

1. 牡丹皮 为毛茛科植物牡丹的干燥根皮。性微寒,味苦、辛。归心、肝、肾经。具有清热凉血,活血化瘀的功效。

2. 栀子 又称为"山栀",为茜草科常绿灌木植物栀子的成熟果实。性寒,味苦。归心、肝、肺、胃、三焦经。具有泻火除烦,清热利湿,凉血解毒,消肿镇痛的功效。生用泻火(内热用仁,表热用皮)。

【药对来源】 牡丹皮、栀子伍用,见于《内科摘要》之"丹栀逍遥散"。

【配伍效用】 牡丹皮功专清热凉血,活血化瘀。主治温入血分,发斑,吐衄,热病后期热伏阴分发热,骨蒸潮热,血滞经闭,痛经,痈肿疮毒,跌仆伤痛,风湿热痹等症。栀子气薄味厚,轻清上行,气浮而味降,功专清热凉血、泻火除烦,能荡涤痰瘀之热,泻三焦之火。主治热病心烦,肝火目赤,头痛,湿热黄疸,淋证,吐血,衄血,血痢,尿血,口舌生疮,疮疡肿毒,扭伤肿痛等症。两药相配为伍,参合而用,共奏清肝解郁、养阴凉血之功效。

【临证应用】　用于胃脘疼痛、腹痛等症,证属肝郁化火、气血上逆或血热妄行型者(见于胃及十二指肠溃疡等)。该药对配伍白术、柴胡、当归、茯苓、甘草同用,《内科摘要》称之为"丹栀逍遥散"或"加味逍遥散",以用治肝郁气滞、气从火化之证。临床用该方剂临证化裁,用治胃脘痛、腹痛等症,证属肝郁化火、气血上逆或血热妄行等证型者。

【常用剂量】　牡丹皮6～12克,栀子6～9克。

【服用方法】　水煎分服。

【注意事项】　凡血虚、血寒诸证,孕妇及妇女月经过多者,皆忌用;脾虚胃寒者,慎用。

第二节　祛风除湿类药对

一、苍术　防风

【药对功效】　苍术、防风为临证常用的祛风胜湿镇痛的药对。

1. 苍术　为菊科植物茅苍术或北苍术的干燥根茎。性温,味辛、苦。归脾、胃、肝经。具有燥湿健脾,祛风散寒的功效。

2. 防风　为伞形科多年生草本植物防风的根。性微温,味辛、甘。归膀胱、肝、脾经。具有散风解表,胜湿镇痛,祛风止痉的功效。

【药对来源】　苍术、防风伍用,见于《素问·病机气宜保命集》之"苍术防风汤"。

【配伍效用】　苍术、防风为临证常用的祛风除湿之品。苍术

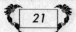

辛散苦燥,外能解风湿之邪,内能燥湿健脾,故湿邪为病,无论表里上下,皆可随证配用。苍术辛散性弱,偏于燥湿健脾。主治湿困脾胃,倦怠嗜卧,胸痞腹胀,呕吐泄泻,痰饮,湿肿,表证夹湿,头身重痛,湿痹,肢体酸痛重着,痿躄,夜盲等症。两药相配为伍,皆味辛性温,相须为用,以祛风燥湿。风能胜湿,使祛风除湿共重而功效大增,凡风寒湿邪阻滞皆可使用。

【临证应用】 用于胃痛、胃酸过多等症,证属风寒湿阻型者(见于消化性溃疡等)。

【常用剂量】 苍术5~10克,防风3~10克。

【服用方法】 水煎分服。

【注意事项】 凡阴虚火旺,血虚发痉者,皆慎用。

二、羌活 防风

【药对功效】 羌活、防风为临证常用的祛风除湿、散寒镇痛药对。

1. 羌活 为伞形科多年生草本植物羌活或宽叶羌活的干燥根茎和根。性温,味辛、苦。归膀胱、肾经。具有散寒祛风,胜湿镇痛的功效。

2. 防风 详见第二章第二节第21页。

【药对来源】 羌活、防风伍用,见于《此事难知》之"九味羌活汤"。

【配伍效用】 羌活辛温发散,气厚味薄性雄烈,雄而能散,浮而主升,升而能沉,善行气分之邪,舒而不敛,能散肌表之风邪,利周身关节之痛,直上巅顶,横行肢臂。尤其擅长祛上半身之风寒湿邪,燥湿解表之力颇强。主治外感风寒,头痛无汗,风寒湿痹,疮疡肿毒等。防风味辛甘,性微温,气味俱轻,润泽不燥,能通行一身,防御外邪,能治一身尽痛,擅长祛体表、肠内之风气,乃风药中之润剂,具有祛风解表、胜湿之功效,为治风之通用剂。多用主散,少用主利窍。主治外感风寒,头痛身痛,风湿痹痛,骨节酸痛,腹痛泄泻,肠风下血,破伤风,风疹瘙痒,疮疡初起等症。羌活、防风相配为伍,参合而用,向上达周身,有疏风胜湿镇痛之效,既善治风湿在表在上,偏正头痛,身重关节疼痛,偏于游走性者,又可胜湿,理肠中风,助脾除湿止泻。

【临证应用】 用于脘腹胀满不适等症,证属风寒湿邪阻络型者(见于消化性溃疡等)。对于脘腹胀满不适等症,证属风寒湿邪阻络型者,可以该药对配加厚朴、白芍、佛手、香橼、砂仁、白术等用治。

【常用剂量】 羌活 3～9 克,防风 4.5～9.0 克。

【服用方法】 水煎分服。外用研末调敷。

【注意事项】 凡阴血亏虚,外感温热者,皆慎用。

第三节 消导、泻下类药对

一、半夏 神曲

【药对功效】 半夏、神曲为临证常用燥湿化痰、健脾消食药对。

1. 半夏 详见第二章第一节第 19 页。

2. 神曲 为辣蓼、青蒿、苦杏仁、赤小豆、苍耳等药加入面粉或麸皮混合后,经发酵而成的曲剂。性温,味甘、辛。归脾、胃经。具有消食和胃的功效。

【药对来源】 半夏、神曲伍用,见于《是斋百一选方》之“二曲丸”。

【配伍效用】 半夏体滑性燥,能走能散,能燥能润,善入脾、肺二经,长于燥湿化痰,又入胃经,可和胃降逆止呕、散结消痞。主治咳喘痰多,呕吐反胃,胸脘痞满,头痛眩晕,夜卧不安,瘿瘤痰核,痈疽肿毒等症。神曲甘而不堕,善助中焦脾土,健脾暖胃,消食化滞,又可化痰除湿。用于饮食积滞,尤其是米面之积所引起的脘腹痞胀,胃纳不佳;妇人回乳等。痰湿为疾,本于脾而标于肺,食滞为病,源于脾而见于胃。半夏、神曲配对而用,相使相助,燥湿健脾而治其本,化痰消食而治其标,标本同治,肺、脾、胃三脏得以调理,协同之中又有兼治之妙。

【临证应用】 用于食积痞胀、呕恶吐逆等症,证属脾虚湿盛型者(见于胃溃疡等病)。

1. 该药对与山楂、茯苓、陈皮、连翘、莱菔子等相配伍用,即为中成药"保和丸",为用治食积之通用方剂。

2. 用治脾虚痰盛,不入食,选用《是斋百一选方》之"二曲丸":神曲半斤(为末,枣肉搜和成饼,候干,慢火炙)、半夏半斤(为末,生姜自然汁溲成饼,候干,慢火炙),上 2 味一处碾为细末,枣肉丸如梧桐子大,每服 50 丸,生姜汤下,不拘时候。

【常用剂量】 半夏 5~15 克,神曲 6~12 克。

【服用方法】 水煎分服。

【注意事项】 凡血证及阴虚者,皆不宜使用;孕妇慎用;胃酸过多者忌用。半夏恶皂荚;畏雄黄、干姜、秦皮、龟版;反乌头;配伍时需注意。神曲:伤食兼有外感发热者宜生用,和胃消食多炒用,止泻痢多炒焦用。

二、炒枳壳 焦神曲

【药对功效】 炒枳壳、焦神曲为临证常用的开胃消食药对。

1. 炒枳壳 为芸香科常绿小乔木植物酸橙及其栽培变种的接近成熟的果实(去瓤)。用文火炒至黄色为炒枳壳,炒后可缓和药性。性温,味苦、辛、酸。归肺、脾、胃、大肠经。具有理气宽中,行气消胀的功效。

2. 焦神曲 为辣蓼、青蒿、苦杏仁、赤小豆、苍耳等药加入面粉或麸皮混合后,经发酵而成的曲剂。性温,味甘、辛。归脾、胃经。生用及炒焦用皆具有消食和胃的功效。

【药对来源】　炒枳壳、焦神曲伍用，见于《成方便读》之"芦荟肥儿丸"。

【配伍效用】　枳壳苦降下行，善宽胸利膈，行气消痞，为用治气滞胸闷之要药，又能消积导滞，下气除胀，用治食积腹痛腹胀，不欲饮食等症。神曲甘而不堕，善助中焦脾土，健脾暖胃，消食化滞，还可化痰除湿。神曲炒焦更能增强健脾开胃、止泻之功力。两药皆为辛温之品，同入脾、胃二经，相须配伍，同气相求，理气与消导并用，相辅相成，共奏开胃消食，行气除痞之功效。

【临证应用】　用于胸腹痞满，食滞中阻，胸膈不舒，腹痛、胁痛等症，证属肝胃气滞型者(见于消化性溃疡等)。两药配伍焦山楂、广陈皮、酒黄连等，水煎代茶水饮用，具有清胃生津，解胃热烦渴，消食健胃的功效，适用于酒宴之后，过食油腻，胃热食滞等症。

【常用剂量】　枳壳 3~10 克，神曲 6~15 克。

【服用方法】　水煎分服。

【注意事项】　凡脾阴虚、胃火盛者，皆不宜服用；孕妇慎用。神曲宜包煎。

三、大黄　肉桂

【药对功效】　大黄、肉桂为临证常用的温阳通便药对。

1. 大黄　为蓼科多年生草本植物掌叶大黄、唐古特大黄或药用大黄的根茎。性寒，味苦。归脾、胃、大肠、心、肝经。具有泻下攻积，清热泻火，凉血解毒，逐瘀通经的功效。

2. 肉桂　为樟科常绿乔木植物肉桂的树皮。性大热，味辛、甘。归肾、脾、心、肝经。具有补火助阳，散寒镇痛，温通经脉的功效。

【药对来源】　大黄、肉桂伍用，见于《医学衷中参西录》之"秘红丹"。

【配伍效用】 大黄苦寒通下,破积导滞,为泻下通便之要药,凡大肠积滞,大便不畅或秘结者,皆可应用。大黄以其味苦性寒,善能泻火泄热,故更适用于热结便秘。然大黄亦可用于寒积便秘,但须与温里祛寒药相配而用。肉桂辛热温中,益火消阴,温补肾阳,散寒镇痛。主治肾阳不足,命门火衰之畏寒肢冷、腰膝酸软、阳痿遗精、小便不利或频数、短气喘促、水肿尿少、戴阳、格阳及上热下寒证,脾肾虚寒之脘腹冷痛、食减便溏,肾虚腰痛痛,寒湿痹痛,寒疝疼痛,宫冷不孕,痛经经闭,产后瘀滞腹痛,阴疽流注,或虚寒痈疡脓成不溃,或溃后不敛等症。两药相配为伍,相互制约,相反相成,既取大黄荡涤肠胃,推陈致新之用,又复以肉桂之辛热,佐制其苦寒之性。两药参合而用,一寒一热,即所谓寒热相济,阴阳调和,共收振奋脾阳、通畅大便之功效,临证用治寒积便秘,疗效确切。大黄、肉桂配伍为用,其功用非仅止于通便,亦可用治肝郁多怒,胃郁气逆,以致吐血,衄血等症,此即《医学衷中参西录》之"秘红丹"。张锡纯云:"平肝之药,以桂为最要,肝属木,木得桂则枯,且又味辛属金,故善平肝木,治肝气横恣多怒",然单用则失之于热,降胃止血之药以大黄为最要,胃气不上逆,血即不逆行也,而单用大黄又失之于寒,大黄、肉桂合用,则寒热相济,性归平和,降胃平肝,兼顾无疑,无论因凉因热,服之皆有捷效。

【临证应用】 用于肝郁多怒,胃郁气逆,胃脘疼痛等症,证属寒热错杂型,兼见口舌糜烂、肠鸣便溏、舌红、苔腻、脉滑等症;或用于脘腹冷痛,手足不温,舌苔黏腻,脉沉迟者(见于消化性溃疡等)。现代名中医施今墨先生用治胃脘疼痛等症,证属寒热错杂型者,常配伍制附片、干姜炭、焦白术、炒枳壳等合用。

【常用剂量】 大黄 3～12 克,肉桂 6～10 克。

【服用方法】 水煎分服,两药皆不宜久煎,宜后下。

【注意事项】 凡实热积滞便秘及虚寒性出血,孕妇,皆不可使用。肉桂:《得配本草》曰:"畏生葱、石脂。"

四、鸡肉金 丹参

【药对功效】 鸡内金、丹参为临证常用的活血通经、散结化积药对。

1. 鸡内金 为雉科动物家鸡的干燥砂囊的角质内壁。性平，味甘。归脾、胃、小肠、膀胱经。具有消食化积，固精止遗的功效。

2. 丹参 为唇形科植物丹参的根及根茎。性微寒，味苦。归心、心包、肝经。具有活血调经，祛瘀镇痛，凉血消痈，除烦安神的功效。

【药对来源】 鸡内金、丹参伍用，见于《奇效验秘方》之"紫苏四香汤"。

【配伍效用】 鸡内金具有生发胃气，健脾消食，化结石，消瘀积，通瘀滞的作用，可用治癥瘕积聚及妇女经闭等症。丹参具有活血化瘀，祛瘀生新，消肿镇痛，养血安神的功效。常以用治月经不调，痛经，经闭及产后瘀滞腹痛诸证。《本草汇言》曰："丹参，善治血分，祛滞生新，调经顺脉之药也。"由此可见，鸡内金以化积为主，丹参以祛瘀为要。两药相配为伍，参合为用，相辅相成，相互促进，共奏祛瘀生新，散结化积，活血通经之功效，诚为用治癥瘕积聚及妇女经闭之良品。

【临证应用】 用于胃脘疼痛，食欲缺乏等症，证属胃阴亏损型者（见于胃、十二指肠溃疡等）。该药对配加沙参、麦冬、生地黄、山楂、白芍、甘草等同用，可用治热性病后期，津液耗竭，胃阴不足，以致嗳气、吞酸、胃口不开，甚则毫无食欲、进食发愁、舌红少苔等症。

【常用剂量】 鸡内金3～10克，丹参6～15克。

【服用方法】 水煎分服。

【注意事项】 无瘀血或有出血倾向的患者，皆慎用。脾虚无积者，慎用鸡内金。丹参反藜芦，组方时应予注意。

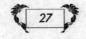

五、鸡内金　麦芽

【药对功效】　鸡内金、麦芽为临证常用健脾益胃、消食化滞药对。

1. 鸡内金　详见第二章第三节第27页。

2. 麦芽　为禾本科植物大麦的发芽颖果。性微温,味甘。归脾、胃经。具有开胃消食,回乳消胀的功效。

【药对来源】　鸡内金、麦芽伍用,见于《施今墨对药》。

【配伍效用】　鸡内金有健运脾胃之功效,消食之力较为明显,主治功能性消化不良,饮食积滞等症。对于功能性消化不良病情较轻者,可单用本品研末吞服;若食积不化,脘腹胀满,饮食不思,常配加麦芽同用;麦芽具升发之性,疏肝解郁,启脾开胃,消食和中。主治食积不消,腹满泄泻,恶心呕吐,食欲缺乏等症,对肝脾不和,嗳气少食者尤为适宜。两药皆为甘补之品,同入脾、胃二经,相须为用,可升可降,相得益彰,启脾助胃之力倍增,使胃气生,脾气健,肝气疏,纳运功能正常,积滞自然消除。

【临证应用】　用于功能性消化不良,食欲缺乏,以及久病、温热病之后,胃气不延,不饥少纳,或毫无食欲等症,证属脾胃虚弱型者(见于消化性溃疡等)。现代名中医施今墨先生以鸡内金、麦芽(或谷芽)伍用,施老先生习用生品,用治消化系统疾病,如慢性胃炎,萎缩性胃炎,胃、十二指肠球部溃疡,或热性病后期和各种恶性肿瘤放疗、化疗后的胃阴受损,胃气大伤,以致食欲缺乏者,皆可取得满意疗效。

【常用剂量】　鸡内金3~10克,麦芽10~15克。

【服用方法】　水煎分服。

【注意事项】　麦芽有回乳作用,哺乳期妇女忌用。

六、神曲　鸡内金

【药对功效】　神曲、鸡内金为临证常用的健脾开胃、消食化滞药对。神曲功效详见第23页。鸡内金功效详见第27页。

【药对来源】　神曲、鸡内金伍用，见于《中国中医秘方大全》之"温阳扶脾汤"。

【配伍效用】　神曲、鸡内金同为健脾消食化积之品。然神曲为发酵之物，辛甘而温，甘而不堕，善助中焦脾土，健脾暖胃，消食化滞。用于饮食积滞，尤其是米面之积所引起的脘腹痞胀，胃纳不佳；脾胃虚弱，致食欲缺乏，功能性消化不良；妇人回乳等。鸡内金具有健运脾胃之功效，消食之力较为显著，主治功能性消化不良，饮食积滞，凡积滞，不论肉积、乳积、谷积及其他积滞皆为咸宜。两药同入脾、胃二经，相配为伍，皆具消食之效，同气相求，相须为用，共奏健脾开胃，消食化滞之功效，用治食滞内停之胃口不开、食欲缺乏、痰湿阻阻滞、久生积块甚妙。

【临证应用】　用于功能性消化不良，食欲缺乏，脘腹痞满等症，证属脾胃虚弱型者（见于胃、十二指肠溃疡等）。神曲、鸡内金配加山楂、麦芽、生地黄、沙参等同用，可用治久病、热病之后胃气不延，食滞内停之胃口不开，食欲缺乏，不饥少纳等症。

【常用剂量】　神曲6～15克，鸡内金3～10克。

【服用方法】　水煎分服，或入丸、散剂，神曲宜包煎。

【注意事项】　脾虚无积滞者，慎用。

七、神曲　茯苓

【药对功效】　神曲、茯苓为临证常用的利湿导滞药对。

1. 神曲　详见第二章第三节第23页。

2. 茯苓　为多孔菌科真菌茯苓的菌核，多寄生于松科植物赤松或马尾松等树根上。性平，味甘、淡。归心、肺、脾、肾经。具有利水渗湿,健脾宁心的功效。

【药对来源】 神曲、茯苓伍用,见于《丹溪心法》之"保和丸"。

【配伍效用】 神曲为发酵之物,具有消食、健脾、和中的功效,用治食积不化,不思饮食等症,其辛而不甚散,甘而不甚壅,温而不甚燥,醒脾助运,导滞之力较胜。用于饮食积滞,尤其是米面之积所引起的脘腹痞胀,胃纳不佳;脾胃虚弱,致食欲缺乏,功能性消化不良;妇人回乳等。茯苓能渗能利,其性平和,"利水而不伤正,补而不助邪",为利水湿、消水肿之要药,无论属寒、属热、属虚、属实,皆可应用,并能健脾补中。李东垣曰:"茯苓,淡利窍,甘以助阳,除湿之圣药也。味甘平补阳,益脾逐水。"张仲景云其:"(主)去湿则逐水燥脾,补中健胃,祛惊痫,厚肠藏。"两药相配为伍,神曲重在消食导滞,茯苓偏于健脾利水,两药参合而用,利湿和中,既可祛湿又能导滞,用治湿滞中焦、胃气不和之食少、脘闷、呕恶、便溏甚妙。

【临证应用】 用于恶心呕吐,食少纳呆,大便溏薄等症,证属湿滞中阻或胃气不和型者(见于胃溃疡等)。该药对配伍山楂、半夏、陈皮、连翘、莱菔子等同用,组成《丹溪心法》之"保和丸",为用治食积之通用方剂。

【常用剂量】 神曲 6～15 克,茯苓 10～15 克。

【服用方法】 水煎分服,神曲宜包煎。

【注意事项】 凡虚而无湿热、虚寒滑精、气虚下陷者,皆慎用;孕妇慎用神曲。

八、神曲 苍术

【药对功效】 神曲、苍术为临证常用的燥湿健脾、消食和胃药对。神曲功效详见第 23 页,苍术功效详见第 21 页。

【药对来源】 神曲、苍术伍用,见于《太平惠民和剂局方》之"曲术丸"。

【配伍效用】 神曲能升能降,功善消食健脾和中,导滞之力较

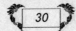

胜一筹,可用治夏日外受暑湿秽浊之气,内夹胃肠不化之滞,胸闷头昏,恶心呕吐,大便泄泻,不思饮食等症。苍术性温气香,可升可降,擅长燥湿以健运脾气。凡湿困脾胃,健运失常,胸痞腹胀,食欲缺乏,恶心呕吐,大便溏泄,肢体倦怠,舌苔浊腻者,皆为常用之品。两药同为辛温之品,共走脾、胃二经,神曲芳香辛散,消食导滞,苍术芳香燥烈,除湿健脾,两药相配为伍,参合而用,同气相求,相辅相成,共奏燥湿健脾,消食和胃之功效。

【临证应用】　用于脘腹胀闷,食欲缺乏,嗳气呕逆等症,证属饮食内停,脾胃食滞型者(见于消化性溃疡等)。

1. 该药对配伍厚朴、陈皮、茯苓、泽泻同用,可用治脾胃湿滞,饮食内停,脘腹胀闷,食欲缺乏,嗳气呕逆等症。

2. 该药对善治湿郁、食郁,若用治六郁,须配合香附、川芎、栀子同用,方如"越鞠丸",可用治气、血、痰、火、湿、食六郁所致之胸膈痞闷,脘腹胀痛,嗳腐吞酸,恶心呕吐,饮食不化等症。

3. 苍术配伍神曲为健脾开胃的常用对药。方如《杂病源流犀烛》之"苍术丸",苍术二份,神曲一份,炼蜜为丸,米汤送下,用治腹中冷痛不能食,食辄不消,羸弱生病者。又如《太平惠民和剂局方》之"曲术丸",单用该两药等份为末,面糊为丸,米饮下,用治时暴泻,及饮食所伤之胸膈痞闷,并能"壮脾温胃,进美饮食"。再如《丹溪心法》之"曲术丸",较该方多陈皮一味,且以生姜汁为丸,用治中脘宿食留饮,酸蜇心痛或口吐清水,其燥湿运脾化滞之功更佳。若脾虚为主,可以白术易苍术,酌加党参、茯苓同用;若食积重者,配加山楂、麦芽、鸡内金共用;若痰湿者,配加半夏、茯苓伍用。

【常用剂量】　神曲6～15克,苍术5～10克。

【服用方法】　水煎分服,神曲宜包煎。

【注意事项】　阴虚内热者,忌用;孕妇慎用。

第四节　和解、理气、降逆类药对

一、白芍　桂枝

【药对功效】　白芍与桂枝为临证常用的调和营卫、温通镇痛药对。

1. 白芍　为毛茛科植物芍药的干燥根。性微寒,味苦、酸。归肝、脾经。具有养血敛阴,柔肝镇痛,平抑肝阳的功效。

2. 桂枝　为樟科植物肉桂的嫩枝。性温,味辛、甘。归心、肺、膀胱经。具有发汗解肌,温通经脉,助阳化气的功效。

【药对来源】　白芍、桂枝伍用,见于《伤寒论》之"桂枝汤"。

【配伍效用】　白芍主营气,桂枝主卫气。若单用白芍,虽可敛阴和营,但于卫强有碍;若仅用桂枝,虽能发汗解表,却于营弱不利,难以达到调和营卫这一目的。二者伍用,一寒一温,一敛一散,共奏调和营卫之功效。以上配伍,寓意有三:针对卫强营弱,体现营卫同治,正邪兼顾。相辅相成,白芍得桂枝,使滋而能化;桂枝得白芍,则汗出有源。相反相成,散中有收,汗中寓补。另外,白芍味酸,具有柔肝镇痛之功;桂枝性辛温,具有温通经脉之效。故两药相配为伍,参合而用,共奏温通镇痛之功效。

【临证应用】　白芍与桂枝配伍,一可入里,一专走表,相反相成,成为调和营卫、温通镇痛的经典配伍。其伍用剂量、加减变化相对复杂,适用病机特点多变。临床上既可用于表证,又适用于里证(见于胃、十二指肠溃疡等)。

1. 治中焦虚寒,肝脾失和,化源不足,肝脾不和所致之腹痛,方如"小建中汤"。桂枝9～12克,温阳祛寒;白芍18～24克,养阴缓肝镇痛;桂芍剂量比为1:2。其衍生方剂"黄芪桂枝五物汤""黄芪芍药桂枝苦酒汤"等方剂中,更是配伍饴糖、当归、黄芪等补益气血之品同用,目的无外乎使营卫调和,气血阴阳诸虚可愈。

2. 同一药对,不同剂量的变化,可以改变药对的功效与主治。一般而论,调和营卫,以桂、芍等量为宜;温通助阳,可重用桂枝;敛阴和营、缓急镇痛,当重用白芍。腹痛甚者,常以该药对配加大黄一两(《三因极一病证方论》);往来寒热而呕者,常以该药对配加柴胡二钱半(《素问病机气宜保命集》)。

【常用剂量】 白芍 5～15 克,特殊治疗可用 15～30 克;平肝敛阴多生用,养血调经多炒用或酒炒用。桂枝 3～9 克,用量过大易致头晕目胀、两眼干涩、咳嗽、口渴、尿少及尿道灼热,故不可过量使用。但临床上用治心动悸、奔豚气或用于温经镇痛时,常重用桂枝,可用至 12～15 克,甚至达 30 克。

【服用方法】 水煎分服。用于外感风寒,营卫不和之汗出时,服药后温覆取微汗。

【注意事项】 外感风寒表实无汗者忌用。前人有"桂枝下咽,阳盛则毙"的告诫,凡外感热病、里热内盛及阴虚火旺者,皆忌用。该药对善入血分而通血脉,并易动血,故血热妄行,月经过多及孕妇,应忌用或慎用。服药期间禁食生冷、黏腻、酒肉、臭恶等物。白芍反藜芦,组方时应予注意。

二、半夏 竹茹

【药对功效】 半夏、竹茹为临证常用的化痰和胃、止呕除烦药对。

1. 半夏 详见第二章第一节第 19 页。

2. 竹茹 为禾本科植物青秆竹、大头典竹或淡竹的茎的中间层。性微寒,味甘。归肺、胃经。具有清热化痰,除烦止呕的功效。

【药对来源】 半夏、竹茹伍用,见于《外台秘要》引《集验方》之"温胆汤"。

【配伍效用】 半夏擅长和胃降逆,温中止呕。主治咳喘痰多,呕吐反胃,胸脘痞满,头痛眩晕,夜卧不安,瘿瘤痰核,痈疽肿毒等症。竹茹甘而微寒,擅长清胃除热,除烦止呕。《本草汇言》曰:"竹茹,清热化痰,下气止呃之药也。如前古治肺热热甚,咳逆上气,呕哕寒热及血溢崩中诸证。此药甘寒而降,善除阳明一切火热痰气为疾,用之立安,如诸病非因胃热者勿用。"故半夏、竹茹配伍,参合而用,一温一寒,相须为用,共奏化痰和胃,止呕除烦之功效。

【临证应用】 用于心烦不眠、惊悸、呕吐等症,证属胆郁痰扰型者(见于消化性溃疡等)。用治胆郁痰扰所致之心烦不眠、惊悸、呕吐等症,该药对常与陈皮、生姜、枳实、茯苓等配伍为用,方如"温胆汤"。

【常用剂量】 制半夏3~9克,生半夏可用至30~60克,竹茹6~10克,生用清热化痰,姜汁炙用止呕。

【服用方法】 水煎分服。生半夏宜沸水先煎30分钟,一是减轻毒性,二是减少对胃及口腔、咽喉的刺激。

【注意事项】 生半夏有毒,用时必须煎熟,且不可多服、久服,以免中毒。孕妇忌用。误服生半夏中毒时可服姜汁、稀醋、浓茶或蛋白等,必要时给氧或行气管切开术。乌头、附子皆反半夏,临证组方时,应予注意。

三、半夏 生姜

【药对功效】 半夏、生姜为临证常用的化痰散饮、和胃降逆药对。

1. 半夏 详见第二章第一节第19页。

2. 生姜 为姜科植物姜的新鲜根茎。性温,味辛。归肺、脾、胃经。具有解表散寒,温中止呕,温肺止咳的功效。

【药对来源】 半夏、生姜伍用,见于《金匮要略》之"生姜半夏汤"。

【配伍效用】 半夏具有燥湿、化痰、涤饮的作用,又能降逆、和中、止呕;生姜味辛性温,为"呕家之圣药",有降逆止呕的作用,又能温胃散饮。两药相配为伍,参合而用,半夏以降逆止呕为主,生姜以化水止呕为辅,且又温中化饮之功,相互协同而增强和胃止呕之效,使痰祛饮化,降逆和胃而呕吐自止。其配伍特点有二:一是生姜辛散,走而不守,与半夏相伍,所主治病证多因停饮为患,其用治重点在于化饮降逆,偏于标实,方如"小半夏汤"。二乃生姜汁擅长辛开散结,通畅气机,方如"生姜半夏汤"则是重用生姜汁,以舒展气机为主,佐以散寒化饮。另外,半夏为有毒之品,生姜可制半夏之毒,制其所短,展其所长,使其更好地发挥和胃降逆的作用。由上可知,半夏、生姜相互为用,既可协同增效,又可相畏相杀,正如陶弘景所曰:"半夏有毒用之必须生姜,亦以之制其毒故也。"

【临证应用】　用于胸胁胀满等症,证属痰湿气滞、情志郁结型者(见于胃及十二指肠溃疡等,证属胃虚痰阻型者)。

【常用剂量】　制半夏 3～9 克,生半夏可用至 30～60 克,生姜 3～9 克。

【服用方法】　水煎分服。生半夏宜沸水先煎 30 分钟,一是减轻毒性;二是减少对胃及口腔、咽喉的刺激;三是将半夏有效成分完全释放出来,提高疗效。

【注意事项】　该药对性温燥,凡阴亏燥咳、血证、热痰等证,皆当忌用或慎用。生半夏有毒,用时必须煎熟,且不可多服久服,以免中毒。孕妇忌用。误服生半夏中毒时可给服姜汁、稀醋、浓茶或蛋白等,必要时给氧或行气管切开术。乌头、附子反半夏。

四、苍术　香附

【药对功效】　苍术、香附为临证常用的疏肝理脾,行气解郁药对。

1. 苍术　详见第二章第二节第 21 页。

2. 香附　为莎草科植物莎草的干燥根茎。性平,味辛、微苦、微甘。归肝、脾、三焦经。具有疏肝解郁,调经镇痛,理气调中的功效。

【药对来源】 苍术、香附伍用,见于《丹溪心法》之"越鞠丸"。

【配伍效用】 苍术苦温燥湿以祛湿浊,辛香健脾以和脾胃,具有燥湿运脾之功效。主治湿困脾胃,倦怠嗜卧,胸痞腹胀,呕吐泄泻,痰饮,湿肿,表证夹湿,头身重痛,湿痹,肢体酸痛重着,痿躄,夜盲等症。香附芳香辛行,善散肝气之郁结,味苦疏泄以平肝气之横逆,入肝经气分,具有疏肝解郁,理气调中之功效。主治胁肋胀痛,乳房胀痛,疝气疼痛,月经不调,脘腹痞满疼痛,嗳气吞酸,呕恶,经行腹痛,崩漏带下,胎动不安等症。两药相配为伍,相辅为用,共奏疏肝理脾、行气解郁之功效。临床上,两药常与川芎、栀子、神曲配伍使用,方如"越鞠丸"等。

【临证应用】 用于胸闷胁痛、脘腹痞满、嗳气呕恶、食少倦怠等症,证属痰湿内阻、肝脾气滞型者(见于胃及十二指肠溃疡等)。用治湿郁、气郁证,苍术配伍香附为行气化湿之常用药对,凡因气滞湿郁而见胸闷胁痛,脘腹痞满,嗳气呕恶,食少倦怠,大便溏泄,或周身疼痛身重,头昏等症,非行气解郁、燥湿健脾不能奏效者,宜用该药对用治。

【常用剂量】 苍术 6～10 克,大剂量可用至 20～30 克,香附 6～10 克,醋炙镇痛力增强。

【服用方法】 水煎分服。

【注意事项】 服药期间,忌生冷、辛辣食物。凡气虚无滞、阴虚血热者,皆忌用。

五、柴胡 黄芩

【药对功效】 柴胡、黄芩是临床上常用的和解少阳、清泄肝胆的药对。

1. 柴胡 为伞形科植物胡或狭叶柴胡的干燥根。性微寒,味苦、辛。归肝、胆经。具有解表退热,疏肝解郁,升举阳气的功效。

2. 黄芩 为唇形科植物黄芩的干燥根。性寒,味苦。归肺、胆、脾、胃、大肠、小肠经。具有清热燥湿,泻火解毒,止血,安胎的功效。

【药对来源】 柴胡、黄芩伍用,见于《伤寒论》之"小柴胡汤"。

【配伍效用】 柴胡味苦性寒,轻清升散,有疏解退热之功,擅长疏解少阳半表半里之邪,使从外解,并能疏肝解郁,开气分之结,解表和里且擅长升举阳气。主治外感发热,寒热往来,疟疾,肝郁胁痛乳胀,头痛头眩,月经不调,气虚下陷之脱肛、子宫脱垂、胃下垂等。黄芩有清热泻火之功,善清肝胆气分之热,使半里之邪内泻,又可燥湿解毒。主治肺热咳嗽,热病高热神昏,肝火头痛,目赤肿痛,湿热黄疸,泻痢,热淋,血热吐衄,崩漏,胎热不安,痈肿疔疮等。两药相配为伍,参合而用,一升清阳,一降浊阴;一疏透和解,一清解而降,从而升不助热,降不郁遏,疏透中有清泄之功,相辅相成,而能调肝胆之枢机,理肝胆之阴阳,共奏升阳达表,退热和解之功效。

【临证应用】 用于寒热往来、胸胁苦满、口苦、咽干等症,证属邪踞少阳、湿热内蕴型者(见于消化性溃疡等,证属少阳失疏型者)。柴胡配伍黄芩为用治少阳证之要药,用于寒热往来、胸胁苦满、口苦、咽干、目眩等症,常与半夏、甘草等合用,以清半表半里之热,共收和解少阳之功,方如《伤寒论》之"小柴胡汤"。现代多用于肝、胆、胃、胰之疾病,表现为少阳证者。

【常用剂量】 柴胡3~9克,解表退热宜生用,且用量宜稍重,疏肝解郁宜醋炙,升阳可生用或酒炙,其用量皆宜稍轻;黄芩3~10克,清热多生用,安胎多炒用,清上焦热可酒炙用,止血可炒炭用。

【服用方法】 水煎分服。

【注意事项】 柴胡其性升散,古人有"柴胡劫肝阴"之说,凡阴虚阳亢,肝风内动,阴虚火旺及气机上逆者,皆忌用或慎用。此外,两药配伍,性苦寒,易伤阳,故凡脾胃虚寒、食少便溏者,皆忌用。

六、柴胡 白芍

【药对功效】 柴胡、白芍为临证常用的疏肝理脾、和解表里、升阳敛阴、解郁镇痛药对。柴胡功效详见第36页，白芍功效详见第32页。

【药对来源】 柴胡、白芍伍用，见于《伤寒论》之"四逆散"。

【配伍效用】 柴胡轻清辛散，能引清阳之气上升，以疏调少阳之气，而理肝脾、调中宫、消痞满。主治外感发热，寒热往来，疟疾，肝郁胁痛乳胀，头痛头眩，月经不调，气虚下陷之直肠脱垂、子宫脱垂、胃下垂等。白芍酸寒收敛，能敛津液而护营血，养血以柔肝，缓急而镇痛，泻肝之邪热，以补脾阴。主治月经不调，经行腹痛，崩漏，自汗，盗汗，胸胁脘腹疼痛，四肢挛痛，头痛，眩晕等症。两药相配为伍，参而合用，刚柔相济，一散一收，一气一血，动静结合，以白芍之酸敛，制柴胡之辛散，用柴胡之辛散，又佐白芍之酸敛，以引药直达少阳之经。两药相互依赖，相互促进，互制其短而展其长，从而共奏清胆疏肝、和解表里、升阳敛阴、解郁镇痛之功效。

【临证应用】 用于胸胁或少腹胀痛、烦躁易怒等症；或手足不温、腹痛等症，证属肝胆气郁、肝脾（或胆胃）不和型者（见于胃溃疡等）。

1. 肝郁气滞证 该药对常与香附、川芎相配伍用，以用治胸胁或少腹胀痛，胸闷善太息，情志抑郁易怒，或嗳气，妇女月经失调，痛经，脉弦者，方如《景岳全书》之"柴胡疏肝散"。

2. 肝郁血虚脾弱证 该药对常伍以当归、白术、茯苓等同用，以用治胁肋作痛，头晕目眩，口燥咽干，神疲食少等症，或妇女月经不调，乳房胀痛，脉弦而虚者，方如《太平惠民和剂局方》之"逍遥散"。

3. 肝脾气郁证 该药对常配伍枳实、炙甘草等共用，以用治胸胁胀闷，脘腹疼痛，泄利，脉弦等症。

4. 阳郁厥逆证 该药对常配伍枳实、炙甘草等合用,以用治手足不温,或腹痛,或泄利下重,脉弦等症。

【常用剂量】 柴胡 3～9 克,解表退热宜生用,且用量宜稍重,疏肝解郁宜醋炙,升阳可生用或酒炙,其用量皆宜稍轻;白芍5～15克,特殊治疗可用至 15～30 克,平肝敛阴多生用,养血调经多炒用或酒炒用。

【服用方法】 水煎分服。

【注意事项】 两药配伍,凡阳衰虚寒证,真阴亏损,肝阳上升者,皆忌用。另外,白芍反藜芦。

七、柴胡 枳实

【药对功效】 柴胡、枳实为临证常用的透邪解郁、疏肝理脾药对。

1. 柴胡 详见第二章第四节第36页。

2. 枳实 为芸香科植物酸橙及其栽培变种或甜橙的干燥幼果。性温,味苦、辛、酸。归脾、胃、大肠经。具有破气除痞,化痰消积的功效。

【药对来源】 柴胡、枳实伍用,见于《伤寒论》之"柴胡枳实芍药甘草汤"。

【配伍效用】 柴胡辛散升阳,疏肝解郁。主治外感发热,寒热往来,疟疾,肝郁胁痛乳胀,头痛头眩,月经不调,气虚下陷之直肠脱垂、子宫脱垂、胃下垂等。枳实苦泄沉降,下气消痞,理气除满。用于食积不化,脘腹胀满疼痛;热结气滞,大便秘结,腹胀疼痛;脾胃虚弱,食后脘腹痞满作胀;痰热蕴结、咳嗽痰黄难咳,胸脘痞闷;胸痹,痰浊内阻,胸阳不振而见心下痞闷疼痛;热病愈后食复劳复、身热,心下痞闷;胃下垂、直肠脱垂、子宫脱垂;制成注射液静脉注射,以用治休克、心力衰竭等。两药相配为伍,一升一降,一肝一脾,具有升降气机、调理肝脾之功效。此外,柴胡主升发少阳之气,透半表之邪外出;枳实行气散结,调畅气机。柴胡得枳实,最善疏肝理气,通阳达郁,使郁于胸胁之阳气外达于四末,下趋于胃肠。

【临证应用】 用于胸胁胀满,脘腹疼痛;或食积,嗳气;食欲缺乏,四肢倦怠,大便泄泻等症,证属肝脾不调型或中气下陷型者见于消化性溃疡等。

1. 治肝脾气郁,阳郁厥逆,胁肋胀闷,脘腹疼痛,手足不温,或腹痛,或泄利下重,脉弦等症,方如"四逆散"。

2. 治气虚无力,食欲缺乏,倦怠嗜卧,大便泄泻等症,并兼有胃下垂、子宫下垂或直肠脱垂等,常配伍黄芪、白术等同用,方如"补中益气汤"。

【常用剂量】 柴胡3～9克,解表退热宜生用,疏肝解郁宜醋炙,升阳可生用或酒炙;枳实3～9克,大剂量可用至30克。

【服用方法】 水煎分服。

【注意事项】 该药对疏肝理气之力较峻猛,故凡一般气郁轻证或兼阴血不足者、肝风内动、气机上逆者及孕妇,皆应忌用或慎用。

八、柴胡 茯苓

【药对功效】 柴胡、茯苓为临证常用的疏肝解郁、健脾益气药对。柴胡功效详见第36页,茯苓功效详见第29页。

【药对来源】 柴胡与茯苓伍用,见于《圣济总录》之"柴胡茯苓汤"。

【配伍效用】 柴胡疏肝解郁,使肝气得以条达。主治外感发热,寒热往来,疟疾,肝郁胁痛乳胀,头痛头眩,月经不调,气虚下陷之直肠脱垂、子宫脱垂、胃下垂等。茯苓健脾益气,既能实土以御木侮,又能使营血生化有源。主治小便不利,水肿胀满,痰饮咳逆,呕吐,脾虚食少,泄泻,心悸不安,失眠健忘,遗精白浊等症。两药相配为伍,参合而用,使肝郁得疏,脾弱得复,共奏肝脾同调之功效。

【临证应用】　用于胸胁胀痛，或目眩头痛，或神疲少食等症，证属肝郁血虚脾弱型者（见于胃及十二指肠溃疡等）。

1. 肝郁脾弱证　表现为两胁作痛，头痛目眩，口燥咽干，神疲少食，或月经不调，乳房胀痛，脉弦而虚等症，常取该药对配伍炙甘草、当归、白芍、白术等同用，方如《太平惠民和剂局方》之"逍遥散"。

2. 腹胀、消瘦、不下食　取该药对配加枳实、白术、人参、麦冬、生姜等共用，方如《普济方》之"柴胡茯苓汤"。

【常用剂量】　柴胡3～9克，茯苓9～15克。

【服用方法】　水煎分服。

【注意事项】　凡阴虚阳亢，肝风内动，阴虚火旺、气机上逆及虚寒精滑者，皆忌用或慎用。忌生冷、油腻、小豆、黏食、桃、李、醋物、雀肉。柴胡解表退热宜生用，且用量宜稍重；疏肝解郁宜醋炙；升阳可生用或酒炙；其用量皆宜稍轻。

九、柴胡　防风

【药对功效】　柴胡、防风为临证常用的发散风寒、解热镇痛药对。柴胡功效详见第36页，防风功效详见第21页。

【药对来源】　柴胡、防风伍用，见于《普济方》引《指南方》之"柴胡防风汤"。

【配伍效用】　柴胡具有解表退热的作用。主治外感发热，寒热往来，疟疾，肝郁胁痛乳胀，头痛头眩，月经不调，气虚下陷之直肠脱垂、子宫脱垂、胃下垂等。防风有祛风解表，胜湿镇痛的作用。主治外感风寒，头痛身痛，风湿痹痛，骨节酸痛，腹痛泄泻，肠风下血，破伤风，风疹瘙痒，疮疡初起等症。故两药相配为伍，参合而用，共奏发散风寒，解热镇痛之功效。

【临证应用】　用于发热恶寒、头身疼痛等症，证属风寒、风热型者（见于消化性溃疡等）。

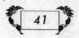

【常用剂量】 柴胡 3～9 克,防风 4.5～9.0 克。

【服用方法】 水煎分服。

【注意事项】 凡阴虚阳亢、肝风内动,阴虚火旺、气机上逆及阴血亏虚、热病动风者,皆忌用或慎用。柴胡解表退热宜生用,且用量宜稍重;疏肝解郁宜醋炙;升阳可生用或酒炙;其用量皆宜稍轻。

十、陈皮　枳实

【药对功效】 陈皮、枳实为临证常用的行气和中、消肿镇痛药对。

1. 陈皮 为芸香科植物橘及其栽培变种的成熟干燥果皮。性温,味辛、苦。归脾、肺经。具有理气健脾,燥湿化痰的功效。

2. 枳实 详见第二章第四节第 39 页。

【药对来源】 陈皮与枳实伍用,见于《金匮要略》之“橘皮枳实生姜汤”。

【配伍效用】 陈皮辛散苦泄,具有燥湿祛痰,行气健脾的作用,其气温平,擅长通达,故能理气、调中、燥湿化痰。主治脾胃气滞湿阻,胸膈满闷,脘腹胀痛,不思饮食,呕吐哕逆,湿痰咳嗽,寒痰咳嗽,乳痈初起等症。枳实辛散苦降,具有破气消积的作用。用于食积不化,脘腹胀满疼痛,嗳腐吞酸;热结气滞,大便秘结,腹胀疼痛;脾胃虚弱,食后脘腹痞满作胀;痰热蕴结、咳嗽痰黄难咳,胸脘痞闷;胸痹,痰浊内阻,胸阳不振而见心下痞闷疼痛;热病愈后食复劳复、身热,心下痞闷;胃下垂、直肠脱垂、子宫脱垂;制成注射液静脉注射,以用治休克、心力衰竭等。陈皮升多降少,以升为主;枳实降多升少,以降为主。两药相配为伍,参合而用,一升一降,直通上下,相互为用,共奏行气和中,消肿镇痛之功效。

【临证应用】 用于脘腹胀痛、胸胁胀痛等症,证属脾胃气滞型者(见于胃及十二指肠溃疡等)。

1. 治脾胃气滞,功能性消化不良,气机失调,脘腹胀满,疼痛等症,每与木香等合用,以增强行气镇痛之功效。

2. 现代名中医施今墨先生将该药对炒炭入药,以用治胃、肠急慢性炎症或溃疡,确有疗效。

【常用剂量】 陈皮3～9克,枳实3～9克,大量可用至30克。

【服用方法】 水煎分服。用于胃肠的急、慢性炎症或溃疡时应炒炭入药。或外用。

【注意事项】 该药对辛散苦泄,性烈而速,破气力强,能伤正气,故无气滞者忌用;凡脾胃虚弱及孕妇,皆慎用。

十一、陈皮 神曲

【药对功效】 陈皮、神曲为临证常用的消积导滞、燥湿化痰药对。陈皮功效详见第42页,神曲功效详见第23页。

【药对来源】 陈皮、神曲伍用,见于《丹溪心法》之"保和丸"。

【配伍效用】 陈皮辛开苦降,理气燥湿而和中安胃。主治脾胃气滞湿阻,胸膈满闷,脘腹胀痛,不思饮食,呕吐哕逆,湿痰咳嗽,寒痰咳嗽,乳痈初起等症。神曲甘温调中,辛散行气,功能消酒食而除陈腐之积,导滞气而和胃调中。两药相配为伍,参合而用,相使相助,神曲得陈皮之助,能增强消食和胃之力,而利于神曲消积导滞。两药同用,还有燥湿化痰之功效。

【临证应用】 用于脘腹痞满胀痛、嗳腐吞酸等症;或用于咳逆呕恶、大便泄泻等症,证属胃失和降、痰湿停滞型者(见于消化性溃疡等)。用治饮食积滞,胃失和降之脘腹痞满胀痛,嗳腐吞酸,或痰湿停滞,咳逆呕恶,胸闷脘胀,或大便泄泻,舌苔厚腻,脉滑等症,该药对可配伍山楂、半夏、茯苓、莱菔子、连翘等共用,方如《丹溪心法》之"保和丸"。

【常用剂量】 陈皮3～9克,神曲6～15克,消食宜炒焦用。

【服用方法】 水煎分服。有报道称:神曲水煎时易于粘锅,难以过滤,且影响复方中其他药物有效成分的煎出,因而认为神曲不宜入煎剂使用。

【注意事项】 脾胃虚弱所致的功能性消化不良不宜单独用该药对，须配伍补气健脾药共用。另外，测定神曲及其制剂"越鞠丸""保和丸""肥儿片"中，皆有不同程度的黄曲霉毒素存在。

十二、陈皮 砂仁

【药对功效】 陈皮、砂仁为临证常用的行气调中、健脾化痰的药对。

1. 陈皮 详见第二章第四节 42 页。

2. 砂仁 为姜科植物阳春砂、绿壳砂或海南砂的干燥成熟果实。性温，味辛。归脾、胃、肾经。具有化湿行气，温中止泻，安胎的功效。

【药对来源】 陈皮与砂仁伍用，见于《古今名中医方论》之"香砂六君子汤"。

【配伍效用】 两药同具辛香温燥之性，皆入脾胃而行气调中。陈皮偏于燥湿健脾，砂仁偏于化湿醒脾。两药相伍为用，一化一燥，使湿去而脾健运。其用药特点为在理气的同时，具有较佳的除湿作用。因两药皆芳香理气，故用于大队补益脾肾的方药之中，可补而不腻，而更有利于药效的发挥。

【临证应用】 用于脘腹胀痛，呕吐痞闷，乏力食少等症；或用于痰多、便溏、气短等症，证属脾胃气虚、痰阻气滞型者（见于消化性溃疡等）。用治脾胃气虚，痰阻气滞证，表现为呕吐痞闷，不思饮食，脘腹胀痛，消瘦倦怠，或气虚肿满等症，方如"香砂六君子汤"：以该药对配伍人参、白术、甘草、半夏、木香等同用。

【常用剂量】 陈皮 3～9 克，砂仁 3～6 克。

【服用方法】 水煎分服。

【注意事项】 砂仁与陈皮皆属辛温香燥之品，凡内有实热或舌赤少津者，皆不宜使用。砂仁入散剂较佳，入汤剂宜后下。

十三、陈皮　泽泻

【药对功效】　陈皮、泽泻为临证常用的理气健脾、利水渗湿药对。

1. 陈皮　详见第二章第四节 42 页。

2. 泽泻　为泽泻科植物泽泻的干燥块茎。性寒,味甘。归肾、膀胱经。具有利水消肿,渗湿,泄热的功效。

【药对来源】　陈皮、泽泻伍用,见于《脾胃论》之"升阳益胃汤"。

【配伍效用】　陈皮擅长理气燥湿,醒脾和胃畅中,使气行湿化,脾健胃和。主治脾胃气滞湿阻,胸膈满闷,脘腹胀痛,不思饮食,呕吐哕逆,湿痰咳嗽,寒痰咳嗽,乳痈初起等症。泽泻功善利水渗湿,泄热。主治小便不利,热淋涩痛,水肿胀满,泄泻,痰饮眩晕,遗精等。陈皮与泽泻相配为伍,相须为用,在理气健脾的同时,并使利水渗湿之功倍增。

【临证应用】　用于脾胃虚弱所致之倦怠乏力,体重节痛,饮食减少,大便不调等症,证属寒湿阻滞型者(见于顽固性胃、十二指肠溃疡等)。

1. 治脾胃虚弱而湿邪不化,阳气不升之证,取陈皮 12 克,泽泻 9 克,羌活 15 克,独活 15 克,防风 15 克,柴胡 9 克,人参 30 克,白术 9 克,茯苓 9 克,炙甘草 30 克,黄芪 60 克,白芍 15 克,半夏 30 克,黄连 6 克配伍为用,以用治怠嗜卧,四肢无力,时值秋燥令行,湿热方退,体重节痛,口苦舌燥,心不思食,食不知味,大便不调,小便频数,食不消,兼见肺病,惨惨不乐,面色不和,舌苔厚腻,脉象濡软等。

2. 治脾胃伤冷,水谷不分,泄泻不止,或脾虚湿胜,致成黄疸;大便泄泻,小便清涩,不烦不渴等症,两药常与厚朴、苍术等合用,方如《丹溪心法》之"胃苓汤"。

3. 治阳虚湿阻型胃脘痛,两药常伍以苍术、厚朴、甘草、猪苓、茯苓、白术、桂枝等共用,方如"加味胃苓汤"。

【常用剂量】 陈皮3～9克,泽泻5～10克。

【服用方法】 水煎分服。

【注意事项】 凡内有实热或舌赤少津者,皆不宜使用。

十四、干姜 黄连

【药对功效】 干姜、黄连为临证常用的散寒泄热、燥湿止泻药对。

1. 干姜 为姜科植物姜的干燥根茎。味辛,性热。归脾、胃、肾、心、肺经。具有温中散寒,回阳通脉,温肺化饮的功效。

2. 黄连 详见第二章第一节第18页。

【药对来源】 干姜、黄连伍用,见于《伤寒论》之"泻心汤"。

【配伍效用】 干姜为燥湿化痰之要药,具有温脾以散里寒,回阳通脉,温肺化痰的作用。用于脘腹冷痛,呕吐泄泻之脾胃寒证;寒饮伏肺,形寒肢冷,痰多清稀之咳嗽气喘;阳衰阴盛,四肢厥逆,下利清谷,脉微欲绝之亡阳证。黄连为清热燥湿之要药,清肠以除湿热,清心以除烦躁,善辛开苦降,清热燥湿,清积热,开痞结,有清热而不恋湿,祛湿而不助热之妙。两药相须为用,一辛一苦,辛开苦降,一寒一温,寒温并施,共奏散寒泻热、燥湿止泻之功效。

【临证应用】 用于心下痞满,嘈杂反酸,肠鸣腹泻等症,证属寒热互结型者(见于胃、十二指肠溃疡等)。用治寒热错杂之痞证,表现为呕吐下利,心下痞满等症,如《伤寒论》之"半夏泻心汤""甘草泻心汤""生姜泻心汤"中,皆选用了该药对。两药用量多少,视临床症状加减。若热多寒少,则重用黄连,少佐干姜;若热少寒多,则重用干姜,少佐黄连;寒热等同者,则黄连、干姜各半。并可伍以半夏、黄芩、人参等。

【常用剂量】 干姜3～10克,黄连2～5克。

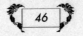

【服用方法】 水煎分服或外用适量。

【注意事项】 两药配对性苦燥，凡阴虚有热、孕妇和心率过缓者，皆慎用。

十五、高良姜 香附

【药对功效】 高良姜、香附为临证常用的疏肝理气、温胃祛寒药对。

1. 高良姜 为姜科植物高良姜的干燥根茎。性热，味辛。归脾、胃经。具有温胃散寒，消食镇痛的功效。

2. 香附 详见第二章第四节35页。

【药对来源】 高良姜、香附伍用，见于南宋·张杲《医说·卷三》之"一服饮"，引自《类编》。

【配伍效用】 高良姜温中散寒，降逆镇痛。主治脘腹冷痛，呕吐，噫气等症。香附能通行三焦，行血中之气，善理气开郁，而理气活血，调经镇痛。主治胁肋胀痛，乳房胀痛，疝气疼痛，月经不调，脘腹痞满疼痛，嗳气吞酸，呕恶，经行腹痛，崩漏带下，胎动不安等症。两药相配为伍，参合而用，高良姜得香附行气之助，可散寒除郁；香附得高良姜辛热之助，则散寒行气。使温中散寒、理气镇痛效力卓著。故《本草真》说："良姜，同姜、附则能入胃散寒；同香附则能除寒祛郁。"

【临证应用】 用于脘腹冷痛，呕吐不食，胁肋疼痛，胸闷不舒等症，证属肝郁气滞或寒凝气滞型者（见于胃溃疡，十二指肠球部溃疡等）。

1. 该药对可用治肝郁气滞，脘腹冷痛，呕吐不食，胁肋疼痛，胸闷不舒等症。方如《良方集腋》香附、高良姜伍用之"良附丸"，以用治寒凝气滞之胁痛，腹痛，胃脘痛等症。取高良姜、香附子各等份，共为细末。每服二钱匕，空心温陈米饮送下。主治心脾疼痛，数年不愈者（《医说·卷三》之一服饮）。

2. 治胃溃疡,十二指肠球部溃疡,证属寒凝气滞型者,该药对皆可使用。用时,可根据寒凝与气滞孰轻孰重而调节两药的用量。寒甚者,重用高良姜,并可配伍吴茱萸、肉桂同用;若气滞甚者,重用香附,并可配以木香、砂仁等共用引自胥庆华《中药药对大全》。香附配伍高良姜、吴茱萸合用,用治胃脘气痛,兼有吞酸呕吐,嗳气食少,偏于寒者。引自杨济《临证用药配伍指南》。

【常用剂量】 高良姜3～6克,香附6～9克。

【服用方法】 水煎分服。

【注意事项】 阴虚有热者,忌用。

十六、厚朴 枳实

【药对功效】 厚朴、枳实为临证常用的破气除满、行痰消痞药对。

1. 厚朴 为木兰科植物厚朴或凹叶厚朴的干皮、根皮及枝皮。性温,味苦、辛。归脾、胃、肺、大肠经。具有行气,燥湿,消积,平喘的功效。

2. 枳实 详见第二章第四节第39页。

【药对来源】 厚朴、枳实伍用,见于《伤寒论》之"大承气汤"。

【配伍效用】 枳实与厚朴,虽性有寒温之别,但皆为破气除满之品。厚朴味苦性温,以下气为专,偏用于消腹胀、除胃满。主治湿阻、寒凝、食积、气滞胃肠所致之脘腹胀满、便秘、吐泻,痰壅气逆之胸满喘咳等症。枳实以破气为主,偏用于消积滞、除痞满。用于食积不化,脘腹胀满疼痛,嗳腐吞酸;热结气滞,大便秘结,腹胀疼痛;脾胃虚弱,食后脘腹痞满作胀;痰热蕴结、咳嗽痰黄难咳,胸脘痞闷;胸痹,痰浊内阻,胸阳不振而见心下痞闷疼痛;胃下垂、直肠脱垂、子宫脱垂;制成注射液静脉注,可用治休克、心力衰竭等。厚朴具消痰之力,枳实有泻痰之功。两药相配为伍,功效倍增,具有较强的破气除满、行痰消痞之作用。且两药一寒一热,有成功而无偏性之害。

【临证应用】　用于胸腹胀满、脘腹痞闷等症；或用于喘满呕逆，或便结不通等症，证属气滞痰郁型者(见于胃溃疡等)。

1. 无论寒热、痰湿所致之胸腹胀满、脘腹痞闷或喘满呕逆，或便结不通等症，皆可应用。诸如《伤寒论》之"大承气汤"中用之，可助大黄、芒硝以下胃中实热；《济生方》"橘核丸"中用之，以行结水、破宿血以疗癫病卵核肿胀偏有大小或坚硬如石。然该药对破气之峻猛、行气之疾速，非寻常之辈可比。气实者用之疗效确切，气虚阴弱者切不可轻用。

2. 枳实 10 克，川厚朴 10 克，莱菔子 10 克。用以治疗胃扭转，服用 2 剂后，呕吐稍减，以上方剂加大剂量并配加槟榔 10 克，再服 2 剂后 X 线复查，胃扭转征象消失。

【常用剂量】　厚朴 3～10 克，枳实 3～9 克，大量可用至 30 克，炒后性较平和。

【服用方法】　水煎分服。

【注意事项】　凡气虚或阴虚者，皆慎用。

十七、黄连　吴茱萸

【药对功效】　黄连、吴茱萸为临证常用的清肝泻火、开痞散结、降逆止呕药对。

1. 黄连　详见第二章第一节第 18 页。

2. 吴茱萸　为芸香科植物吴茱萸或疏毛吴茱萸的干燥将成熟果实。性热，味辛、苦。归肝、脾、胃、肾经。具有散寒镇痛，降逆止呕，助阳止泻的功效。

【药对来源】　黄连、吴茱萸伍用，见于《圣济总录·卷三十四》之"甘露散"。

【配伍效用】　黄连清热燥湿，泻火解毒，清心除烦。主治热病邪人心经之高热、烦躁、谵妄或热盛迫血妄行之吐衄，湿热胸痞，泄泻,痢疾,心火亢盛之心烦失眠,胃热呕吐谷善饥,肝火目赤肿痛,热毒疮疡,疔毒走黄,牙龈肿痛,口舌生疮,聤耳,阴肿,痔血,湿疹,烫伤等症。吴茱萸温中散寒,下气镇痛,降逆止呕。主治寒滞肝脉诸痛证,胃寒呕吐证,虚寒泄泻证,口疮等证。两药相配为伍,辛开苦降,反佐为用,共奏清肝泻火,开痞散结,降逆止呕之功效,主治寒热错杂之证。李时珍曰:"一冷一热,阴阳相济,最得制方之妙,而无偏胜之害。"

【临证应用】　用于胁肋胀痛,呕吐吞酸,嘈杂嗳气等症,证属肝郁化火,胃失和降型者(见于胃及十二指肠球部溃疡等)。

1. 该药对主治肝火犯胃,嘈杂吞酸,呕吐胁痛等症,方如《丹溪心法》之"左金丸":黄连六两,吴茱萸一两或半两,共为末,水为丸,或蒸饼为丸。每服五十丸,白汤送下。

2. 清代名中医叶天士先生用治肝胃病,常取黄连、吴茱萸、白芍三味,能清能降,能散能养,肝胃同治,体用并调,肝热阴亏,胃热气逆者,用之最宜。引自《当代名中医临证精华》。

3. 丹溪之"左金丸",黄连、吴茱萸之比为 6∶1,以用治吐酸;景岳之"黄连丸",黄连、吴茱萸之比为 1∶1,以用治便血。如热较甚者,多取黄连,少佐吴茱萸;反之寒甚者,则多用吴茱萸,少取黄连;若寒热等同,则两药各半为宜。寒热相配,临床应用最广。总之,两药剂量可视临床证型不同而灵活变动。

【常用剂量】　黄连 2~5 克,吴茱萸 1.5~4.5 克。

【服用方法】　水煎分服或为水丸。

【注意事项】　应根据寒热的轻重调节两药之比例,心率过缓者慎用。

十八、陈皮　竹茹

【药对功效】　陈皮、竹茹为临证常用的和胃降逆、除胃中寒热药对。陈皮功效详见第 42 页,竹茹功效详见第 33 页。

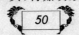

【药对来源】　陈皮、竹茹伍用,见于《产宝诸方》之"竹茹汤"。

【配伍效用】　陈皮具有理气健脾,燥湿化痰的作用。主治脾胃气滞湿阻,胸膈满闷,脘腹胀痛,不思饮食,呕吐哕逆,湿痰咳嗽,寒痰咳嗽,乳痈初起等症。竹茹有清热止呕,下气消痰的作用。用于肺热咳嗽,咳痰黄稠;呕吐,呃逆;病后痰热内扰,胃气失和或痰热郁结胆胃,而症见抑郁烦闷、失眠惊悸;小儿热痫及血热所致之齿龈出血。两药相配为伍,参合而用,一温一寒,温清相济,共奏和胃降逆之功效,除胃中寒热甚为妙哉。

【临证应用】　用于脘腹胀满,恶心呕吐,呃逆等症,证属气机不调,寒热错杂型者(见于胃溃疡等)。

该药对可用治脾胃虚弱,气机不调,寒热错杂,脘腹胀满,恶心呕吐,呃逆等症。

【常用剂量】　陈皮3～9克,竹茹6～10克。

【服用方法】　水煎分服或入散剂。

【注意事项】　其中陈皮之作用,常因是否去白而略有差异。去白者味辛而性速,留白者微甘而性缓;留白者功专补脾健胃,祛生痰之源。若所治之症,属痰湿所致,陈皮应留白用。

十九、木香　槟榔

【药对功效】　木香、槟榔为临证常用的行气镇痛、导滞消胀药对。

1. 木香　为菊科植物木香的干燥根。性温,味辛、苦。归脾、胃、大肠、三焦、胆经。具有行气镇痛,健脾消食的功效。

2. 槟榔　为棕榈科植物槟榔的干燥成熟种子,临床还常称为"焦槟榔"等。性温,味辛、苦。归胃、大肠经。具有杀虫,消积,降气,行水,截疟的功效。

【药对来源】　木香、槟榔伍用,见于《圣济总录·卷八十二》之"木香槟榔汤"。

【配伍效用】　木香与槟榔皆为临证常用理气之品。然木香偏

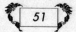
51

于温中助运,行气除胀,和胃宽肠,兼能治痢。主治胸胁胀满,脘腹胀痛,呕吐泄泻,痢疾后重等症。两药相配为伍,参合而用,一升一降,升降相因,相辅而行,不仅可增强行气镇痛之功,且善导滞消胀,燥湿杀虫。《药类法象》云:"木香,除肺中滞气,若治中下焦结滞,须用槟榔为使。"此外,该药对还有缓解里急后重的作用(有助于减轻肠内异常发酵和促进炎症渗出物的排出)。

【临证应用】 用于脘腹胀满、疼痛,烦闷,食欲缺乏,大便不畅,甚或大便秘结等症,证属胃肠积滞型者(见于胃溃疡等)。

1. 该药对用治食滞胃脘,脘腹闷胀、恶心食臭、欲吐不吐、欲下不下、食欲缺乏,大便不畅等症,可与神曲、山楂、半夏曲、连翘、炒莱菔子等伍用。

2. 该药对可用治胃气移痛,腹中攻撑作痛等症,兼治虫积。方如《仙拈集·卷二》之"香榔散",取木香、槟榔各等份,用酒磨服。若积滞甚者,可与谷麦芽、焦山楂伍用,其效益彰。

3. 该药对可用治冷气攻冲,积冷腹痛等症,木香、槟榔常伍以沉香、乌药同用,方如《卫生宝鉴》之"沉香四磨汤"。

4. 木香配伍槟榔为调理气机之要药,可广泛应用于胃肠气滞证,对兼有食积或虫积者尤为适宜。用治脾胃气滞之脘腹胀痛,各种虫积腹痛,大便秘涩等症,轻者单用该药对治疗,即可取效。

【常用剂量】 木香 1.5～6 克,槟榔 3～10 克,驱绦虫、姜片虫 30～60 克。

【服用方法】 水煎分服或为丸、散剂。

【注意事项】 虚便溏者,忌用;凡阴虚、气虚者,皆慎用。中病即止。木香生用行气力强,煨用行气力缓而实肠止泻,用于泄泻腹痛。

二十、青皮 陈皮

【药对功效】 青皮、陈皮为临证常用的疏肝健脾、理气镇痛、调中快膈药对。

1. 青皮　为芸香科植物橘及其栽培变种的干燥未成熟果皮及幼小果实。性温,味苦、辛。归肝、胆、胃经。具有疏肝破气,消积化滞的功效。

2. 陈皮　详见第二章第四节第42页。

【药对来源】　青皮、陈皮伍用,见于《景岳全书·卷五十四》之"木香顺气散"。

【配伍效用】　青皮与陈皮,虽本一物,性味亦同,但功效却不尽相同,各有其侧重偏颇。青皮多入于肝,擅长疏肝破气;陈皮多入于脾,长于燥湿健脾。青皮入胃而消积化滞力较强,陈皮入胃而和胃降逆功颇佳。大凡肝气郁结、胁痛乳胀及疝气癖积等症,则宜用青皮疏之;脾胃失健、脘腹胀满及吐泻纳呆等证,则当取陈皮和之。因肝气为病,常乘及脾土,脾胃之病又可侮及肝木。该药对既可两调肝脾,又能两调脾胃,使疏者疏、升者升、降者降,统理肝、脾、胃三脏。

【临证应用】　用于两胁胀痛,胸腹满闷,胃脘胀痛等症,证属肝郁气滞,胃气不和型者(见于消化性溃疡等)。

1. 两药配伍,可用治胸胁胀满疼痛,胃脘胀痛不舒等症。

2. 该药对配伍砂仁同用,以用治胸腹胀满,泄泻,痢疾等。引自杨济《临证用药配伍指南》。

3. 该药对配伍甘草等合用,用治干呕不止,不思饮食等症,方如《御药院方》之"内应散"。

【常用剂量】　青皮3～9克,陈皮3～9克。

【服用方法】　水煎分服。

【注意事项】　两药皆辛温香燥,青皮尤其性烈耗气,故易耗气伤阴,不宜多服、久服,凡气虚及孕妇,皆当慎用。青皮醋炙疏肝镇痛力强。

二十一、砂仁　白豆蔻

【药对功效】　砂仁、白豆蔻为临证常用的化湿醒脾、暖胃散寒、行气镇痛、调中止呕药对。

1. 砂仁　详见第二章第四节第44页。

2. 白豆蔻　为姜科植物白豆蔻的干燥成熟果实。性温,味辛。归肺、脾、胃经。具有化湿,行气,温中,止呕的功效。

【药对来源】　砂仁、白豆蔻伍用,见于《魏氏家藏方》之"太仓丸"。

【配伍效用】　砂仁、白豆蔻皆辛温芳香,善入中焦脾胃,皆有化湿醒脾、行气宽中之功。白豆蔻芳香气清,功专于中、上二焦,温燥之性较弱,偏于调畅胃气,以止呕镇痛为长。用于湿阻中焦,胸脘胀闷,食欲缺乏,或泛恶、腹泻等症;湿温初起,邪在三焦气分,身热不扬,头痛身重,胸闷不饥,舌苔浊腻;寒郁气滞,胃脘疼痛;呕吐、反胃、嗳气、呃逆;寒多热少之疟疾,见胸闷、呕吐等症。砂仁香气较浓,醒脾和胃,行气镇痛,温脾止泻,理气安胎温燥之性略强,偏于燥湿散寒,以醒脾宽中为要。主治湿阻气滞,脘腹胀满,不思饮食,恶心呕吐,腹痛泄泻,妊娠恶阻,胎动不安等症。两药相配为伍,参合而用,各取所长,具有较强的化湿醒脾、暖胃散寒、行气镇痛、调中止呕之作用。《本草求真》曰:"白豆蔻专入肺、脾、胃,兼入大肠。本与缩砂密一类,气味既同,功亦莫别。然此另有一种清爽妙气,上入肺经气分,而为肺家散气要药。且其辛温香窜,流行三焦,温暖脾胃,而使寒湿膨胀,虚疟吐逆,反胃腹痛,并翳膜必白睛见有白翳方用,目眦红筋等症悉除。不似缩砂密辛温香窜兼苦,功专和胃醒脾调中,而于肺肾他部则止兼而及之也。是以肺胃有火及肺胃气薄切忌。故凡用药治病,分别形质,以为考求,不可一毫忽略,竟无分别于其间耳。"

【临证应用】　用于胃呆纳少、胸闷不舒、脘腹胀痛、反胃、呃逆等症,证属脾胃虚寒,运化失职,湿浊内蕴,气机不得宣畅型者(见于胃及十二指肠溃疡等)。该药对可用治脾胃虚寒,运化失职,湿浊内蕴,气机不得宣畅,以致胃呆纳少、胸闷不舒、脘腹胀痛、反胃、呃逆等症。现代名中医祝谌予教授用治虚寒胃痛,心下逆满,恶心呕吐,疼痛难忍,水谷不入,以"理中汤"调治;但病格拒,药后即吐,后改为砂仁、白豆蔻各30克,共研细末,每服1克,每日服3次,疼痛顿除,呕吐亦止。引自胥庆华《中药药对大全》。

【常用剂量】　白豆蔻3～6克,砂仁3～6克。

【服用方法】　水煎分服。

【注意事项】　砂仁与白豆蔻皆辛温香燥之品,凡内有实热及舌赤少津者,皆忌用。水煎宜后下。

二十二、木香　黄连

【药对功效】　木香、黄连为临证常用的清热燥湿、行气镇痛药对。木香功效详见第51页,黄连功效详见第18页。

【药对来源】　木香、黄连伍用,见于《兵部手集方》之"香连丸"。

【配伍效用】　木香善行大肠之滞气,去胃肠积滞之湿热,可增强黄连清热燥湿、行气化滞之力,为用治湿热泻痢、里急后重之要药。主治胸胁胀满,脘腹胀痛,呕吐泄泻,痢疾后重等症。黄连具有清热燥湿之中、下焦湿火郁结的作用,为用治湿热泻痢之要药。主治热病邪入心经之高热、烦躁、谵妄或热盛迫血妄行之吐衄,湿热胸痞,泄泻,痢疾,心火亢盛之心烦失眠,胃热呕吐谷善饥,肝火目赤肿痛,热毒疮疡,疔毒走黄,牙龈肿痛,口舌生疮,聤耳,阴肿,痔血,湿疹,烫伤等症。《药品化义》曰:"木香两药相配,一寒一温,一苦一辛,辛开苦降,调畅气机,香能通气,和合五脏,为调诸气要药……同黄连、黄芩治痢疾……皆藉寒药而制其燥,则用斯神矣。"两药相配为伍,参合而用,黄连得木香寒而不滞,木香得黄连温而不燥,寒热并用,异气相使,相反相成,相济配合,共奏清热燥湿、行气镇痛之功效。

【临证应用】 用于脘腹疼痛、泄泻、肠风下血等症,证属中焦气滞型者(见于消化性溃疡等)。

1. 治胃痞、胃脘疼痛等,凡胃脘疼痛、胃脘胀闷、腹胀腹痛等症,证属胃肠气滞型兼有热象者,可用该对药以清热行气。

2. 治饮食积滞所致腹胀、便秘或口臭、秘而不爽等症,该药对可伍加槟榔、青皮、白术、枳壳、黄柏、大黄、香附子、牵牛子等同用,方如《儒门事亲》之"木香槟榔丸"。

【常用剂量】 木香 6～10 克,黄连 3～10 克。

【服用方法】 煎服,研末入丸、散剂吞服。

【注意事项】 凡胃虚呕恶,脾虚泄泻,五更泄,舌苔白滑,脉迟而缓者,皆应慎用黄连。木香煎服宜后下。两药配伍,痢疾早期,宜忌用。因木香性温而升,有收敛止涩之功,而痢疾早期切忌止涩,宜选枳实导滞丸,后用"香连丸"效佳。《本草经集注》:"黄连恶菊花、芫花、玄参、白鲜皮;畏款冬。"《药性论》:"黄连恶自僵蚕,忌猪肉。"《蜀本草》:"黄连畏牛膝。"

二十三、海螵蛸　浙贝母

【药对功效】 海螵蛸、浙贝母为临证常用的制酸镇痛、和胃敛疮药对。

1. **海螵蛸** 又称为"乌贼骨",为乌贼科低温无针乌贼属动物无针乌贼、乌贼属动物金乌贼等多种乌贼的内壳。味咸、涩,性微温。生用制酸镇痛,收湿敛疮;炒用收敛止血,固精止带。

2. **浙贝母** 为百合科多年生草本植物浙贝母的干燥鳞茎。性寒,味苦。归肺、心经。具有清热化痰,散结消痈的功效。

【药对来源】 海螵蛸、浙贝母伍用,见于《中华人民共和国药典》2000 年版之"乌贝散"。

【配伍效用】　海螵蛸既能敛酸又能和胃,收而不滞,可有效缓解胃及十二指肠溃疡所致之嗳气、反酸、胃痛、嘈杂等症。浙贝母味苦性寒,能泄热解毒,开郁散结,生肌和胃。主治风热咳嗽,痰热咳嗽,肺痈吐脓,瘰疬瘿瘤,疮痈肿毒等症。海螵蛸咸涩偏于收,浙贝母味苦偏于泄,浙贝母借其清热缓泻之功,可制海螵蛸收敛涩肠之弊。两药相配为伍,异气相使,相反相成,一收一泄,散收并举,既可和胃镇痛,又可制酸敛疮。对于胃脘胀痛、反酸,无论胃寒、胃热证者,皆可随证应用。

【临证应用】　用于各种原因所致之反酸、胃脘胀痛等症,证属肝脾不和型者(见于胃、十二指肠溃疡等)。该药对可用治肝脾不和所致之胃脘疼痛,泛吐酸水,嘈杂似饥,大便稀溏等症。若偏于肝气不疏者,可配加柴胡、枳实、厚朴等同用;若肝郁化热者,可配加川楝子、黄芩共用;若刺痛明显者,可配加郁金、川芎合用。方如《中华人民共和国药典》所载之“乌贝散”,由海螵蛸(去壳)850克,浙贝母150克,陈皮油1.5克组成。饭前口服,每次3克,每日3次,用治慢性胃炎,十二指肠溃疡者可加倍服用。

【常用剂量】　海螵蛸10～30克,浙贝母3～10克。

【服用方法】　水煎分服。

【注意事项】　海螵蛸:凡阴虚多热及有表证者,皆忌用;膀胱有热而小便频数者,慎用;久用易致便秘,宜适当与润下药合用。浙贝母:凡寒痰、湿痰及脾胃虚寒者,皆忌用;过敏体质者慎用;反乌头类药材。

二十四、香附　乌药

【药对功效】　香附、乌药为临证常用的行气散寒、消胀镇痛药对。

1. 香附　详见第二章第四节第35页。

2. 乌药　为樟科山胡椒属植物乌药的根。性温,味辛。归肾、膀胱经。具有行气镇痛,温肾散寒的功效。

【药对来源】 香附、乌药伍用,见于《韩氏医通》之"青囊丸"。

【配伍效用】 香附擅长宣散,通行十二经脉,以行血分为主,被称为"血中气药",具有疏肝解郁,行气散结,调经镇痛的作用。主治胁肋胀痛,乳房胀痛,疝气疼痛,月经不调,脘腹痞满疼痛,嗳气吞酸,呕恶,经行腹痛,崩漏带下,胎动不安等症。乌药辛散温通,主入肾经而擅长温壮下焦,驱下元冷气,并擅长顺气降逆、散寒镇痛。主治寒凝气滞所致之胸腹诸痛证;尿频,遗尿等症。两药相配为伍,参合而用,一气一血,气血兼治,一散一降,升降并举,肝肾同调,直趋下焦,共奏行气散寒,消胀镇痛之功效。

【临证应用】 用于各种寒凝气滞型病症,表现为脘腹疼痛、痞闷不舒等症,证属脾胃虚寒型者(见于胃及十二指肠溃疡等)。该药对可用治脾胃虚寒致脘腹疼痛、痞闷不舒等症,如胃及十二指肠溃疡等,证属气滞寒凝型者,皆可加减使用。可酌情配伍高良姜、小茴香等合用,以加强行气温中之力。

【常用剂量】 香附5～10克,乌药5～10克。

【服用方法】 水煎分服,或入丸、散剂。

【注意事项】 两药皆为辛温之品,易耗伤气阴,凡孕妇及气虚或气郁化火之象者,皆慎用。

二十五、香附 黄连

【药对功效】 香附、黄连为临证常用的疏肝理气、泻火镇痛之药对。香附功效详见第35页,黄连功效详见第18页。

【药对来源】 香附、黄连伍用,见于《古今医统》引《活人心统》之"香连丸"。异名:"香连丹",见于《济阴纲目》。

【配伍效用】 香附辛能通行,苦能疏泄,甘能缓急,气味芳香,宣畅十二经,为气病之总司,因其性平,无寒热之偏性,能疏肝气,解郁结,宽胸膈,除痞胀,为理气解郁,调经镇痛之要药。主治胁肋胀痛,乳房胀痛,疝气疼痛,月经不调,脘腹痞满疼痛,嗳气吞酸,呕恶,经行腹痛,崩漏带下,胎动不安等症。黄连大苦大寒,大寒清热,味苦性燥,为泻实火,解热毒之要药,归心、肝、胃、大肠四经,可泻心肝、胃肠一切实火。主治热病邪入心经之高热、烦躁、谵妄或热盛迫血妄行之吐衄,湿热胸痞,泄泻,痢疾,心火亢盛之心烦失眠,胃热呕吐谷善饥,肝火目赤肿痛,热毒疮疡,疗毒走黄,牙龈肿痛,口舌生疮,聤耳,阴肿,痔血,湿疹,烫伤等症。两药配对而用,异气相使,相反相成,一疏一清,清疏并用,寒不郁遏,疏不助火,相辅相成,行气泻火,使诸火去,郁滞散,则疼痛去除。

【临证应用】　用于胸胁满闷疼痛、口舌生疮、胃脘嘈杂吞酸、腹痛、腹泻等症,证属气滞火郁型者(见于胃及十二指肠溃疡等)。该药对可用治胃及十二指肠溃疡等,证属肝郁犯胃型,表现为心烦痞塞,嘈杂吞酸等症,方如《古今医统》之"香连丸",以川黄连(姜炒)、香附子各半,神曲糊为丸,白汤送服。

【常用剂量】　香附5~10克,黄连3~10克。

【服用方法】　水煎分服,或入丸、散剂。

【注意事项】　黄连小剂量有一定的健胃作用,但大剂量苦寒败胃,配伍应用时应予注意,心率过缓者,慎用黄连。

二十六、薤白　瓜蒌

【药对功效】　薤白、瓜蒌为临证常用的通阳散结、行气祛痰药对。

1. 薤白　为百合科葱属植物小根蒜、长梗薤白或天蓝小根蒜等的鳞茎。性温,味辛、苦。归肺、肾、大肠经。具有理气宽胸,通阳散结的功效。

2. 瓜蒌　为葫芦科植物瓜蒌或双边瓜蒌的干燥成熟果实。性寒,味甘,微苦。归肺、胃、大肠经。具有清热涤痰,宽胸散结,润燥滑肠的功效。

【药对来源】 薤白、瓜蒌伍用,见于《金匮要略》之"瓜蒌薤白白酒汤"。

【配伍效用】 瓜蒌擅长清热化痰,宽胸散结,通阳泄浊。主治肺热咳嗽,胸痹,结胸,消渴,便秘,痈肿疮毒等症。薤白擅长通阳散结,行气导滞。主治胸痹心痛彻背,胸脘痞闷,咳喘痰多,脘腹疼痛,泄痢后重,白带,疮疖痈肿等症。两药皆有行气通阳之功,瓜蒌偏于降泄,薤白擅长辛散。瓜蒌得薤白,苦寒之性去而化痰散结、宽胸利气之功犹在;薤白得瓜蒌苦燥之性减而通阳散结、行气泄浊之力倍增。两药相配为伍,参合而用,一降一散,相得益彰,共奏畅胸中之气,通阳散结、行气祛痰之功效。

【临证应用】 用于胃脘疼痛结满等症,证属痰湿凝滞型者(见于消化性溃疡等)。该药对可用治消化性溃疡病等,表现为胃脘疼痛结满等症,证属痰湿凝滞,气机不通型者,不论寒热皆可使用。

【常用剂量】 瓜蒌 9~20 克,薤白 5~10 克,鲜品 30~60 克。

【服用方法】 水煎分服,或入丸、散剂。

【注意事项】 凡脾胃虚弱,中气不足者;阳虚所致之寒湿、痰饮诸证者,皆忌用瓜蒌;瓜蒌忌与乌头类药物配伍使用。凡气虚者,胃气虚寒者,过敏体质者,皆慎用薤白;溃疡病患者,不宜多服或久服薤白。

二十七、旋覆花 代赭石

【药对功效】 旋覆花、代赭石为临证常用的降逆止呕、消痞散结、化痰平喘药对。

1. 旋覆花 为菊科旋覆花属植物旋覆花或欧亚旋覆花的花序,《尔雅义疏》又称其为"毛耳朵"。性平,味甘、咸。归肺、胃经。具有消痰行水,降气止呕的功效。

2. 代赭石 为氧化物类刚玉族矿物赤铁矿矿石。性微寒,味苦。归肝、心经。具有平肝潜阳,重镇降逆,凉血止血的功效。

【药对来源】　旋覆花、代赭石伍用,见于《伤寒论》之"旋复代赭石汤"。

【配伍效用】　旋覆花辛开苦降,咸以软坚消痰,温以宣通壅滞,归肺经则行水消痰、平喘止咳;归胃经则降逆止呕、消痞散结。用于咳喘痰多等症;脾胃虚寒或湿痰中阻引起的噫气、呕吐;气血郁滞,络脉不和引起的胸胁痞满不舒,或胀痛,或刺痛;水湿、痰饮内停引起的腹胀、小便不利;头痛、牙痛、乳痈肿痛等病症。代赭石"质重坠,又善镇气,除痰涎",降胃气而止呕、止呃、止噫;降肺气而化痰平喘,同时因其平肝潜阳之功,可潜肾气而纳肺气。用于风阳上亢所致之头痛、眩晕、心悸、耳鸣等症;癫狂、惊痫;;胃气上逆之嗳气、呃逆、呕吐、噎膈等症;咳嗽痰多气喘;外邪与胸中痰涎互结,阻塞气道,满闷呼吸不利;血分有热之失血,如吐血、咯血、衄血;牙龈肿痛及难产。内服外敷,又能治热毒疮疖等症。两药相配为伍,参合而用,一宣一降,同气相求,相辅相成,宣降有序,气机条畅,共奏降逆止呕、消痞散结、化痰平喘之功效。

【临证应用】　用于呃逆、呕吐、出血等症,证属痰浊内阻,气机上逆型者(见于胃、十二指肠溃疡等)。

1. 治痰浊内阻,气机升降失常者,表现为胃脘作痛、心下痞硬、嗳气频频、呃逆不止、恶心呕吐等症,该药对可伍加半夏、生姜、人参等同用,方如《伤寒论》之"旋覆代赭汤"。

2. 治胃、十二指肠溃疡等,表现为呕吐不止等症,可选用该药对用治,方如《集验良方》之"代赭石散"。若痰湿明显者,可配加半夏、瓜蒌、紫苏子共用;若气逆明显者,可配加厚朴、莱菔子合用。

【常用剂量】　旋覆花 3~10 克,代赭石 10~30 克。

【服用方法】　水煎分服。

【注意事项】　代赭石因含少量砷,孕妇慎用。旋覆花须纱布包煎或滤去毛;代赭石宜打碎先煎。

二十八、延胡索　川楝子

【药对功效】　延胡索、川楝子为临证常用的行气疏肝、活血镇痛药对。

1. 延胡索　为罂粟科紫堇属植物延胡索的块茎。性温,味辛、苦。归心、肝、脾经。具有活血化瘀,行气镇痛的功效。

2. 川楝子　为楝科植物川楝树的干燥成熟果实。性寒,味苦,有小毒。归肝、胃、小肠、膀胱经。具有行气镇痛,杀虫的功效。

【药对来源】　延胡索、川楝子伍用,见于《袖珍方》之"金铃子散"。

【配伍效用】　延胡索辛苦而温,辛则走散,温则畅行,擅长行气活血,能行血中之气滞,气中之血滞,专于一身之诸痛,偏行于血分。主治胸痹心痛,脘腹疼痛,腰痛,疝气痛,痛经,经闭,癥瘕,产后瘀滞腹痛,跌打损伤等症。川楝子苦寒降泄,能疏肝气,清肝火,泄郁热,偏走气分。主治脘腹胁肋疼痛,疝气疼痛,虫积腹痛,头癣等。两药相配为伍,参合而用,一泄气分之热,一行血分之滞,气血并治,共奏行气疏肝,活血镇痛之功效。

【临证应用】　用于胃脘疼痛等症,证属肝气郁滞,肝郁化火,气血凝滞型者(见于胃及十二指肠溃疡等)。该药对可用治肝气郁滞,肝郁化火,气血凝滞之胸、腹、胃脘、胁肋一切疼痛,方如《袖珍方》之"金铃子散",以酒调下,以助药力直达病所。对于肝胃不和者,配加柴胡、白芍、枳实合用。

【常用剂量】　延胡索煎汤 3～10 克,研末 1.5～3.0 克,川楝子煎汤 3～10 克,研末适量。

【服用方法】　水煎分服,或研末入丸、散剂。

【注意事项】　两药皆不宜大剂量使用。凡孕妇、体虚者、脾胃虚寒者皆禁用。忌用铁器煮、炒。

二十九、郁金 佛手

【药对功效】 郁金、佛手为临证常用的理气解郁、和胃镇痛药对。

1. 郁金 为姜科姜黄属植物温郁金、姜黄、广西莪术、莪术或川郁金的块根。性寒,味辛、苦。归肝、胆、心经。具有活血镇痛,行气解郁,清心凉血,利胆退黄的功效。

2. 佛手 又称为"佛手柑""佛手香橼"等,为芸香科常绿小乔木或灌木植物佛手的果实。性温,味辛、苦。归肝、脾、胃、肺经。具有疏肝解郁,理气和中,燥湿化痰的功效。

【药对来源】 郁金、佛手伍用,见于《常用中药药对分析与应用》。

【配伍效用】 郁金辛散苦泄,性寒清热,体轻气窜,入气分以行气解郁,入血分以凉血消瘀,为血中之气药,因芳香宣达善解郁。用于血瘀气滞所致之胸胁脘腹疼痛;癫痫发狂,热病神昏;血热出血证;胆、肾结石等。佛手芳香辛散,苦降温通,疏肝理气,和中化痰,气清香而不烈,性温和而不峻烈。主治肝气郁结之胁痛、胸闷,肝胃不和、脾胃气滞之脘腹胀痛、嗳气、恶心、久咳痰多等症。两药相配为伍,参合而用,一气一血,气血并治,共奏理气解郁,和胃镇痛之功效。

【临证应用】 用于脘腹胀痛、呕恶、嗳气等症,证属脾胃气滞型者(见于消化性溃疡等)。

1. 该药对可用治脾胃气滞之脘腹胀痛、呕恶食少,嗳气频频等症,常与木香、砂仁、厚朴等合用,以增强和胃行气之功。

2. 邱健行老师常用该药对合"四逆散""乌贝散"等同用,以用治肝气犯胃、脾胃气滞之胃脘痞满,腹胀纳呆,嗳气呕恶等症,侧重于气滞疼痛者。

【常用剂量】 郁金 3～10 克,佛手 3～10 克。

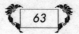

【服用方法】 水煎分服。

【注意事项】 凡阴虚有火、无气滞者,皆慎用佛手。

三十、枳实 竹茹

【药对功效】 枳实、竹茹为临证常用的宽中除痞、和胃降逆、清热止呕药对。枳实功效详见第 39 页,竹茹功效详见第 33 页。

【药对来源】 枳实、竹茹伍用,见于《集验方》之"温胆汤"。

【配伍效用】 枳实辛行苦降,善破气除痞,降气除痰,消积导滞,其性微寒,辛而不燥,归脾、胃、大肠三经而擅长破脾胃肠间积滞。竹茹味甘性寒,擅长清热化痰,归胃经而和胃降逆,其质轻而中空,可宁神开郁。两药相配为伍,参合而用,枳实消导积滞而通,竹茹甘寒而降,枳实得竹茹则苦降清热之性强而和胃降逆之效速;竹茹化痰热和胃而清,枳实辛苦善行,竹茹得枳实则破气行痰之力增而开郁止呕之功显。合而为用,同气相求,相辅相成,畅中焦而逐痰郁,共奏宽中除痞、和胃降逆、清热止呕之功效。

【临证应用】 用于食滞纳呆、呕恶不止、虚烦失眠、肢体麻木等症,证属脾胃气滞、痰浊内阻型者(见于消化性溃疡等)。该药对可用治胃失和降,气逆于上,表现为恶心、呕吐痰涎、脘痞嗳气、食少纳呆等胃肠道症状,属胃实有热者,与黄连、石膏、半夏合用;属胃虚有热者,配加橘皮、生姜、人参同用。

【常用剂量】 枳实 3～10 克,竹茹 6～10 克。

【服用方法】 水煎分服,或入丸、散剂。

【注意事项】 凡脾胃虚寒所致之呕吐、寒痰、湿痰者,皆不宜使用。

第五节 化湿利水类药对

一、苍术 厚朴

【药对功效】 苍术、厚朴为临证常用的燥湿消痰药对。苍术功效详见第21页，厚朴功效详见第48页。

【药对来源】 苍术、厚朴伍用，见于《太平惠民和剂局方》之"平胃散"。

【配伍效用】 苍术与厚朴皆辛苦温燥，均能燥湿运脾，通常用治湿阻中焦（湿滞中焦）所致之脘腹胀满，呕吐泄泻等症。苍术以辛散温燥为主，温燥之性较强，燥湿健脾力强，为燥湿健脾之要药。凡痰饮、水肿、带下等脾湿偏盛者皆可使用，又可祛风湿，散表邪，明目，以用治夜盲、眼目昏涩。主治湿困脾胃，倦怠嗜卧，胸痞腹胀，呕吐泄泻，痰饮，湿肿，表证夹湿，头身重痛，湿痹，肢体酸痛重着，夜盲等症。厚朴以苦味为重，苦降下气消积除胀满，又下气消痰平喘，既可除无形之湿药，又可消有形之实满，为消除胀满的要药，燥湿之力虽不及苍术，但擅长行气消胀，又能消积平喘，善治食积气滞之脘腹胀满、腹泻、呕吐及咳喘多痰等症。苍术除湿运脾力强，厚朴以行气化湿、消除胀满为主。两药相配为伍，相须为用，共奏燥湿健脾、消胀除满之功效。

【临证应用】 用于脘腹胀闷，呕恶食少，吐泻乏力等症，证属湿阻中焦，脾失健运型者（见于胃及十二指肠溃疡等）。该药对常相须为用，与陈皮、甘草等配伍同用，方如《太平惠民和剂局方》之"平胃散"，主治湿阻脾胃，脘腹胀满，嗳气吞酸，怠惰嗜卧，呕吐泄泻者，收燥湿运脾，行气和胃之功效。若舌苔黄腻，口苦咽干，但不甚渴饮，此乃湿热俱盛之证，宜配合黄芩、黄连等共用，使湿热两清；若兼食滞，而又腹胀，大便秘结者，宜配加槟榔、莱菔子、枳壳等合用，以消导积滞、消胀除满、下气通便；若兼有脾胃寒湿，脘腹胀痛,畏寒喜热者,可配加干姜、肉桂伍用,以温化寒湿;若呕吐明显者,可配加半夏同用,以和胃止呕;若兼外感而见恶寒发热者,可配加藿香、紫苏叶、白芷等共用,以解表化浊。

【常用剂量】 苍术 6～10 克,厚朴 6～10 克。

【服用方法】 水煎分服。

【注意事项】 凡气虚、阴虚内热、津伤血枯者及孕妇,皆慎用。

二、花椒　苍术

【药对功效】 花椒、苍术为临证常用的燥湿化浊、温中止泻药对。

1. 花椒 为芸香科植物花椒或青椒的干燥成熟果皮。性热,味辛,有小毒。归脾、胃、肾经。具有温中镇痛,除湿止泻,杀虫止痒的功效。

2. 苍术 详见第二章第二节第 21 页。

【药对来源】 花椒、苍术伍用,见于《普济方》之"椒术丸"。

【配伍效用】 花椒、苍术皆为临证常用的燥湿止泻药。然花椒味辛性热,具有暖脾胃,温中散寒镇痛,燥湿止泻,解毒杀虫的作用。用于中焦寒盛,脘腹冷痛;寒湿伤脾,腹痛泻痢;寒湿脚气;肠道寄生虫病;妇女阴痒;白秃、癣疮、皮肤痒疹;风虫牙痛等。苍术味辛性温,具有祛风除湿,健脾止泻,散寒解表,除障明目的作用。主治湿困脾胃,倦怠嗜卧,胸痞腹胀,呕吐泄泻,痰饮,湿肿,表证夹湿,头身重痛,湿痹,肢体酸痛重着,夜盲等症。两药相配为伍,温热合力,相须为用,相得益彰,使温中散寒镇痛,燥湿化浊止泻之力增强。

【临证应用】 用于脾胃虚冷,心腹胀闷,呕逆泄泻等症,证属脾胃虚寒;寒湿较盛型者(见于胃及十二指肠溃疡等)。花椒、苍术相须为用,具有温中止泻之功效。研为极细末,醋糊为丸,如桐子大,即为《普济方》之"椒术丸"。该药对若配伍茯苓、人参、白术、干姜、砂仁、甘草等同用，则为《明医指掌》之"椒术养脾丸"，主治脾胃虚冷，心腹胀闷，呕逆泄泻等症，可收健脾燥湿、温中止泻之功效。

【常用剂量】　花椒 3～10 克，苍术 6～10 克。

【服用方法】　水煎分服，或入丸、散剂。

【注意事项】　凡阴虚火旺、气虚多汗者，皆禁用；孕妇慎用。

三、茯苓　泽泻

【药对功效】　茯苓、泽泻为临证常用的利水渗湿、健脾清热药对。茯苓功效详见第第 29 页，泽泻功效详见第 45 页。

【药对来源】　茯苓、泽泻伍用，见于《金匮要略》之"茯苓泽泻汤"。

【配伍效用】　茯苓、泽泻皆为临证常用的利水渗湿之品。然茯苓性平，味甘、淡，"利水而不伤正，补而不助邪"，为利水渗湿之要药，无论属寒、属热、属虚、属实，皆可应用。茯苓又能健脾，因脾弱则生湿，脾健则湿不内生，实有标本兼顾之效。再者，茯苓先升后降，上行清心火、生津液、开腠理、滋水源，下降利小便，引热外出。主治小便不利，水肿胀满，痰饮咳逆、呕吐，脾虚食少、泄泻，心悸不安，失眠健忘，遗精白浊等症。茯苓淡渗利水，渗湿而健脾，泽泻渗湿之火；茯苓有补有泻，而泽泻则有泻无补；茯苓淡渗利水偏于健脾，泽泻擅长泻热利水，功力较强。两药相配为对，相须、相使为用，茯苓之淡行其上，泽泻之威行其下，泻中有降，利中有补，共奏利水渗湿，健脾清热之功效。

【临证应用】　用于水肿、小便不利、泄泻等症，证属水湿内停型者（见于消化性溃疡等）。茯苓、泽泻相须为用，有利水渗湿之作用，常配伍猪苓、薏苡仁、车前子、白术等同用。广泛用于湿困脾胃证，表现为脘腹痞满、食欲缺乏、泛恶欲吐、口淡不渴、腹痛、泄泻、头身困重、舌苔白腻、脉象濡缓等症。该药对配伍甘草、桂枝、白术、生姜共用，为经方"茯苓泽泻汤"，具有健脾利水，化气散饮的作用,主治呕吐饮阻气逆证。

　　【常用剂量】　茯苓10～30克,泽泻10～15克。

　　【服用方法】　水煎分服。

　　【注意事项】　凡阴虚而无湿热、虚寒滑精、气虚下陷者,皆慎用。

四、桂枝　茯苓

　　【药对功效】　桂枝、茯苓为临证常用的温阳化气、利水除饮药对。桂枝功效详见第32页,茯苓功效详见29页。

　　【药对来源】　桂枝、茯苓伍用,见于《伤寒论》之"茯苓桂枝白术甘草汤"。

　　【配伍效用】　桂枝、茯苓皆为临证常用利水祛湿之品。然桂枝性平,味甘、淡,具有温阳通脉,化气利水,平冲降逆的作用。主治风寒表证,寒湿痹痛,四肢厥冷,经闭痛经,癥瘕结块,胸痹,心悸,痰饮,小便不利等症。茯苓味甘性平,具有健脾利湿,补益心脾的作用。主治小便不利,水肿胀满,痰饮咳逆、呕吐,脾虚食少、泄泻,心悸不安,失眠健忘,遗精白浊等症。脾为制水之脏,中阳不振,水湿停留,则脾运障碍。苓桂相配为伍,通阳去水,则脾运复健。仲景治太阳病过汗、误吐、误下引起的阳虚水停,或水气上逆,或饮停中焦,水蓄膀胱之证,皆以桂枝、茯苓同用,以通阳行气,健脾行水。如苓桂术甘汤、五苓散、茯苓甘草汤等。《金匮要略心典》说:"桂枝得茯苓则不发表而反行水。"桂枝与茯苓相须相使,缺一不可。有桂枝无茯苓,则不能利水渗湿以助气化;有茯苓无桂枝,则难以通阳化气以行津液。两药相配参合,相互为用,则中阳得运,脾健湿除、温阳化气、利水除饮之功益彰。从配伍方面来看,水气较重者,重用茯苓。茯苓的用量一般大于桂枝或与桂枝相等,只有薯蓣丸中茯苓用量小于桂枝。

　　【临证应用】　用于痰饮证,表现为痰饮内停,胸胁支满,目眩心悸,咳而气短,舌苔白滑,脉弦滑等症,证属中阳不足型者(见于消化性溃疡等)。桂枝、茯苓为经方中颇有特色的药对,功善温阳化气、利水除饮,与炙甘草、白术相伍,为经方"茯苓桂枝白术甘草汤",主治中阳不足,痰饮内停,胸胁支满,目眩心悸,咳而气短,舌苔白滑,脉弦滑等症,包括现代医学之消化性溃疡病等。

【常用剂量】　桂枝 6～10 克,茯苓 10～30 克。

【服用方法】　水煎分服。

【注意事项】　凡外感热病、阴虚火旺、气虚下陷、血热妄行、孕妇及月经过多者,皆慎用。

五、黄芪　茯苓

【药对功效】　黄芪、茯苓为临证常用的补气利水药对。

1. 黄芪　为豆科植物蒙古黄芪或膜荚黄芪的根。性微温,味甘。归肺、脾经。具有健脾补中,升阳举陷,益卫固表,利尿,托毒生肌的功效。

2. 茯苓　详见第二章第三节第29页。

【药对来源】　黄芪、茯苓伍用,见于《经验良方》之"黄芪散"。

【配伍效用】　黄芪可升可降,专于气分而达表,功善补气,素以"补气诸药之最"著称,其质轻皮黄肉白,质轻升浮,入表实卫,色黄入脾,色白入肺,为升阳补气之圣药,尤其能益脾肺之气,肺主通调水道,脾主运化水湿,故黄芪具有行水消肿之功。主治脾胃气虚,以及中气下陷诸证,肺气虚及表虚自汗、气虚外感诸证,脾虚水肿,痈疽气血亏虚诸证,以及气虚血滞所致之肢体麻木、半身不遂等症。茯苓其味甘淡,能渗能利,其性平和,有"利水而不伤正,补而不助邪"之特点,为利水湿、消水肿之要药,凡小便不利、水肿胀满、痰饮内停之证,无论寒热虚实,皆可应用。茯苓又能健脾,因脾弱则生湿,脾健则湿不内生,实有标本兼顾之效。主治小便不利,水肿胀满,痰饮咳逆、呕吐,脾虚食少、泄泻,心悸不安,失眠健忘,遗精白浊等症。两药其味皆甘,同入肺、脾二经,两药相配为伍,参合而用,黄芪补肺脾之气,茯苓健脾渗湿,助黄芪补气利水,共奏行水消肿之功效。

【临证应用】 用于纳差、便溏等症,证属脾胃虚弱型者(见于胃及十二指肠溃疡等)。黄芪、茯苓配伍白术、人参、炙甘草、薏苡仁等健脾补气之品同用,以用治脾虚水泛所致之头面、四肢水肿。兼有纳减便溏、畏寒肢冷等阳虚表现者,可配加附子、干姜、肉桂共用,以温阳散寒利水。黄芪、茯苓配伍党参、白术、炒山药合用,以用治脾胃虚弱之纳差、便溏等症。

【常用剂量】 黄芪 10～30 克,茯苓 10～15 克。

【服用方法】 水煎分服,或入丸、散剂。

【注意事项】 凡表实邪盛、湿阻气滞、肠胃积滞、阴虚阳亢、痈疽初起或溃后热毒尚盛者,皆禁用;凡阴虚而无湿热、虚寒滑精、气虚下陷者,皆慎用。

六、藿香　陈皮

【药对功效】 藿香、陈皮是临证常用化湿解暑、和胃止呕药对。

1. 藿香 为唇形科植物广藿香的地上部分。性微温,味辛。归肺、脾、胃经。具有芳香化浊,开胃止呕,发表解暑的功效。

2. 陈皮 详见第二章第四节第 42 页。

【药对来源】 藿香、陈皮伍用,见于《医学从众录》之"陈皮藿香汤"。

【配伍效用】 藿香为解暑之上品,芳香而不嫌其猛烈,温煦而不偏于燥烈,能和中化湿,理气止呕,擅长用治湿浊内阻证,而湿浊内阻每致气滞,气滞不行又加剧湿浊内阻,芳香化湿的同时配以行气之品,可促进湿化。用于湿阻中焦,胸腹痞满,食欲缺乏,呕恶泄泻;外感暑湿,寒热头痛,胸闷腹胀,以及湿温初起;湿浊所致之胸闷、泛恶、呕吐、舌苔浊腻等症；鼻渊、口臭等症；外用治手、足癣等。陈皮辛散苦降，其性温和，能行能降，燥而不烈，功善理气和胃、调中快膈，又苦燥祛湿，使气行湿化，加强藿香辟秽化浊，止呕止泻之力。两药是临证用治霍乱吐泻的常用药对，同入肺、脾二经，藿香芳香辛散，解暑止呕力胜，陈皮辛散苦降，理气和胃效优，两药相配参合，相使为用，相互促进，共奏化湿解暑、和胃止呕之功效。

【临证应用】　用于脘闷痞满、食少纳呆、吐泻并作等症，证属外感暑湿或湿浊内蕴型者(见于十二指肠溃疡等)。

1. 藿香、陈皮伍以石菖蒲、黄芩、半夏同用，以用治脘闷痞满等症。若湿热之象明显者，可配加黄连、厚朴共用；配伍鸡内金、神曲合用，以用治食少纳呆者；合"藿香正气散"共用，以用治寒湿内盛之吐泻并作等症。

2. 藿香、陈皮配伍丁香、半夏、生姜同用，以用治胃寒呕吐等症。

3. 治外感风寒，内伤饮食，憎寒壮热，头痛呕逆，胸膈满闷等症，取《太平惠民和剂局方》之"藿香正气散"：藿香(去土)三两、白芷一两、紫苏一两、茯苓(去皮)一两、半夏曲二两、白术二两、厚朴(去粗皮，姜汁炙)二两、苦桔梗二两、炙甘草二两半。上方为细末，每服二钱，水一盏，姜三片，枣一枚，同煎至七分，热服。如欲汗出，衣被盖，再煎并服。

【常用剂量】　陈皮 3～10 克，藿香 5～10 克，鲜品加倍。

【服用方法】　水煎分服。

【注意事项】　凡实热津亏，阴虚燥咳以及咯血、吐血者，皆慎用。

七、佩兰　茯苓

【药对功效】　佩兰、茯苓为临证常用健脾化湿药对。

1. 佩兰　为菊科植物佩兰的地上部分，以气香如兰而得名。

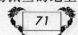

性平,味辛。归脾、胃、肺经。具有芳香化湿,醒脾开胃,发表解暑的功效。

2. 茯苓 详见第二章第三节第29页。

【药对来源】 佩兰、茯苓伍用,见于《时病论》之"荷叶翘苓茶"。

【配伍效用】 佩兰擅长解暑化湿。溽暑之季,以之单味作饮,有防暑之效,又能醒脾开胃、辟秽和中。用于暑湿或湿温初起寒热身重,胸闷痞满,舌苔白腻或黄腻;湿困中焦,脘痞不饥,恶心呕吐;湿热困脾,浊气上泛所致的口中甜腻、口臭多涎之"脾瘅"证;肝郁乘脾所致之脘胁疼痛,纳呆便溏等症。茯苓味甘淡,性平,入心、肺、脾、肾四经,气味俱薄,升而复降,味甘补土,健脾祛湿,又淡能利窍,补而不腻,利而不峻,为淡渗利水、健脾和胃之要药。主治小便不利,水肿胀满,痰饮咳逆、呕吐,脾虚食少、泄泻,心悸不安,失眠健忘、遗精白浊等症。两药相配为伍,参合而用,佩兰辛散,擅长辟秽化湿,茯苓淡渗,虽利小便而不走气,相须为用,相辅相成,相互促进,共奏健脾和胃、化湿利水之功效。

【临证应用】 用于呕恶脘痞,脘闷纳呆等症,证属暑湿内蕴型者(见于消化性溃疡等)。佩兰、茯苓配伍藿香、砂仁同用,以用治呕恶脘痞等症;配以炒白术、鸡内金共用,以用治脘闷纳呆等症。

【常用剂量】 佩兰5~10克,鲜品加倍;茯苓10~15克。

【服用方法】 水煎分服。

【注意事项】 凡阴虚血燥、虚寒滑精、气虚下陷者,皆慎用。

八、瓦楞子 滑石

【药对功效】 楞子、滑石为临证常用利尿通淋、软坚化石、制酸镇痛药对。

1. 瓦楞子 为蚶科动物毛蚶、泥蚶或魁蚶的贝壳。因其壳似瓦屋之垄,故又称为"瓦垄子"。性平,味咸。归肝、肺、胃经。质坚消散,具有消痰软坚,化瘀散结,制酸镇痛的功效。

2. 滑石 为硅酸盐类矿物滑石族滑石,主要成分为含水硅酸镁。性寒,味甘、淡。归膀胱、肺、胃经。具有利尿通淋,清热解暑,收湿敛疮的功效。

【药对来源】 瓦楞子、滑石伍用,见于《施今墨对药》。

【配伍效用】 瓦楞子味咸性平,咸能软坚,功善消顽痰,散郁结,善走血分,既可化瘀散结,又能消痰软坚,多用于气滞血瘀及痰积所致之癥瘕痞块,瘰疬瘿瘤,痰核;血瘀癥瘕,血滞经痛;胃脘疼痛,吐酸嘈杂等症。瓦楞子煅用能制酸镇痛,《本经逢原》曰:"其壳煅灰,治积年胃脘瘀血疼痛。"章次公先生亦曰:"凡贝壳中皆含天然碳酸钙,有解酸作用",并认为牡蛎、瓦楞子能治肝气犯胃之吞酸,就是因为能"解酸"的缘故。滑石入于胃经,《神农本草经》云其:"荡胃中积聚寒热。"两药相伍为用,共奏健脾祛湿,制酸镇痛之功效。

【临证应用】 用于胃脘疼痛,食欲缺乏,全身乏力等症,证属脾胃气虚型者(见于消化性溃疡等)。

1. 瓦楞子、滑石配伍海螵蛸,常用治胃酸过多所致之消化性溃疡等病症,临床多表现为脘腹隐痛,时作时止,空腹尤甚,得食腹胀,反胃吐酸食减少,倦怠乏力,面色萎黄等症,临证应用时可合"四君子汤"同用。

2. 近代名中医章次公先生用治胃溃疡、十二指肠溃疡,一方面既重整体的辨证论治,另一方面又重视溃疡的局部治疗,并创造性地提出了"护膜法",常用一些有保护胃黏膜、促使溃疡愈合作用的药物。

【常用剂量】 滑石 10～15 克,瓦楞子 10～15 克。

【服用方法】 水煎分服。外用研末调敷。

【注意事项】 凡肾虚滑精,热病伤津者,皆禁用;孕妇慎用。滑石宜包煎,瓦楞子宜打碎先煎。

第六节　安神、熄风、开窍类药对

一、茯苓　麦冬

【药对功效】　茯苓、麦冬为临证常用的润肺益胃、清心安神药对。

1. 茯苓　详见第二章第三节第 29 页。

2. 麦冬　为百合科植物麦冬的块根。性微寒,味甘、微苦。归肺、心、胃经。具有养阴生津,润肺清心的功效。

【药对来源】　茯苓、麦冬伍用,见于《宣明论方》之"地黄饮子"。

【配伍效用】　茯苓益脾和胃,宁心安神。主治小便不利,水肿胀满,痰饮咳逆、呕吐,脾虚食少、泄泻,心悸不安,失眠健忘,遗精白浊等症。麦冬养阴润肺,益胃生津,清心除烦。主治肺燥干咳,肺痈,阴虚劳嗽,津伤口渴,消渴,心烦失眠,咽喉疼痛,肠燥便秘,血热吐衄等症。该药对皆入心经,茯苓以补心气为主,麦冬以补心阴为要;该药对皆入肺经,茯苓以补益肺气为主,麦冬以清热润燥为要;该药对皆入中焦,茯苓以淡渗益脾为主,麦冬以生津益胃为要。两药相配为伍,相须相使为用,气阴双补,既可养心安神,增进睡眠,也可补气润肺,止咳化痰,还可健脾和胃,补益中焦。

【临证应用】　用于呕吐、乏力、胃痛、食欲缺乏、腹胀、便秘等症,证属中焦脾胃亏虚型者(见于胃溃疡等)。茯苓、麦冬药对,可用治胃溃疡等,证属中焦脾胃亏虚,升降失常,运化无力型者,临床表现为畏食、纳少、腹胀、呕吐、便秘、乏力等症,常配伍木香、砂仁、陈皮、枳壳等同用。

【常用剂量】　茯苓 9～15 克,麦冬 6～12 克。

【服用方法】　水煎分服。

【注意事项】　凡虚寒及暴感风寒咳嗽者,皆不宜使用。

二、桑枝　石决明

【药对功效】　桑枝、石决明为临证常用的平肝、疏风、清热药对。

1. 桑枝　为桑科植物桑的干燥嫩枝。性平，味微苦。归肝经。具有祛风湿，利关节的功效。

2. 石决明　为鲍科动物杂色鲍（光底石决明）、或皱纹盘鲍（毛底石决明）、羊鲍、澳洲鲍、耳鲍或白鲍的贝壳。性寒，味咸。归肝经。具有平肝潜阳，清肝明目的功效。

【药对来源】　桑枝、石决明伍用，见于《名中医治验良方》之"调络饮"。

【配伍效用】　桑枝能祛风除湿，善达四肢经络，通利关节，不论新久，不分寒热皆可使用。用于风湿痹痛，关节酸痛，四肢拘急，无论寒热，均可应用，尤宜于上肢肩臂疼痛，中风半身不遂，四肢拘挛、脚气水肿，白癜风，肌肤风痒及咳嗽等症。石决明味咸性寒，质地沉重，镇肝潜阳，善于清肝火，平肝阳。主治肝阳上亢，头晕目眩，目赤，视物昏花等症。两药相配伍用，皆入肝经，桑枝祛肝经风湿之邪，得石决明增其入肝经之力，补镇潜力量不足之憾。石决明重在潜降，但祛肝经风湿之力不足，得桑枝可加强其祛风通络清热之力。两药相配为伍，相须为用，互补不足，相互促进，增强作用，一主祛风湿、止痹痛；一主清肝热，降肝阳，共奏平肝疏风、清热之功效。

【临证应用】　用于胃酸过多、胃痛等症，证属肝火亢盛型者（见于胃溃疡等）。

【常用剂量】　桑枝10～30克，石决明15～30克。

【服用方法】　水煎分服，石决明入煎剂宜打碎先煎。

【注意事项】　凡脾胃虚寒，胃酸缺乏者，皆慎用石决明。

第七节　理血类药对

一、白及　大黄

【药对功效】　白及、大黄为临证常用的敛肺止血、去瘀生新药对。

1. 白及　为兰科植物白及的干燥块茎。性微寒,味苦、甘、涩。归肺、肝、胃经。具有收敛止血,消肿生肌的功效。

2. 大黄　详见第二章第三节第25页。

【药对来源】　白及、大黄伍用,见于《良朋汇集》之"消毒散"。

【配伍效用】　白及止血消肿,敛疮生肌,并善收敛肺气,偏治肺胃出血。主治咯血、衄血、吐血、便血、外伤出血等内外出血诸证,痈肿,烫伤,手足皲裂,肛裂等症。大黄苦寒下行降浊,泻热解毒,凉血化瘀。主治热结便秘,胃肠积滞,湿热痢疾,血热妄行,瘀血证,黄疸,淋证,热毒疮疡,烧、烫伤等症。两药相配为伍,参合而用,止血与祛瘀同施,凉血和泻热并治,如此一收一散,祛瘀生新,敛肺止血,使得止血而又无留瘀之弊端。

【临证应用】　用于咯血、吐血等症,证属实热或虚热型者(见于胃及十二指肠溃疡等)。该药对可用于多种出血证。用于肺胃火盛,熏灼脉络,致血溢脉外而发生的咯血、吐血等出血病症。用治咯血等,多与阿胶、蛤粉等伍用,对于实热或虚热所致之吐血,皆可应用,前者多与茜草、牛膝等配伍同用,后者多与生地黄、牡丹皮等相配而用。

【常用剂量】　白及 6～15 克,大黄 3～10 克。

【服用方法】　水煎分服。大黄宜炒制。

【注意事项】　脾胃虚寒者,慎用;凡妇女孕经及哺乳期,皆忌用。白及反乌头。

二、赤芍 白芍

【药对功效】 赤芍、白芍为临证常用的凉血化瘀、柔肝镇痛药对。

1. 赤芍 为毛茛科植物芍药或川赤药的干燥根。性微寒,味苦。归肝、脾经。具有清热凉血,散瘀镇痛的功效。

2. 白芍 详见第二章第四节第32页。

【药对来源】 赤芍、白芍伍用,见于《施今墨对药》。

【配伍效用】 赤芍清热凉血,活血化瘀,镇痛,以泻为用。主治温毒发斑,吐血衄血,肠风下血,目赤肿痛,痈肿疮疡,闭经,痛经,崩带淋浊,瘀滞胁痛,疝瘕积聚,跌仆损伤等症。白芍养血调经,柔肝镇痛,敛阴止汗,以补为功。主治小便不利,水肿胀满,痰饮咳逆、呕吐、脾虚食少、泄泻,心悸不安,失眠健忘,遗精白浊等症。两药相配为伍,参合而用,一散一敛,一泻一补,共奏清热凉血,活血化瘀,养血和营,柔肝镇痛之功效。

【临证应用】 用于胸腹疼痛等症,证属血热或血虚型者(见于消化性溃疡等)。

1. 用于肝郁血滞之胸胁疼痛,腹痛坚积等症,该药对可与柴胡、郁金、川芎、延胡索等合用。

2. 现代名中医施今墨老先生惯以炒赤芍、炒白芍伍用,其善入阴分,一补一泻,以达相辅相成之作用。白芍敛阴,赤芍凉血,两药合用,而退血分之热(敛阴凉血而不恋邪)。白芍柔肝,赤芍行血,两药相互参合,镇痛之功益彰。故凡腹痛坚积,因于积热者其效更著。若营卫不和,气血不调,络道不畅,肢体疼痛者,可与柴胡、桂枝伍用,其效更佳。

【常用剂量】 赤芍 10～15 克,白芍 10～15 克。

【服用方法】 水煎分服。

【注意事项】 阳衰虚寒者,忌用。赤芍、白芍皆反藜芦。

三、大黄　升麻

【药对功效】　大黄、升麻为临证常用的泻火散郁、凉血止血药对。

1. 大黄　详见第二章第三节第25页。

2. 升麻　为毛茛科植物大三叶升麻、兴安升麻或升麻的干燥根茎。性微寒，味辛、甘。归脾、胃经。具有解表透疹，清热解，升举阳气的功效。

【药对来源】　大黄、升麻伍用，见于《症因脉治》之"升麻清胃散"。

【配伍效用】　大黄苦寒下行降浊，泻热解毒，凉血化瘀。主治热结便秘，胃肠积滞，湿热痢疾，血热妄行，瘀血证，黄疸，淋证，热毒疮疡，烧、烫伤等症。升麻清轻上扬，升散郁火毒邪。主治风热头痛，麻疹不透，齿痛口疮，咽喉肿痛，气虚下陷，久泻脱肛，崩漏下血等症。两药相配为伍，参合而用，一清降下行，一清轻上扬，相制相济，共奏降浊升清，泻火散郁，凉血化瘀，止血之功效。

【临证应用】　用于胃痛、呕血等症，证属血热妄行及瘀血阻滞型者（见于胃及十二指肠溃疡等）。用于火热迫血妄行所引起的各种出血证，如呕血等症，该药对常与生地黄、牡丹皮、白茅根、白及、天花粉等配伍而用。

【常用剂量】　大黄3～9克，升麻3～5克。

【服用方法】　水煎分服。

【注意事项】　脾胃虚寒者，不宜使用。

四、丹参　檀香

【药对功效】　丹参、檀香为临证常用的活血行气、通络镇痛药对。

1. 丹参　详见第二章第三节第27页。

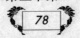

2. 檀香　为檀香科常绿小乔木檀香的木质心材。性温,味辛。归脾、胃、心、肺经,具有行气,温中镇痛的功效。

【药对来源】　丹参、檀香伍用,见于《时方歌括》之"丹参饮"。

【配伍效用】　丹参既能通行血中之滞,又能凉散血中之热,并能清心阴安心神,祛瘀而生新。主治妇女月经不调,痛经,经闭,产后瘀滞腹痛,心腹疼痛,癥瘕积聚,热痹肿痛,跌打损伤,热入营血,烦躁不安,心烦失眠,痈疮肿毒等症。檀香功偏行气宽中,散寒镇痛。用于寒凝气滞,脘腹疼痛,泛吐清水,或寒湿霍乱,吐泻腹痛,以及噎膈呕吐,饮食不进;寒疝气痛;气滞血瘀,胸阳痹阻,心胸闷痛;冠心病心绞痛等。两药相配为伍,参合而用,一寒一热,异气相使,寒热并用,一入血分,一入气分,使气血双调,共奏活血行气,通络镇痛之功效。

【临证应用】　用于胃脘疼痛、全身乏力等症,证属气滞血瘀型者(见于胃及十二指肠溃疡等)。用于气滞血瘀所致的多种腹痛,该药对与砂仁组成"丹参饮",常用于消化性溃疡、胃脘疼痛等疾病的治疗。

【常用剂量】　丹参 10～15 克,檀香 3～6 克。

【服用方法】　水煎分服。

【注意事项】　该对药行气活血力大,不宜长期大量使用,否则易于耗伤气血。

五、乳香　没药

【药对功效】　乳香、没药为临证常用的活血散瘀、消肿镇痛药对。

1. 乳香　为橄榄科植物乳香树及其同属植物皮部渗出的树脂。性温,味辛、苦。归心、肝、脾经。具有活血镇痛,消肿生肌的功效。

2. 没药　为橄榄科植物没药树或其他同属植物茎干皮部渗

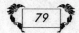

出的油胶树脂。性平,味苦。归心、肝、脾经。具有活血镇痛,消肿生肌的功效。

【药对来源】 乳香、没药伍用,见于《证治准绳》之"乳香镇痛散"。

【配伍效用】 乳香、没药皆为临证常用的活血化瘀、消肿镇痛之品。然乳香味苦、辛,性温,气香窜,偏入气分而擅长调气、镇痛力强。用于血瘀气滞诸痛症;风湿痹痛,关节屈伸不利;痈肿疮毒等症。没药味苦性平,气薄偏入血分,而擅长化瘀,破泄力大。用于跌打损伤,瘀肿疼痛;心腹疼痛,痛有定处;胸痹刺痛,舌紫脉涩;寒凝血瘀而致痛经、闭经;痈疽疔疮,无名肿毒及痔瘘;风热上攻而致目赤肿痛,外障疼痛,血贯瞳仁,漏眼脓血;高脂血症等。两药相配为伍,参合而用,一气一血,气血并治,相使为用,协调为用,相得益彰,共奏活血祛瘀,消肿镇痛,敛疮生肌之功效。《医学衷中参西录》曰:"乳香,没药,两药并用,为宣通脏腑、流通经络之要药,故凡心胃胁腹肢体关节诸疼痛皆能治之。"故躯体之内,诸身上下经络脏腑,凡见气血凝滞,或疼痛,或肿胀,或结节,或麻木等症,皆可使用。

【临证应用】 用于胃脘久痛不愈,舌质黯或有瘀点、瘀斑,苔白或少苔等症,证属瘀肿疼痛、血瘀气滞型者(见于胃及十二指肠溃疡等)。

【常用剂量】 乳香6~10克,没药6~10克。

【服用方法】 乳香:水煎分服,宜炒去油用,外用研末调敷;没药:煎服,外用研末外敷。

【注意事项】 凡孕妇、月经过多者,皆忌用;胃弱易呕者,慎用。

六、三七　白及

【药对功效】 三七、白及是临证常用的化瘀止血药对。

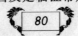

1. 三七　为五加科植物三七的干燥根。性温,味甘、微苦。归肝、胃经。具有化瘀止血,活血定痛的功效。

2. 白及　详见第二章第七节第 76 页。

【药对来源】　三七、白及伍用,见于《施今墨对药》。

【配伍效用】　三七活血散瘀止血,消肿镇痛,为止血化瘀之上品,止血而不留瘀为其一大特点。主治各种出血证,跌仆瘀肿,胸痹绞痛,癥瘕,血瘀经闭,痛经,产后瘀阻腹痛,疮痈肿痛等症。白及补肺生肌,收敛止血,为止血佳品,善入肺经,补肺止血为其特长。主治咯血、衄血、吐血、便血、外伤出血等内外出血诸证,痈肿,烫伤,手足皲裂,肛裂等病。三七走而不守,白及守而不走,三七以散为主,白及以收为要,两药相配为伍,参合而用,一走一守,一散一收,各施其长,相互促进,相互制约,补肺生肌、行瘀止血之力倍增。三七随白及入肺,协同发挥补肺止血的作用;三七行散之力又可制约白及黏滞收涩之性,以防止瘀血留驻。两药相济而用,寒温相宜,相须相使,用治肺部出血,疗效尤为显著。

【临证应用】　用于胃痛,吐血或黑粪等症,证属胃络损伤型者(见于胃及十二指肠溃疡出血等)。

1. 近代名中医施今墨先生单取该两药各等份,共研粉末吞服,善治各种出血性病症。

2. 三七、白及配伍海螵蛸、砂仁、延胡索、黄芪、白术、佛手、炙甘草、木香、黄连、吴茱萸,可用治难治性消化性溃疡。

3. 取白及粉 2～3 克,三七粉 1.5～2.0 克,以温开水调成糊状内服,每日 3 次,饭前服用,服后 30 分钟内不进饮食,可用治消化性溃疡出血。

【常用剂量】　三七 3～10 克,白及 3～10 克。

【服用方法】　多采用粉剂吞服。

【注意事项】　该药对主要用于各种出血症状,无出血性病变则应慎用。孕妇慎用。不宜与乌头类药材同用。

七、白芍　甘草

【药对功效】　白芍、甘草是临证常用的缓肝和脾、敛阴养血、缓急镇痛药对。白芍功效详见第32页,甘草功效详见第16页。

【药对来源】　白芍、甘草伍用,见于《伤寒论》之"芍药甘草汤"。

【配伍效用】　白芍、甘草开酸甘化阴之先河,标调和肝脾之楷模。白芍酸收苦泄,性寒阴柔,养血敛阴,柔肝镇痛,平抑肝阳,能敛营气而泻肝木。主治小便不利,水肿胀满,痰饮咳逆、呕吐,脾虚食少、泄泻,心悸不安,失眠健忘,遗精白浊等症。甘草补中益气,泻火解毒,润肺祛痰,缓急镇痛,缓和药性,能和逆气而补脾土。主治倦怠食少,肌瘦面黄,心悸气短,腹痛便溏,四肢挛急疼痛,脏躁,咳嗽气喘,咽喉肿痛,痈疮肿毒,小儿胎毒,及药物、食物中毒等。白芍味酸,得木之气最纯;甘草味甘,得土之气最厚。两药配伍而用,有酸甘化阴、甲己化土之妙,共奏缓肝和脾、敛阴养血、缓急镇痛之功效。

【临证应用】　用于胃脘疼痛等症,证属胃气不降,腑气不行,中焦郁结型者(见于胃、肠道痉挛性疾病等)。《医门八法》之"白芍甘草汤",白芍用量3倍于甘草,用治胃气痛,证属阴虚血燥,肝气妄动,木克土者。其痛在脐腹以上,胸膈之间,时作时愈,愈则安然无恙,偶有拂逆,则复作。

【常用剂量】　白芍15～30克,甘草6～10克。

【服用方法】　水煎分服。

【注意事项】　凡阳衰虚寒之、湿盛胀满及水肿者,皆不宜使用。白芍反藜芦,甘草不宜与大戟、芫花、甘遂、海藻合用。

八、桃仁　苦杏仁

【药对功效】　桃仁、苦杏仁为临证常用的活血散瘀、润肠通便对药。

1. 桃仁　为蔷薇科落叶小乔木桃或山桃的种仁。性平,味苦、甘。归心、肝、大肠经。具有活血祛瘀,润肠通便,止咳平喘的功效。

2. 苦杏仁　为蔷薇科植物山杏、西伯利亚杏、东北杏或杏的成熟种子。性微温,味苦,有小毒。归肺、大肠经。具有止咳平喘,润肠通便的功效。

【药对来源】　桃仁、苦杏仁伍用,见于《圣济总录》之"双仁丸"。

【配伍效用】　桃仁善泄血滞,祛瘀力强,为用治多种瘀血阻滞病证的常用之品。主治多种血瘀证,如经闭、痛经、产后瘀滞腹痛、癥积及跌打损伤等,肠燥便秘,肺痈,肠痈,咳嗽气喘等症。苦杏仁入于肺经,味苦降泄,肃降兼宣发肺气而能止咳平喘,为用治咳喘之要药。主治外感咳嗽喘满,肠燥便秘等症。桃仁与苦杏仁合用,属气血相伍之列。其一,桃仁、苦杏仁皆为果仁之类,脂质丰富,具有润肠通便作用,且苦杏仁治在上,桃仁治在下,有承上启下之妙,润肠通便之力增强,常用于肺气郁闭、肠中失濡所致之便秘难解之证;其二,苦杏仁入肺平喘,人皆知之,桃仁具此功者,人多不知晓也,在《名医别录》中,早有"止咳逆上气"的记述。此外,苦杏仁入气而行气散结,桃仁入血而活血行瘀,两药相配为伍,参合而用,一气一血,一上一下,其功益彰,承上启下,气行血动,瘀血乃行,共奏利气化瘀、消肿镇痛之功效。

【临证应用】　用于胃脘疼痛等症,证属气滞血瘀型者(见于消化性溃疡等)。近代名中医章次公先生用该药对用治胃脘痛、溃疡病胃脘痛确有效验,可促进溃疡病灶的修复,镇痛功效亦较好,胃脘痛、溃疡痛已久,且伴有瘀血者尤为适宜。其中苦杏仁用量宜较大,随证可用12～30克。

【常用剂量】　桃仁6～12克,苦杏仁6～10克。

【服用方法】　水煎分服,宜捣碎用,或入丸、散剂。

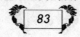

【注意事项】 该药对有较强的润肠通便作用,凡阴虚咳喘及大便溏泄者,皆忌用。孕妇及婴儿,慎用。

九、延胡索 乌药

【药对功效】 延胡索、乌药为临证常用的行气活血、调经镇痛对药。延胡索功效详见第62页,乌药功效详见第57页。

【药对来源】 延胡索、乌药伍用,见于《济阴纲目》之"加味乌药汤"。

【配伍效用】 乌药通上走脾、肺,顺气降逆,散寒镇痛,向下达于肾与膀胱,以温下元,调下焦冷气。主治寒凝气滞所致之胸腹诸痛证;尿频,遗尿等症。延胡索既走心包、肝经血分,又入肺、脾气分,能行血中之气,又能行气中之血。功专活血化瘀,行气镇痛。主治胸痹心痛,脘腹疼痛,腰痛,疝气痛,痛经,经闭,癥瘕,产后瘀滞腹痛,跌打损伤等症。乌药以行散为主,专走气分,擅长顺气散寒。延胡索功专活血化瘀、理气镇痛,善治一身上下诸痛。两药相配为伍,参合而用,一气一血,气血兼顾,乌药理气以助延胡索之活血,延胡索活血以助乌药之理气,可起到气血并治、协同为用的功效,使行气活血、调经镇痛之力倍增。

【临证应用】 用于心腹胀满、疼痛,午后腹胀等症,证属气滞血瘀型者(见于胃、十二指肠溃疡等)。

1. 清代名中医王清任在《医林改错》中取香附、延胡索配伍当归、赤芍、川芎、桃仁、红花、五灵脂、枳壳等同用,方如"膈下逐瘀汤",具有活血祛瘀,行气镇痛的功效。以用治膈下瘀血,形成积块;或小儿痞块;或肚腹疼痛,痛处不移,或卧则腹坠等症。

2. 两药相伍,配以薤白、瓜蒌共用,具有辛散温通、散寒镇痛的功效,以用治寒凝气滞所致之胸腹诸痛证。

3. 延胡索、乌药配伍党参、五灵脂、炙香附、广木香、丹参、炙甘草合用,具有健脾理气、活血镇痛的功效,以用治消化性溃疡等而诱发的胃脘部疼痛。

【常用剂量】　延胡索 3～10 克，多醋制后用；乌药 3～10 克。

【服用方法】　水煎分服。

【注意事项】　凡产后血虚，或经血枯少不利，气虚作痛者，皆非所宜。

第八节　补益类药对

一、白芍　附子

【药对功效】　白芍、附子为临证常用的散寒镇痛、温阳通痹药对。

1. 白芍　详见第二章第四节第 32 页。

2. 附子　为毛莨科植物乌头（栽培品）的侧根（子根）。性大热，味辛、甘，有毒。归心、肾、脾经。具有回阳救逆，补火助的功效。

【药对来源】　白芍、附子伍用，见于《伤寒论》之"通脉四逆汤"。

【配伍效用】　白芍入于血分，性柔润而主静，具有补虚和营，缓急镇痛之作用。主治小便不利，水肿胀满，痰饮咳逆、呕吐，脾虚食少、泄泻，心悸不安，失眠健忘，遗精白浊等症。附子入于气分，性刚燥而善行，走而不守，通行十二经络，外达皮毛而除表寒，里达下元而温痼冷，故三焦经络、诸脏诸腑之真寒皆可用治。主治亡阳欲脱，肢冷脉微，阳痿宫冷，心腹冷痛，虚寒吐泻久痢，阴寒水肿，阳虚外感，风寒湿痹，阴疽疮疡等症。两药伍用，气血相配，一走一守，一燥一润，寒热相宜，刚柔相济，温而不燥，相反相成。附子温肾中真阳，助长脏腑之气血，白芍滋养阴血，以助生阳之源。故两药相须相使，温阳配阴、养阴配阳，共奏温阳散寒、通痹镇痛之功效。

【临证应用】　用于脘腹冷痛等症，证属寒凝心脉型者（见于消化性溃疡等)。《卫生宝鉴》将该两药配以吴茱萸、肉桂、炙甘草等同用,以用治脾阳不振、阴寒内盛之脘腹冷痛等。

【常用剂量】 附子6~10克,白芍10~15克。

【服用方法】 水煎分服。

【注意事项】 附子有毒,用量不能过大,用量若超过15克,宜先煎1小时为宜。白芍中含苯甲酸,大量服用可增加肝脏的解毒负担,故对肝功能不良者,不宜长期大量服用;孕妇忌用。

二、白术　附子

【药对功效】 白术、附子为临证常用的温阳镇痛、散寒燥湿药对。

1. 白术 为菊科植物白术的根茎。性温,味甘、苦。归脾、胃经。具有健脾益气,燥湿利尿,止汗,安胎的功效。为菊科植物白术的根茎。性温,味甘、苦。入脾、胃经。具有健脾益气,燥湿利尿,止汗,安胎的功效,炒用可增强补气健脾止泻作用。

2. 附子 详见第二章第八节第85页。

【药对来源】 白术、附子伍用,见于《伤寒论》之"白术附子汤"。

【配伍效用】 白术甘温益脾,被前人誉为"脾脏补气健脾第一要药"。主治脾胃气虚,食少腹胀,大便溏薄,肢软神疲,痰饮,水肿,小便不利,湿痹酸痛,气虚自汗,气虚胎动不安等症。附子辛甘大热,擅长温散,既能温肾暖脾,又能散寒除湿。主治亡阳欲脱,肢冷脉微,阳痿宫冷,心腹冷痛,虚寒吐泻久痢,阴寒水肿,阳虚外感,风寒湿痹,阴疽疮疡等症。两药相配伍用,附子补肾助阳,暖其水脏,补火生土,白术温湿,运其土脏,两药合用,使温阳散寒,祛湿之力增强,从而达到脾肾兼治之目的。此外,两药伍用,附子温经散寒,白术健脾燥湿,可共奏祛寒湿、通经络、润肠燥之功效。因此,附子配以白术,既温补阳气,又益气运湿,使湿除津布,燥湿而生津液。

【临证应用】　用于如胁肋疼痛等症,证属络脉闭阻型者(见于十二指肠溃疡等)。

1. 该药对配伍茯苓、生姜、大枣同用,可用治阳虚寒湿之腹胀便溏,肠鸣泄泻或自汗等症。

2. 临床上该药对剂量调配的变化,取决于所治病证的不同。若是用治阳虚痹证,附子与白术用量的比例关系是5∶4或5∶3,说明用治重在温阳散寒,兼顾益气,才有利于温补阳气;若用治阳虚寒湿证,则附子与白术用量基本相等,即附子10克,白术12克。

【常用剂量】　白术6～12克,附子6～10克。

【服用方法】　水煎分服,或入丸、散剂。

【注意事项】　附子有毒,用量不能过大;白术燥湿伤阴,凡阴虚烦渴,气滞胀满者,皆慎用。

三、白术　炙甘草

【药对功效】　白术、炙甘草为临证常用的补中益气、缓急镇痛药对。

1. 白术　详见第二章第八节第86页。

2. 炙甘草　为豆科植物甘草、胀果甘草或光果甘草的根及根茎。性平,味甘。入心、肺、脾、胃经。生者入药,具有泻火解毒,润肺祛痰止咳,益气补中,缓急镇痛,缓和药性的功效。蜜炙药性微温,并可增强补益心脾之气和润肺止咳作用。

【药对来源】　白术、炙甘草伍用,见于《伤寒论》之"茯苓桂枝白术甘草汤"。

【配伍效用】　白术既能健脾燥湿,又有止泻之功,白术苦泻甘平,甘草味甘性平,两药配伍得中和之性,故有调补脾胃,缓急之功。甘草炙用,温而补虚缓急。两药相配合用,炙甘草补中能促进白术健脾作用的发挥,并能缓和其温燥之性;白术健脾能助甘草补中益气之力,两药协同增效,又能补土以制水,共奏健脾和中、缓急

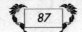

镇痛之功效。故白术、炙甘草配伍而用,相须相使,相辅相成,共奏健脾燥湿、补中益气之功效。

【临证应用】 用于面色萎黄,语声低微,气短乏力,食少便溏,舌淡苔白,脉象虚弱等症,证属脾胃虚弱型者;或用于腹中拘急作痛等症,证属肝脾不调型者(见于胃及十二指肠溃疡等)。

1. 如素体脾胃虚弱,胃脘部剧烈疼痛者,可以该药对水煎频服。

2.《太平惠民和剂局方》之"四君子汤",即为该药对配加人参、茯苓,以用于脾胃气虚证。

3. 该药对配伍茯苓、桂枝,以用治脾虚水停诸证。

【常用剂量】 白术 6～12 克,炙甘草 3～9 克。

【服用方法】 水煎分服。

【注意事项】 凡湿盛中满腹胀,水肿,阴虚内热,胃阴不足,阴津损者,皆不宜使用。甘草反海藻、大戟、甘遂、芫花。

四、百合 乌药

【药对功效】 百合、乌药为临证常用的养阴生津、行气镇痛药对。

1. 百合 为百合科植物百合、细叶百合、麝香百合及其同属多种植物鳞茎的鳞叶。性平,味甘、微苦。归心、肺经。具有润肺止咳,清心安神的功效。

2. 乌药 详见第二章第四节第 57 页。

【药对来源】 百合、乌药伍用,见于《时方歌括》之"百合汤"。

【配伍效用】 百合用于咳嗽;温热病后,余热未尽,阴虚阳扰,神志恍惚,坐卧不宁,莫名所苦;气阴不足,便秘,溲热;目赤肿痛、跌仆闪挫、痈肿、湿疮等症。乌药主治寒凝气滞所致之胸腹诸痛证;尿频、遗尿等症。两药相配为伍,合参而用,辛甘化阳,具有健脾理气,温中镇痛之功效。胃为水谷之海,主受纳,喜润而恶燥。

百合味甘,补中益气,善降泄肺胃郁气,消腹胀,实为养胃之要药。乌药辛温香窜,能顺气降逆,散寒镇痛,善疏解胸腹之气滞。故两药常相须为用,百合得乌药辛温之性,可使甘润而不呆滞;乌药得百合甘润,使其香窜行气而不伤阴,共奏养胃安中、理气镇痛、调理中焦气机之功效。

【临证应用】　用于胃脘疼痛等症,证属气滞阴虚型者(见于胃、十二指肠球部溃疡等)。

1. 该药对配伍丹参、檀香、草豆蔻、高良姜、香附、川楝子等同用,可用治溃疡所致之长期胃痛,证属虚实并见,寒热夹杂,气血皆病等。

2. 有报道认为,可根据病情调整百合与乌药比例,曾用百合12克,乌药15克,对消除脘腹胀满等症,疗效甚佳。

3. 百合、乌药配伍川楝子、荔枝核共用,名曰"百合荔楝乌药汤",可用治胃脘痛、腹胀、恶心、吞酸、食少纳呆等症,证属阴虚气滞型者。

【常用剂量】　百合 10～30 克,乌药 6～10 克。

【服用方法】　水煎分服。

【注意事项】　百合寒润,凡风寒咳嗽或中寒便溏者,皆忌用。

五、炒白术　炒山药

【药对功效】　炒白术、炒山药为临证常用的益气健脾、养阴补肾药对。

1. 炒白术　为菊科植物白术的根茎。性温,味甘、苦。入脾、胃经。具有健脾益气,燥湿利尿,止汗,安胎的功效,炒用可增强补气健脾止泻作用。

2. 炒山药　为薯蓣科多年生蔓生草本植物薯蓣的块根。性平,味甘。归脾、肺、肾经。具有补脾养胃,生津益肺,补肾涩精的功效。炒用可增强补脾止泻作用。

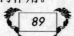

【药对来源】 炒白术、炒山药伍用,见于《太平惠民和剂局方》之"参苓白术散"。

【配伍效用】 白术补中益气,燥湿利水。主治脾胃气虚,食少腹胀,大便溏薄,肢软神疲,痰饮,水肿,小便不利,湿痹酸痛,气虚自汗,气虚胎动不安等症。山药善补气阴,尤其善补脾气、益肺肾之阴,且有固精止泻的作用。主治脾胃虚弱证,肺肾虚弱证及阴虚内热的消渴证等。两药相配为伍,参合而用,一燥一湿,相反相成,燥利而不伤阴,润固而不留湿,相须为用,共奏补脾益气、燥湿利水、固带止泻之功效。

【临证应用】 用于食少体弱,大便溏泄,舌淡苔白,脉缓或濡弱等症,证属脾胃虚弱型者(见于消化性溃疡等)。该药对伍以附子、肉桂、人参、黄芪等同用,可用治脾肾虚寒,脘腹冷痛,肢厥不温等症。

【常用剂量】 炒白术 9～15 克,炒山药 9～30 克。

【服用方法】 水煎分服,或研末入丸、散剂吞服。

【注意事项】 脾虚水肿者,忌用。

六、附子　肉桂

【药对功效】 附子、肉桂为临证常用的温肾助阳、散寒镇痛药对。附子功效详见第 85 页,肉桂功效详见第 25 页。

【药对来源】 附子、肉桂伍用,见于《金匮要略》之"肾气丸"。

【配伍效用】 附子、肉桂皆属辛温大热之品。然附子辛热燥烈,走而不守,为通行十二经的纯阳之品,能升能降,且入气分,回阳救逆。主治亡阳欲脱,肢冷脉微,阳痿宫冷,心腹冷痛,虚寒吐泻久痢,阴寒水肿,阳虚外感,风寒湿痹,阴疽疮疡等症。肉桂味甘性热,浑厚降着,能走能守,偏暖下焦而温肾阳,且入于血分,引火归原以摄无根之火。主治肾阳不足,命门火衰之畏寒肢冷、腰膝酸软、阳痿遗精、小便不利或频数、气短喘促、水肿尿少、戴阳、格阳及上热下寒证,脾肾虚寒之脘腹冷痛、食减便溏,肾虚腰痛,寒湿痹痛,寒疝疼痛,宫冷不孕,痛经经闭,产后瘀滞腹痛,阴疽流注,或虚寒痈疡脓成不溃,或溃后不敛等症。两药相配为伍,参合而用,气血相合,共奏温肾助阳,散寒镇痛之功效。故两药相配伍用,相须相助,可使温肾助阳之力倍增。

【临证应用】　用于寒冷腹痛等症,证属脾阳不振型者(见于胃、十二指肠溃疡等)。附子、肉桂合"理中丸"同用,可用治脾胃虚寒,腹部冷痛,呕吐泻泄等症。

【常用剂量】　附子6~10克,肉桂2~5克。

【服用方法】　水煎分服。

【注意事项】　附子有毒,宜先煎,久煎;肉桂宜后入,恶生姜、石脂。

七、甘草　干姜

【药对功效】　甘草、干姜为临证常用的温阳益气药对。甘草功效详见第16页,干姜功效详见第46页。

【药对来源】　甘草、干姜伍用,见于《伤寒论》之"甘草干姜汤"。

【配伍效用】　甘草能守中复阳,补中益气,能通行十二经脉经气,以补益五脏六腑及气血营卫。主治倦怠食少,肌瘦面黄,心悸气短,腹痛便溏,四肢挛急疼痛,脏躁,咳嗽气喘,咽喉肿痛,痈疮肿毒,小儿胎毒,及药物、食物中毒等。干姜温中散寒,温肺化痰,既能温上焦心肺,又能温中焦脾胃,更能温暖下焦诸脏腑之阳,偏治里寒,用于脘腹冷痛,呕吐泄泻之脾胃寒证;寒饮伏肺,形寒肢冷,痰多清稀之咳嗽气喘;阳衰阴盛,四肢厥逆,下利清谷,脉微欲绝之亡阳证。两药相配为伍,参合而用,一补脾胃之虚,一复中焦之阳,使中阳得运,统摄有权,益气之中有温阳,温阳之中有益气,阳得气则补,气得阳则化,共奏回中焦阳气,温肺益阳之功效。故甘草、干姜相须为用,共奏温阳散寒、补中益气之功效。

【临证应用】 用于胃脘寒痛,吐酸,脘腹胀满等症,证属虚寒型者(见于胃及十二指肠溃疡等)。

1. 该药对若配加陈皮、生姜、蔗糖同用,可用治消化性溃疡及胃脘疼痛等症。

2. 临床上该药对剂量调配的变化,取决于所治病证的不同。若是用治虚寒肺痿证或脾胃虚寒证,干姜与甘草用量的比例关系是1:2,方如"甘草干姜汤";若用治寒饮郁肺证,两药用量比例是1:1,方如"小青龙汤""半夏泻心汤"等;若用治阳气大虚证,干姜与甘草用量比例是1.5:2,方如"四逆汤""茯苓四逆汤"等。

【常用剂量】 甘草3~9克,干姜6~10克。

【服用方法】 水煎分服。

【注意事项】 不宜与京大戟、芫花、甘遂、海藻伍用。

八、党参 茯苓

【药对功效】 党参、茯苓为临证常用的益气健脾、燥湿安神药对。

1. 党参 为桔梗科多年生草本植物党参及同属多种植物的根。性平,味甘。归脾、肺经。具有补脾肺气,补血,生津的功效。

2. 茯苓 详见第二章第三节第29页。

【药对来源】 党参、茯苓伍用,见于《不知医必要》之"参芪白术汤"。

【配伍效用】 党参补中益气,生津养血。主治脾胃虚弱,食少便溏,四肢乏力,肺虚喘咳,气短自汗,气血两亏诸证。茯苓味甘、淡,性平,以利水渗湿为主,并有健脾助运之功效。主治小便不利,水肿胀满,痰饮咳逆、呕吐、脾虚食少、泄泻,心悸不安,失眠健忘,遗精白浊等症。两药相配为伍,参合而用,增强了健脾益气之功效。党参补中气,作用平和,脾胃为中焦,主运化,为后天之本。党参偏于补中焦脾胃之气,可助中州运化水湿,配甘淡之茯苓,不仅助党参补脾,且渗湿作用又照顾了脾喜燥而恶湿的生理特点,淡渗利湿而不伤正,又可防党参壅滞之弊,具有补而不壅、补中寓利,相得益彰之妙。故党参与茯苓相须相使,其健脾祛湿之力尤强。

【临证应用】 用于脾虚湿困,头身困重,晨起精神欠佳,面色萎黄、精神疲惫、四肢倦怠,食欲减退等突出,并多伴有脘腹胀闷、功能性消化不良、大便溏薄等症,证属脾胃气虚型者(见于胃溃疡、十二指肠溃疡等)。该药对配伍山药(炒)、薏苡仁(炒)、甘草(蜜炙)、白术等同用,可用治脾虚湿困,食欲缺乏,脘腹胀闷,神疲乏力,面色萎黄,舌淡嫩,苔白腻,脉虚缓等症。

【常用剂量】 党参 10~30 克,茯苓 10~15 克。

【服用方法】 水煎分服。

【注意事项】 党参大剂量应用,可用 4 倍党参代替人参。

九、党参 丹参

【药对功效】 党参、丹参为临证常用的养心和血药对。党参功效详见第 92 页,丹参功效详见第 27 页。

【药对来源】 党参、丹参伍用,见于《摄生秘剖》之"天王补心丹"。

【配伍效用】 党参入于气分,补中益气,生津养血。主治脾胃虚弱,食少便溏,四肢乏力,肺虚喘咳,气短自汗,气血两亏诸证。丹参味苦性寒,入于血分,活血祛瘀,凉血消痈,养血安神。主治妇女月经不调,痛经,经闭,产后瘀滞腹痛,心腹疼痛,癥瘕积聚,热痹肿痛,跌打损伤,热入营血,烦躁不安,心烦失眠,痈疮肿毒等症。两药相配伍用,气血和调,补气生血,兼可去瘀血久羁之热。丹参苦能降泄,微寒清热,专行血分,擅长清心凉肝,又能行血而散血中之瘀,祛瘀通经,清心除烦。气能生血,气能行血,气血相生循环不息,丹参得党参之助,祛瘀之力倍增,且可助心血生成。丹参与党参配伍而用,补气、行血、凉血、祛瘀,使瘀血得除,新血得生。除瘀则血脉畅通,补气则神气渐旺。故党参与丹参相须为用,祛瘀和血之功益彰。

【临证应用】 用于心烦不寐,胃脘疼痛等症,证属气虚血热型者(见于消化性溃疡等)。该药对配伍苦参、北沙参、玄参同用,可用治虚热腹胀,表现为瘀热内结腹胀,功能性消化不良等症。

【常用剂量】 党参 10～30 克,丹参 5～15 克。

【服用方法】 水煎分服。

【注意事项】 党参、丹参皆反藜芦。丹参酒炒可增强活血之力。

十、茯苓 白术

【药对功效】 茯苓、白术为临证常用的健脾渗湿、利水消饮药对。茯苓功效详见第 29 页,白术功效详见第 86 页。

【药对来源】 茯苓、白术伍用,见于《伤寒论》之"茯苓桂枝白术甘草汤"。

【配伍效用】 茯苓具有健脾渗湿的作用,又能宁心,可补可利。主治小便不利,水肿胀满,痰饮咳逆、呕吐,脾虚食少、泄泻,心悸不安,失眠健忘,遗精白浊等症。白术甘温补中,健脾燥湿,益气固表,和中消导。主治脾胃气虚,食少腹胀,大便溏薄,肢软神疲,痰饮,水肿,小便不利,湿痹酸痛,气虚自汗,气虚胎动不安等症。两药相配伍用,白术健脾燥湿,茯苓淡渗利水。一补一渗,湿有去路,则脾运自健、水湿自除。白术、茯苓皆可健脾。脾主健运,主升清,脾气旺,则中洲运化之功尤健,且白术益气力强,茯苓渗湿力著,两药相须为用,互相促进,功效显著。

【临证应用】 用于脾虚诸证,表现为食少纳呆,胃脘满闷,便溏泄泻等症,证属脾失健运而致水湿内停型者(见于消化性溃疡等)。

1. 该药对配伍人参、甘草同用,即为"四君子汤",可用治脾胃虚弱证,表现为倦怠乏力,食少等症。

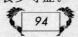

2. 临床上该药对剂量调配的变化,取决于所治病证的不同。若用治中虚水气证,白术与茯苓用量比例关系是 1∶2,方如"苓桂术甘汤";若用治水气热证,白术与茯苓用量比例关系是 1∶1,方如"五苓散"。

【常用剂量】　茯苓 10～15 克,白术 5～15 克。

【服用方法】　水煎分服。

【注意事项】　白术健脾补气宜炒用,燥湿利水宜生用。

第九节　止咳、化痰、平喘类药对

一、半夏　陈皮

【药对功效】　半夏、陈皮为临证常用的燥湿化痰、健脾和胃药对。半夏功效详见第 19 页,陈皮功效详见第 42 页。

【药对来源】　半夏、陈皮伍用,见于《太平惠民和剂局方》之"橘皮半夏汤"。

【配伍效用】　半夏与陈皮,性味皆属辛温,善入脾经,有燥湿化痰的的共同作用。半夏辛温而燥,入肺、脾、胃三经,辛开散结,能走能散,化痰消痞,为燥湿化痰、温化寒痰之要药,尤善用治脏腑之湿痰;既能燥湿化痰,又能降逆止呕、散结消痞。主治咳喘痰多,呕吐反胃,胸脘痞满,头痛眩晕,夜卧不安,瘿瘤痰核,痈疽肿毒等症。陈皮辛散苦降,性温,芳香醒脾,能行能降,燥而不烈,入脾、肺二经。擅长理气,健脾燥湿,调中快膈,降逆止呕,又善行肺经气滞,用治咳嗽,以疗湿痰、寒痰咳嗽,常作为主要药物使用。主治脾胃气滞湿阻,胸膈满闷,脘腹胀痛,不思饮食,呕吐哕逆,湿痰咳嗽,寒痰咳嗽,乳痈初起等症。两药相配为伍,参合而用,半夏得陈皮之助,则气顺而痰自消,增强化痰燥湿之力;陈皮得半夏之助,则痰除而气自下,理气和胃之功更著。两药配伍相合,同气相求,相须为用,相互促进,散降有序,使脾气运而痰自化,气机畅则痞自除,胃和降则呕自止。共奏燥湿化痰、健脾和胃、理气止呕之功效。

【临证应用】 用于痰湿诸证,如胸闷恶心,脘腹胀满,呕吐,苔腻脉滑等症,证属脾胃不和,痰湿内停,胃失和降型者(见于消化性溃疡等消化系统疾病)。

1. 对于脾胃不和,胃气上逆之恶心、呕吐、反胃、呃逆、胸闷、上腹部胀满等症,两药合用又擅长理气和胃降逆,具有较好的疗效。随证加味可用于多种原因所致之胃气上逆:若外感寒湿所致者,可配伍藿香、紫苏叶、白芷、厚朴等同用,方如"藿香正气散";若痰湿内阻者,可配伍茯苓、甘草共用,方如"二陈汤";若内伤食积者,可配伍麦芽、神曲、莱菔子等合用,方如"保和丸";若脾虚湿阻者,可配加"四君子汤"而成"六君子汤",以用治;若肺胃虚弱,寒痰停积者,可配加生姜同用,方如《太平惠民和剂局方》之"橘皮半夏汤"。

2.《太平惠民和剂局方》之"橘皮半夏汤":陈皮(去白)、半夏(煮)各七两,上二件,判为粗散。每服三钱,生姜十片,水二盏,煎至一中盏,去滓温服,不拘时候。留二服滓并作一服,再煎服。治肺胃虚弱,好食酸冷,寒痰停积,呕逆恶心,涎唾稠黏,或积吐,粥药不下,手足逆冷,目眩身重;又治伤寒时气,欲吐不吐,欲呕不呕,昏聩闷乱,或饮酒过多,中寒停饮,喉中涎声,干哕不止。

3. 含该药对的古方还有很多,如《丹溪心法》之"保和丸"、《三因极一病证方论》之"温胆汤"、《症因脉治》之"香芎二陈汤"、《小儿药证直诀》之"异功散"、《太平圣惠方》之"半夏散"、《济生方》之"导痰汤"等。对因痰而致的各种病证,可视兼、夹证的不同,酌情加减应用。

【常用剂量】 陈皮3~9克,半夏3~9克。

【服用方法】 水煎分服。

【注意事项】 该药对性温燥,故凡热痰、燥痰之证及妊娠期,皆不宜使用。陈皮的单体成分如橙皮苷、甲基查耳酮、陈皮油等有一定的毒性。陈皮油乳剂胆管给药后,个别患者可出现腹痛、呕吐、发热等不良反应。

二、麦冬 半夏

【药对功效】 麦冬、半夏为临证常用的养胃清肺、化痰降逆药对。麦冬功效详见第74页,半夏功效详见第19页。

【药对来源】 麦冬、半夏伍用,见于《伤寒论》之"麦门冬汤"。

【配伍效用】 麦冬甘寒而滋阴。能养阴益胃,润肺清心,滋而不腻。主治肺燥干咳,肺痛,阴虚劳嗽,津伤口渴,消渴,心烦失眠,咽喉疼痛,肠燥便秘,血热吐衄等症。半夏辛开散结,能走能散,化痰消痞,为用治燥湿化痰,温化寒痰之要药,尤善治脏腑之湿痰;既能燥湿化痰,又能降逆止呕、散结消痞。主治咳喘痰多,呕吐反胃,胸脘痞满,头痛眩晕,夜卧不安,瘿瘤痰核,痈疽肿毒等症。麦冬擅长滋燥泽枯,有清肺胃虚热,滋肺胃之阴之功;半夏味辛性温有毒,有降逆止呕、消痞散结之力,为燥湿化痰之要药。两药相配为伍,一燥一润,相使为用。使之润而不燥,养阴生津而不滞腻,燥湿化痰不伤津,降逆和胃而不伤津,相互制约,相互促进,相辅相成,共奏养胃清肺、化痰降逆之功效。再者,两药伍用,互制其短,减轻了两药的不良反应。半夏虽辛而燥,配麦冬则温燥之性减而降逆之用仍存,麦冬甘寒而滋,配半夏则麦冬滋阴生津而不腻滞,有百利而无一弊。

【临证应用】 用于呕吐反复发作,或时干呕、恶心、口燥咽干、饥不思食、胃脘嘈杂、呃逆、舌红少苔、脉细数等症,证属胃阴亏损型者(见于消化性溃疡等)。

1. 半夏配伍麦冬同用,擅长滋阴,清降虚火逆气,凡津枯火逆之证,皆可应用。

2. 凡呕吐呃逆,热病后期,余热未清,气津两伤,胃气不和,或胃阴不足,气逆反胃之呕吐、呃逆之症,皆可选用该药对,并根据病症之不同,酌配其他药物。如热病伤阴,胃气不和,呕吐呃逆,口渴,身倦乏力等症,伍加竹叶、石膏、人参等同用,方如《伤寒论》之"竹叶石膏汤":竹叶、生石膏、半夏、麦冬、人参、甘草、粳米。

3. 凡气阴两虚,呕哕吐食,烦热等症者,可与陈皮、茯苓、枇杷叶相伍,方如《太平圣惠方》之"麦门冬散":麦冬、半夏、陈皮、茯苓、甘草、枇杷叶、人参、生姜、大枣。

【常用剂量】 麦冬6～12克,半夏3～9克。

【服用方法】 水煎分服。

【注意事项】 妊娠期慎用。半夏与乌头相反。

第十节 固涩、散结及其他类药对

一、茯苓 益智仁

【药对功效】 茯苓、益智仁是临证常用的温脾散寒、健脾止泻药对。

1. 茯苓 详见第二章第29页。

2. 益智仁 为姜科多年生草本植物益智的干燥成熟果实。性温,味辛。归肾、脾经。具有暖肾固精缩尿,温脾止泻摄唾的功效。

【药对来源】 茯苓、益智仁伍用,见于《审要袖珍小儿方论》之"益智仁仁粥"。

【配伍效用】 茯苓、益智仁是临证常用的温补脾肾、健脾止泻药对。茯苓可利水渗湿,健脾和中,宁心安神。益智仁可辛开温通,上走脾肺,顺气降逆、散寒镇痛,向下达于肾与膀胱,以温下元,调下焦冷气;既能通理上下诸气,又行气镇痛,还能温肾逐寒而缩小便。茯苓甘则能补,淡则能渗,为补利兼优之品,上行入肺清其化源而后降。益智仁气香性温,固肾培元,能摄涎唾。两药相配为伍,参合而用,一利一涩,相得益彰,功效倍增,促进了脾胃的健运功能而达到止泻之功效。

【临证应用】　用于胃痛、畏寒、食欲缺乏、全身乏力等症，证属脾胃虚寒型者(见于胃溃疡等)。

1. 治脾胃虚寒之胃痛，该药对可伍加炙黄芪、桂枝、白芍、制附子、干姜、白术、茯苓、陈皮、木香等同用，以温中散寒，健脾和胃。

2. 治脾胃虚寒之腹痛，该药对可配伍桂枝、芍药、饴糖、蜀椒、干姜、人参等共用，以温中补虚，降逆镇痛。

【常用剂量】　茯苓 10～15 克，益智仁 3～6 克。

【服用方法】　水煎分服。

【注意事项】　凡阴虚火旺或因热而患遗滑崩带者，皆忌用。

二、海浮石　瓦楞子

【药对功效】　海浮石、瓦楞子是临证常用的软坚化石、消瘀镇痛药对。

1. 海浮石　为胞孔科动物脊突苔虫、瘤苔虫的干燥骨骼；或火山喷出的岩浆凝固形成的多孔状石块。性寒，味咸。入肺经。具有清肺化痰，软坚散结的功效。

2. 瓦楞子　详见第二章第五节第 72 页。

【药对来源】　海浮石、瓦楞子伍用，见于《类证治裁》之"化积丸"。

【配伍效用】　海浮石寒能降火，咸以软坚，体轻上浮，专走上焦，既能清肺化痰，又能软坚散结；入于肺经，清痰热而疏通水之上源，故有散结消石、通利水道之功。瓦楞子善走血分，能破血结、消痰滞而软坚散结，镇痛、制酸。两药相配为伍，其味皆咸，均能软坚，相须为用，增加软坚散结之功效；且海浮石侧重于清肺化痰，瓦楞子侧重于制酸、消痰，使化痰时能清肺，消痰时能制酸，共奏消痰软坚散结、散瘀镇痛之功效。

【临证应用】　用于胃痛、反酸、情绪不稳、心烦易怒等症，证属

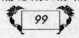

痰火郁结型者(见于胃、十二指肠溃疡等)。用治胃痛吐酸等症,该药对可配加黄连、吴茱萸等同用,以制酸镇痛。

【常用剂量】 海浮石 10～15 克,瓦楞子 10～30 克。

【服用方法】 水煎分服,打碎先煎。

【注意事项】 瓦楞子化痰软坚宜生用,制酸宜煅用。

第三章　慢性胃炎

慢性胃炎是胃黏膜在各种致病因素作用下所发生的慢性炎症性病变或萎缩性病变。目前对其命名和分类尚缺乏统一认识,一般分为慢性浅表性胃炎和慢性萎缩性胃炎,其中萎缩性胃炎又分为 A 型(胃体病变)和 B 型(胃窦病变),至于疣状胃炎、残胃炎等特殊类型也属慢性胃炎的范畴。慢性胃炎以上腹胀满或疼痛为主要症状的,属中医学"胃痞、胃痛"等范畴。中医学认为,本病的发生主要与饮食、情志因素、感受邪气、脾胃虚弱等有关。

1. 饮食因素　饮食不节、烈酒、辛辣之品等损伤脾胃,运化失职,湿浊内生、阻滞气机,或郁久化热、热伤胃膜,胃失和降致痞满。

2. 情志因素　恼怒伤肝、肝木横逆、胃气受扰,或忧思伤脾、脾失健运、胃失和降,乃作胃痞。

3. 感受邪气　饮食不节,邪(主要是湿邪、热邪)随口而入,侵犯脾胃,运化失职,纳降受碍,气机不畅,胃失和降而致痞满。

4. 脾胃虚弱　脾胃禀赋不足,或长期饮食不节,或年高体衰,脾胃虚弱,运化失司,无以运转气机、水湿,致气滞、湿阻、血瘀,胃失和降,故作痞满。

本病病位在胃,与肝、脾两脏关系密切。病变初起以湿热阻滞、气郁不畅为主,久则脾胃气阴受损,或脾气虚弱或胃阴损伤,进一步发展可因气不行血,或阴不荣络而致胃络血瘀。

第一节 解表泄热、清热解毒类药对

一、栀子 淡豆豉

【药对功效】 栀子、淡豆豉为临证常用的发汗解肌、清泄里热药对。

1. 栀子 详见第二章第一节第 20 页。

2. 淡豆豉 为豆科植物大豆的成熟种子经加工发酵而成。性凉,味苦、辛。归肺、胃经。具有疏散解表,宣郁除烦的功效。

【药对来源】 栀子、淡豆豉伍用,见于《伤寒论》之"栀子豉汤"。

【配伍效用】 栀子清心解郁,泻火除烦而偏于降泄,擅长用治心胸脘腹郁热。主治热病心烦,肝火目赤,头痛,湿热黄疸,淋证,吐血,衄血,血痢,尿血,口舌生疮,疮疡肿毒,扭伤肿痛等症。淡豆豉辛散透邪而偏于升发。栀子与淡豆豉伍用既可使邪热从下而泄,又可使邪热从外而散。淡豆豉还可兼制栀子苦寒清泻而不寒凝。此外,栀子清心热、除心烦,淡豆豉透散发越与栀子相用,入于上、中焦而泄热,擅长用治心胸热扰及阳明郁热证。栀子突出一个"清"字;淡豆豉侧重一个"解"字。两药相配为伍,参合而用,一清一解,清解合法,共奏发汗解肌,宣透表邪,清泄里热,解郁除烦之功效。

【临证应用】 用于身热微汗或无汗,胸脘痞满,烦躁口渴,舌偏红,苔黄白相兼,中心微黄而腻等症,证属温病邪入气分,湿热阻于胸膈型者(见于急慢性胃炎等)。

【常用剂量】 栀子 4.5～10 克,淡豆豉 6～10 克。

【服用方法】 水煎分服,外用生品适量,研末调敷。

【注意事项】 脾虚便溏者,不宜使用。

二、黄芩　黄连

【药对功效】　黄芩、黄连为临证常用的清上焦火热、燥湿解毒的药对。黄芩功效详见第二章第36页，黄连功效详见第18页。

【药对来源】　黄芩、黄连伍用，见于《伤寒论》之"葛根黄芩黄连汤"。

【配伍效用】　黄芩，其性清肃，所以除邪；味苦所以燥湿；阴寒所以胜热；体轻主浮，善清肺、大肠火热。黄连善理心脾之火，为泻心火、除湿热之佳品。其清热作用偏于中焦，能清心除烦，燥湿止痢。黄芩味苦性寒，擅长清肺、大肠火热，解热生之湿；黄连苦寒，善泻心、胃之火，清湿生之热，除湿散邪。两药相配为伍，同气相求，相须为用，协同增效，共奏清热燥湿、泻火解毒之功效。

【临证应用】　用于目赤肿痛，齿龈肿胀，牙齿疼痛，口舌生疮等症，证属上、中焦热盛型者（见于慢性萎缩性胃炎等）。

1. 治三焦热盛之证，表现为大热烦躁，口燥咽干，错语，不眠或热甚发斑，身热下痢，湿热黄疸等症，该药对配伍黄柏、栀子同用，方如《医学心悟》之"黄连解毒汤"，以泻火解毒。

2. 治湿热中阻，痞满呕吐等症，该药对配伍干姜、半夏等共用，方如《伤寒论》之"半复泻心汤"。

3. 黄芩、黄连配伍，其剂量的变化，取决定于所治病证之不同。若用治脾胃湿热之痞证，方如"半夏泻心汤""生姜泻心汤""甘草泻心汤"，其黄芩三两、黄连一两，用比例为 3：1；若治大肠热利，方如"葛根芩连汤"，黄芩黄连剂量为各三两，用量比例为 1：1；若用治心肾虚热，方如"黄连阿胶汤"，用黄芩二两、黄连四两，用药比例为 1：2。

【常用剂量】　黄芩 6～10 克，黄连 3～6 克。

【服用方法】　水煎分服，或入丸、散剂。外用，水煎洗。

【注意事项】　凡脾胃虚寒，少食便溏、血虚胎动者，皆禁用；心率缓慢者,慎用黄连。

三、黄芩 半夏

【药对功效】 黄芩、半夏为临证常用的清热泻火、和胃止呕、消痞散结药对。黄芩功效详见第36页,半夏功效详见第19页。

【药对来源】 黄芩、半夏伍用,出自《伤寒论》之"半夏泻心汤"。

【配伍效用】 黄芩,其性清肃,所以除邪;味苦所以燥湿;阴寒所以胜热;体轻主浮,善清肺、大肠火热。半夏性燥去湿,辛开散结,能走能散,化痰消痞,为燥湿化痰,温化寒痰之要药,尤善治脏腑之湿痰;既能燥湿化痰,又能降逆止呕、散结消痞。黄芩苦寒清热降火,半夏辛散降逆。两药相配为伍,参合而用,异气相使,相反相成,一寒一温,辛开苦降,以顺其阴阳之性而调和阴阳。半夏性温,黄芩性寒,黄芩清热受半夏制约而不寒凉,半夏受黄芩制约而不温燥,两药相互为用,共奏清热泻火,和胃止呕,消痞散结之功效。

【临证应用】 用于口苦、咽干、恶心、呕吐、反酸,胸膈痞满等症,证属邪居少阳或寒热互结型者(见于急慢性胃炎等)。

1. 治寒热互结之痞证,表现为胸膈痞满、但满不痛、或呕吐下利等症,该药对伍以黄连、干姜、人参、炙甘草、大枣同用,方如"半夏泻心汤"。

2. 治温邪留恋,痰热互结,脾胃升降失调所致之痞证,可与黄连、竹茹等伍用,或与"黄连温胆汤"加减使用。

3. 对于胆胃气逆证,表现为下利腹痛,身热口苦,恶心呕吐,纳少,舌红苔黄,脉沉弦等症,两药配加白芍、甘草、生姜、大枣共用,方如《金匮要略》之"黄芩加半夏生姜汤",以清热和中、降逆止呕。

【常用剂量】 黄芩6~10克,半夏6~10克。

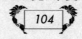

【服用方法】　水煎分服,或入丸、散剂。

【注意事项】　凡一切血证及孕妇,皆忌用。半夏反乌头。

四、甘草　蒲公英

【药对功效】　详见第二章第一节第16页。

【药对来源】　详见第二章第一节第16页。

【配伍效用】　详见第二章第一节第16页。

【临证应用】　用于胃脘疼痛、嘈杂反酸等症,证属寒热错杂型者(见于慢性胃炎等)。用治寒热错杂,胃脘疼痛、嘈杂反酸等症,该药对可与黄连、干姜伍用,方如"半夏泻心汤";对于湿热证明显者,该药对可酌情配伍黄连、半夏、藿香、佩兰、苍术同用。

【常用剂量】　甘草1.5~9克,蒲公英9~15克。

【服用方法】　水煎分服。

【注意事项】　凡实证中满腹胀、水肿者,皆忌用。蒲公英用量过大,可致缓泻。甘草不宜与大戟、芫花、甘遂合用,有助湿壅气之弊;湿盛胀满、水肿者不宜使用;大剂量久服可导致水钠潴留,引起水肿。《本草经集注》曰:"术、干漆、苦参为之使。恶远志。反大戟、芫花、甘遂、海藻四物。"

五、柴胡　薄荷

【药对功效】　柴胡、薄荷为临证常用的疏肝解郁、发散风热的药对。

1. 柴胡　详见第二章第四节第36页。

2. 薄荷　为唇形科植物薄荷的茎叶。性凉,味辛。归肺、肝经。具有疏散风热,清利头目,利咽透疹,兼疏肝的功效。

【药对来源】　柴胡、薄荷伍用,见于《太平惠民和剂局方》之"逍遥散"。

【配伍效用】　柴胡味薄气升,功善透表泄热,擅长疏解半表半

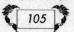

里之邪；又能疏肝解郁、宣畅气血、散结调经。主治外感发热，寒热往来，疟疾，肝郁胁痛乳胀，头痛头眩，月经不调，气虚下陷之直肠脱垂、子宫脱垂、胃下垂等。薄荷辛能发散，轻清芳香，辛凉行散，擅长表散风热，清利咽喉，功善祛风清热。另外，薄荷性浮而上升，为药中春升之令，故能解郁散气，可用治肝气郁滞。两药皆味辛性凉，同入心、肝二经，两药相配为伍，同气相求，相须为用，协同增效，共奏疏肝解郁、疏散风热之功效。

【临证应用】 用于寒热往来、胸胁苦满、口苦、咽干、目眩等症，证属邪在少阳型者(见于慢性胃炎等)。该药对配伍当归、白芍、白术(炒)、茯苓、生姜、甘草(炙)等同用，方如《太平惠民和剂局方》之"逍遥散"，以疏肝健脾，养血调经。若表现为肝脾血虚有热，遍身瘙痒，或口燥咽干，发热盗汗，食少嗜卧，小便涩滞，瘰疬流注等症，可在"逍遥散"基础上，再配加牡丹皮、栀子，而成"丹栀逍遥散"，以养血健脾，疏肝清热。

【常用剂量】 柴胡3～10克，薄荷6～10克。

【服用方法】 水煎分服，薄荷宜后下。

【注意事项】 凡肝阳上亢，肝风内动，阴虚火旺及气机上逆者，宜忌用或慎用。

六、焦栀子　竹茹

【药对功效】 焦栀子、竹茹为临证常用的清热泻火药对。

1. 焦栀子 又称为"山栀"，为茜草科常绿灌木植物栀子的成熟果实。性寒，味苦。归心、肝、肺、胃、三焦经。具有泻火除烦，清热利湿，凉血解毒，消肿镇痛的功效。炒黑止血，姜汁炒止烦呕。

2. 竹茹 详见第二章第四节第33页。

【药对来源】 焦栀子、竹茹伍用，见于《重订通俗伤寒论》之"聪耳达郁汤"。

【配伍效用】 焦栀子可泻火除烦，清热利湿，凉血解毒。焦栀

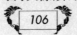

子既能走血分,以清血分之热,又能出于气分,以清气分之热,可使气血两清。竹茹甘而微寒,擅长清化痰热,除烦止呕。两药相配为伍,一清一降,相须为用,共奏凉血清热,清三焦郁火之功效。

【临证应用】 用于口苦,胃热噎膈,胃虚干呕,热呃咳逆,痰热恶心等症,证属肝胃郁热型者(见于胃炎等)。用治肝胃郁热之口苦,胃脘灼痛,胃热噎膈,胃虚干呕呕,烦躁易怒,舌红苔黄,脉弦或数等症,常取该药对配伍"化肝煎"加减(陈皮、青皮、白芍、牡丹皮、黄连、吴茱萸、黄芩等)而治。

【常用剂量】 焦栀子6～9克,竹茹6～12克。

【服用方法】 水煎分服。

【注意事项】 焦栀子苦寒伤胃,凡脾虚便溏、食少者,皆忌用。

七、蒲公英 败酱草

【药对功效】 蒲公英功效详见第16页,败酱草功效详见第17页。

【药对来源】 详见第二章第一节第17页。

【配伍效用】 详见第二章第一节第17页。

【临证应用】 用于腹痛、胃痛等症,证属毒热瘀滞型者(见于慢性胃炎等)。

【常用剂量】 蒲公英9～15克,败酱草6～15克。

【服用方法】 水煎分服。

【注意事项】 凡脾胃虚弱、气血不足者、无实热瘀滞者,皆忌用。

八、黄连 紫苏叶

【药对功效】 详见第二章第一节第18页。

【药对来源】 详见第二章第一节第18页。

【配伍效用】 详见第二章第一节第18页。

【临证应用】 用于胸闷不适,脘部胀满疼痛,恶心呕吐,嗳气吐酸等症,证属胃热气滞型者(见于急慢性胃炎等)。

1. 黄连配伍紫苏叶为用治胃热气逆呕恶之常用药对,《华佗神医秘传》取黄连、紫苏叶,水煎服,用治呃逆。《湿热病篇》载方"连苏饮",以用治湿热证,呕吐不止。

2. 该药对胃热气滞所致之胃痛尤为合拍。王行宽先生善用该药对配伍,以用治胃痛,并自拟"柴百连苏饮":紫苏叶、黄连、吴茱萸、百合、柴胡、白豆蔻、甘草,以用治慢性胃炎等,证属肝胃不和型者。验之临床,疗效令人非常满意。

【常用剂量】 黄连 3～6 克,紫苏叶 3～6 克。

【服用方法】 水煎分服,研末入丸、散剂服。

【注意事项】 凡气弱表虚,阴虚发热,胃虚呕恶,脾虚泄泻,五更肾泻者,皆慎用。

九、半夏　黄连

【药对功效】 半夏功效详见第 19 页,黄连功效详见第 18 页。

【药对来源】 详见第二章第一节第 19 页。

【配伍效用】 详见第二章第一节第 19 页。

【临证应用】 用于心下痞满、脘腹胀痛等症,证属痰热内扰、湿热内阻型者(见于慢性浅表性胃炎、慢性萎缩性胃炎、胆汁反流性胃炎等)。

1. 用于"痰热互结于心下胃脘部,按之则痛"之结胸证,该药对与瓜蒌伍用,医圣张仲景称之为"小陷胸汤",用以清热涤痰开结。临证加减,可用治胃脘疼痛(慢性胃炎)等。

2. 治急性胃炎、慢性胃炎等,证属寒热错杂、肠胃不和者,该药对常与黄芩、干姜、党参、甘草、大枣等配伍同用,医圣张仲景称之为"半夏泻心汤"。

3. 两药与其他药味配伍,还见于清·王孟英《霍乱论》之"蚕矢汤","金元四大家"李杲《脾胃论》之"升阳益胃汤"等方剂中,这些方剂都是临床用治痰热证、湿热证的常用方剂。

【常用剂量】　半夏3～9克,黄连2～5克。

【服用方法】　水煎分服。

【注意事项】　凡阴虚燥咳、津伤口渴、血证及燥痰者,皆禁用;凡脾虚泄泻、五更肾泻、孕妇,皆慎用。

十、黄连　佩兰

【药对功效】　黄连、佩兰为临证常用的清热利湿药对。黄连功效详见第18页,佩兰功效详见第71页。

【药对来源】　黄连、佩兰伍用,见于《备急千金要方》之治疗"狐惑病"方。

【配伍效用】　黄连擅长清中焦湿热,且善祛脾胃大肠湿热;可泻火解毒,尤善泻心经实火,又能清热燥湿,善疗疔毒,还可用治胃火炽盛,消谷善饥之消渴证。主治热病邪入心经之高热、烦躁、谵妄或热盛迫血妄行之吐衄,湿热胸痞,泄泻,痢疾,心火亢盛之心烦失眠,胃热呕吐或消谷善饥,肝火目赤肿痛,热毒疮疡,疔毒走黄,牙龈肿痛,口舌生疮,阴肿,痔血,湿疹,烫伤等症。佩兰气味芳香,可化湿和中,用治湿阻中焦之证,又能解暑,用治暑湿诸症。黄连苦寒清热燥湿,泻火解毒,上清心胃之热,下泄大肠之毒,苦味还可降下;佩兰气香辛平,既可芳香化湿,又可醒脾,助脾健运。两药相配为伍,相须为用,湿化则阳气通,热清则中焦畅,脾胃升降有序,则清中焦湿热之功益彰。

【临证应用】　用于身热不扬、呕吐恶心、胸脘痞闷,舌苔黄白相兼等症,证属湿阻中焦型者(见于慢性胃炎等)。热重以黄连为主,湿重以佩兰为要。由于中焦湿热而"胃不和则卧不安"导致的神经衰弱,多因外感湿热之邪,或饮食不节、过食肥甘酒酪之品酿成湿热内蕴脾胃所致,大多采用该药对用治。

【常用剂量】　黄连2～5克,佩兰6～10克。

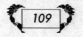

【服用方法】 水煎分服。

【注意事项】 凡脾胃虚寒、阴虚津伤者,皆忌用;孕妇慎用。

十一、藿香 茵陈

【药对功效】 藿香、茵陈为临床上常用的祛暑化湿、宣畅气机的药对。

1. 藿香 详见第二章第五节第 70 页。

2. 茵陈 为菊科植物茵陈或滨蒿的干燥地上部分。性微寒,味苦、辛。归肝、胆、脾、胃经。具有利湿退黄,解毒疗疮的功效。

【药对来源】 藿香、茵陈伍用,见于《温热经纬》之"甘露消毒丹"。

【配伍效用】 藿香、茵陈为临床上常用的祛暑化湿、宣畅气机对药。藿香祛暑解表化湿,外散表邪,内除秽浊。茵陈具有清热利湿,利胆退黄的功效。能微发汗以散表湿。两药相配为伍,参合而用,相须为用,可使表里之湿内外分消,加强了祛暑化湿之功效,祛暑化湿作用明显,气机通畅,则诸症自除。

【临证应用】 用于暑热、湿温、发热之湿热病重证。如用于胃脘胀满、恶心呕吐等症,证属湿热中阻型者(见于胃炎等)。

1. 治暑温、湿温、时疫。凡暑温、湿温、时疫等湿热为患,邪在气分者,皆可用之,常与清热利湿的滑石、黄芩等配伍,方如《温热经纬》之"甘露消毒丹"。

2. 治湿热中阻、胃脘胀满、恶心呕吐等症,常在处方中配加该药对,以芳香化浊,清热利湿。

【常用剂量】 藿香 10～15 克,茵陈 9～15 克。

【服用方法】 水煎分服。

【注意事项】 凡阴虚火旺、舌红无苔者,皆不宜使用。

第二节 祛风除湿、消导、泻下类药对

一、苍术 防风

【药对功效】 详见第二章第二节第21页。

【药对来源】 详见第二章第二节第21页。

【配伍效用】 详见第二章第二节第21页。

【临证应用】 用于胃脘疼痛、畏寒怕风等症,证属风寒湿阻型者(见于胃炎等)。

【常用剂量】 苍术5~10克,防风3~10克。

【服用方法】 水煎分服。

【注意事项】 凡阴虚火旺,血虚发痉者,皆慎用。

二、半夏 神曲

【药对功效】 半夏功效详见第19页,神曲功效详见第23页。

【药对来源】 详见第二章第三节第23页。

【配伍效用】 详见第二章第三节第23页。

【临证应用】 用于食积痞胀、呕恶吐逆等症,证属脾虚湿盛型者(见于慢性胃炎等)。

1. 该药对与山楂、茯苓、陈皮等伍用,即为"保和丸",为用治食积之通用方剂。

2. 治脾虚痰盛,不入食,方选《是斋百一选方》之"二曲丸":神曲(半斤,为末,枣肉搜和成饼,候干,慢火炙)、半夏(半斤,为末,生姜自然汁搜成饼,候干,慢火炙)上二味一处碾为细末,枣肉丸如梧桐子大,每服五十丸,生姜汤下,不拘时候。

3. 治过食寒冷硬物及生瓜果,致伤太阴、厥阴,或呕吐、痞闷、肠癖,或腹痛恶食,方选《医便》之"半夏神曲汤":陈皮一钱,白术一钱五分,半夏一钱二分,干姜(炒)八分,神曲(炒)一钱,三棱(醋炒)

一钱,莪术(醋炒)一钱,白茯苓(去皮)一钱,山楂(去核)一钱,枳实(炒)一钱,砂仁七分(炒),麦芽(炒)八分。加生姜三片,水煎,热服,不拘时候。

【常用剂量】 半夏5～15克,神曲6～12克。

【服用方法】 水煎分服。

【注意事项】 凡血证及阴虚者,皆不宜使用;孕妇慎用;胃酸过多者,忌用。半夏恶皂荚;畏雄黄、干姜、秦皮、龟版;反乌头;配伍时应予注意。神曲:伤食兼有外感发热者宜生用,和胃消食多炒用,止泻痢多炒焦用。

三、炒枳壳　焦神曲

【药对功效】 详见第二章第三节第24页。

【药对来源】 详见第二章第三节第25页。

【配伍效用】 详见第二章第三节第25页。

【临证应用】 用于胸腹痞满,食滞中阻,胸膈不舒,腹痛、胁痛等症,证属肝胃气滞型者(见于慢性胃炎等)。该药对配伍焦山楂、广陈皮、酒黄连等同用,水煎代茶水饮用。具有清胃生津,解胃热烦渴,消食健胃之功效,适用于过食油腻,胃热食滞等症。

【常用剂量】 炒枳壳3～10克,焦神曲6～15克。

【服用方法】 水煎分服。

【注意事项】 凡脾阴虚、胃火盛者,皆不宜服用;孕妇慎用。神曲宜包煎。

四、炒枳壳　冬瓜子仁

【药对功效】 炒枳壳、冬瓜子仁为临证常用清肺化痰、消导通便药对。

1. 炒枳壳 详见第二章第24页。

2. 冬瓜子仁 为葫芦科植物冬瓜的干燥成熟种仁。性寒,味甘。归肺、胃、大肠、小肠经。具有清肺化痰,消痈,利水的功效。

【药对来源】　炒枳壳、冬瓜子仁伍用,见于《内外伤辨惑论》之"枳实导滞丸"。

【配伍效用】　枳壳苦降下行,降中有升,善宽胸利膈,行气消痞,为用治气滞胸闷之要药,又能消积导滞,下气除胀,用治食积腹痛腹胀,不欲食。冬瓜子仁性寒滑而疏利,甘润多脂,能上清肺胃蕴热,下导大肠壅滞,具有良好的清热祛痰排脓、润肠通便作用,并能清利湿热,可用治湿热下注所致之白浊,带下,小便不利,淋病等。两药相配为伍,参合而用,同入肺、胃、大肠三经,枳壳苦温降泻,偏于理气行滞,冬瓜子仁甘寒渗利,重在清热利湿导滞,相须配伍,清降有序,寒温并用,相互制约,共奏清肺化痰、消导通便之功效。

【临证应用】　用于胸脘痞满、脘腹胀痛、大便不通、咳嗽痰喘等症,证属气滞痰食型者(见于慢性胃炎等)。

【常用剂量】　炒枳壳 3～10 克,冬瓜子仁 10～15 克。

【服用方法】　水煎分服,神曲宜包煎,或入丸、散剂。

【注意事项】　凡脾胃虚弱者,气血虚弱,无积滞、瘀血者,皆忌用;孕妇慎用。

五、大黄　肉桂

【药对功效】　详见第二章第三节第 25 页。

【药对来源】　详见第二章第三节第 25 页。

【配伍效用】　详见第二章第三节第 26 页。

【临证应用】　用于肝郁多怒,胃郁气逆,以致吐血、衄血、胃脘疼痛等症,证属寒热错杂,兼见口舌糜烂、肠鸣便溏、舌红、苔腻、脉滑;或便秘,脘腹冷痛,手足不温,舌苔黏腻,脉沉迟等症,证属脏腑寒凝积滞型者(见于急慢性胃炎等)。

1. 大黄、肉桂配伍代赭石同用,近代名中医张锡纯先生命名为"秘红丹",以平肝降胃止血。以用治肝郁多怒,胃郁气逆所致之吐血、衄血及吐衄之症,屡服他药不效者。

2."十滴水"为暑湿类非处方药品,具有健胃,驱风的功效,用于因伤暑引起的头晕,恶心,腹痛,胃肠不适。处方组成:樟脑、干姜、大黄、小茴香、肉桂、辣椒、桉油,辅料为乙醇。

3. 近代名中医施今墨先生用治胃脘疼痛,证属寒热错杂者,常配伍制附片、干姜炭、焦白术、炒枳壳等共用。

【常用剂量】 大黄3~12克,肉桂6~10克。

【服用方法】 水煎分服,两药皆不宜久煎,宜后下。

【注意事项】 凡实热积滞便秘及虚寒性出血者,孕妇,皆不可使用。肉桂:《得配本草》曰:"畏生葱、石脂。"

六、鸡内金 麦芽

【药对功效】 鸡内金功效详见第27页,麦芽功效详见第28页。

【药对来源】 详见第二章第三节第28页。

【配伍效用】 详见第二章第三节第28页。

【临证应用】 用于功能性消化不良,食欲缺乏,以及久病之后,胃气不延,不饥少纳,或毫无食欲等症,证属脾胃虚弱型者(见于慢性胃炎等)。

1. 治食欲缺乏、功能性消化不良、食积停滞等症,两药常配伍神曲、山楂、莱菔子等消食药同用。

2. 治脘腹疼痛、纳呆、大便秘结等症,两药常配伍山楂、郁李仁、火麻仁合用。

3. 近代名中医施今墨先生取鸡内金、麦芽(或谷芽)伍用(习用生品),用治消化系统疾病,如慢性胃炎,萎缩性胃炎,胃、十二指肠球部溃疡,或热性病后期和各种恶性肿瘤放疗、化疗后的胃阴受损,胃气大伤,以致食欲缺乏者,皆可获满意疗效。

【常用剂量】 鸡内金3~10克,麦芽10~15克。

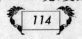

【服用方法】 水煎分服。

【注意事项】 麦芽有回乳作用,妇女哺乳期忌用。

七、神曲 鸡内金

【药对功效】 神曲功效详见第 23 页,鸡内金功效详见第 27 页。

【药对来源】 详见第二章第三节第 29 页。

【配伍效用】 详见第二章第三节第 29 页。

【临证应用】 用于功能性消化不良,食欲缺乏,脘腹痞满等症,证属脾胃虚弱型者(见于慢性胃炎等)。

神曲、鸡内金配伍山楂、麦芽、生地黄、沙参等同用,可用治久病、热病之后胃气不延,食滞内停之胃口不开,食欲缺乏、不饥少纳等症。

【常用剂量】 神曲 6～15 克,鸡内金 3～10 克。

【服用方法】 水煎分服,或入丸散,神曲宜包煎。

【注意事项】 脾虚无积滞者,慎用。

八、神曲 苍术

【药对功效】 神曲功效详见第 23 页,苍术功效详见第 21 页。

【药对来源】 详见第二章第三节第 30 页。

【配伍效用】 详见第二章第三节第 31 页。

【临证应用】 用于外感暑湿秽浊之气,内有饮食停滞所致之恶心呕吐、大便泄泻等症;或用于饮食内停,脾胃食滞所致之脘腹胀闷,食欲缺乏,嗳气呕逆,水泻等症(见于急慢性胃炎等)。

1. 该药对配伍藿香、佩兰、厚朴等祛暑芳香化湿之品同用,可用治夏感受暑湿秽浊之气,内有饮食停滞所致之恶心呕吐、大便泄泻等症。

2. 该药对配伍厚朴、陈皮、茯苓、泽泻共用,可用治脾胃湿滞,饮食内停,脘腹胀闷,食欲缺乏,嗳气呕逆,水泻等症。

3. 该药对善治湿郁、食郁。若用治六郁,须配伍香附、川芎、栀子合用,方如"越鞠丸",以用治气、血、痰、火、湿、食六郁所致之胸膈痞闷,脘腹胀痛,嗳腐吞酸,恶心呕吐,饮食不化等症。

4. 苍术配神曲为健脾开胃的常用对药。方如《杂病源流犀烛》之"苍术丸",苍术二份,神曲一份,炼蜜为丸,米汤送下,用治腹中冷痛不能食,食辄不消,羸弱生病者。又如《太平惠民和剂局方》之"曲术丸",单用该药对等份为末,面糊为丸,米饮下,治时暴泻,及饮食所伤之胸膈痞闷,并能"壮脾温胃,进美饮食"。再如《丹溪心法》之"曲术丸",较该方剂多用陈皮,且以生姜汁为丸,以用治中脘宿食留饮,酸蜇心痛或口吐清水,其燥湿运脾化滞之功更佳。若脾虚为主,可用白术易苍术,酌情配加党参、茯苓;食积重者,配加山楂、麦芽、鸡内金;痰湿者,配加半夏、茯苓。

【常用剂量】 神曲 6～15 克,苍术 5～10 克。

【服用方法】 水煎分服,神曲宜包煎。

【注意事项】 阴虚内热者,忌用;孕妇慎用。

第三节 和解、理气、降逆类药对

一、半夏 竹茹

【药对功效】 半夏功效详见第 19 页,竹茹功效详见第 33 页。

【药对来源】 详见第二章第四节第 33 页。

【配伍效用】 详见第二章第四节第 34 页。

【临证应用】 用于心烦不眠、惊悸、呕吐、眩晕等症,证属胆郁痰扰型者(见于急慢性胃炎等)。用治胆郁痰扰所致之心烦不眠、惊悸、呕吐及眩晕等症,该药对常与陈皮、生姜、枳实、茯苓等配伍为用,方如"温胆汤"。

【常用剂量】 半夏 3～9 克,竹茹 6～10 克,生用清热化痰,姜汁炙用止呕。

【服用方法】 水煎分服。生半夏宜沸水先煎 30 分钟,一是减轻毒性,二是减少对胃及口腔、咽喉的刺激。

【注意事项】 生半夏有毒,用时必须煎熟,且不可多服久服,以免中毒。孕妇忌用。误服生半夏中毒时可服姜汁、稀醋、浓茶或蛋白等,必要时给氧或行气管切开术。另外,乌头、附子反半夏。

二、半夏 生姜

【药对功效】 半夏功效详见第 19 页,生姜功效详见第 34 页。

【药对来源】 详见第二章第四节第 34 页。

【配伍效用】 详见第二章第四节第 34 页。

【临证应用】 用于呕吐、胸胁胀满、胸痹、咳嗽等症,证属痰湿气滞、情志郁结型者(见于胃炎等,证属痰饮呕吐者;或见于慢性胃炎等,证属胃虚痰阻型者)。

【常用剂量】 制半夏 3~9 克,生半夏可用至 30~60 克,生姜 3~9 克。

【服用方法】 水煎分服。生半夏宜沸水先煎 30 分钟,一是减轻毒性;二是减少对胃及口腔、咽喉的刺激;三是将半夏有效成分完全释放出来,提高疗效。

【注意事项】 该药对性温燥,凡阴亏燥咳、血证、热痰等证,皆当忌用或慎用。生半夏有毒,用时必须煎熟,且不可多服久服,以免中毒。孕妇忌用。误服生半夏中毒时可给服姜汁、稀醋、浓茶或蛋白等,必要时给氧或行气管切开术。乌头、附子皆反半夏,临证组方时,应予注意。

三、苍术 香附

【药对功效】 苍术功效详见第 21 页,香附功效详见第 35 页。

【药对来源】 详见第二章第四节第 36 页。

【配伍效用】 详见第二章第四节第 36 页。

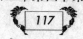

【临证应用】 用于胸闷胁痛、脘腹痞满、嗳气呕恶、食少倦怠，大便溏泄等症，证属痰湿内阻、肝脾气滞型者（见于慢性胃炎等）。

1. 苍术配香附为行气化湿之常用药对，凡因气滞湿郁而表现为胸闷胁痛，脘腹痞满，嗳气呕恶，食少倦怠，大便溏泄，或周身疼痛身重，头昏等症，非行气解郁、燥湿健脾不能奏效者，宜以该药对用治。

2. 偏于气郁者，常与木香、橘红等行气药合用，方如《证治准绳》之"气郁汤"：苍术、香附、橘红、半夏、贝母、茯苓、川芎、紫苏叶、栀子、甘草、木香、槟榔、生姜，以用治气郁，表现为胸满胁痛，脉沉而涩等症者。

3. 偏于湿郁者，常与白术、厚朴、茯苓等祛湿药合用，方如《证治准绳》之"湿郁汤"：苍术、香附、白术、橘红、厚朴、半夏、茯苓、川芎、羌活、独活、甘草、生姜，以用治湿盛困脾，脾胃不和所致之肝脾郁结诸证，表现为身重而痛，倦怠嗜卧，脘痞腹胀，食欲缺乏，呕吐，泄泻，遇阴天或寒冷则发，脉沉而细缓等症者。

4. 若随证加味，可用治气、血、痰、火、湿、食六郁所致之胸膈痞满、脘腹胀痛、呕吐吞酸、饮食不化等，方如《丹溪心法》之"越鞠丸"：苍术、香附、川芎、神曲、炒栀子。

【常用剂量】 苍术6～10克，大剂量可用至20～30克，香附6～10克，醋炙镇痛力增强。

【服用方法】 水煎分服。

【注意事项】 服药期间，忌生冷、辛辣食物。凡气虚无滞、阴虚血热者，皆忌用。

四、苍术　桂枝

【药对功效】 苍术、桂枝为临证常用的健脾祛湿通络药对。苍术功效详见第21页，桂枝功效详见第32页。

【药对来源】 苍术、桂枝伍用，见于《普济方》之"苍术散"。

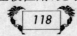

【配伍效用】 苍术辛温发散,芳香化浊,健脾燥湿。主治湿困脾胃,倦怠嗜卧,胸痞腹胀,呕吐泄泻,痰饮,湿肿,表证夹湿,头身重痛,湿痹,肢体酸痛重着,痿躄,夜盲等症。桂枝温阳通脉,透达营卫,扶正建中。主治风寒表证,寒湿痹痛,四肢厥冷,经闭痛经,癥瘕结块,胸痹,心悸,痰饮,小便不利等症。由上可知,苍术与桂枝之配伍属相须为用,共奏疏肝和中,健脾祛湿之功效。

【临证应用】 用于脘腹胀满等症,证属肝脾不和、肝郁脾湿型者(见于慢性胃炎等)。该药对可用治肝脾不和,肝郁脾湿所致之慢性胃炎等。

【常用剂量】 苍术 6～10 克,特殊治疗可用至 20～30 克,桂枝 3～9 克,特殊治疗可用至 12～15 克,甚至达 30 克。

【服用方法】 水煎分服。

【注意事项】 服药期间禁食生冷、黏腻、酒肉、臭恶等物。凡气虚无滞、阴虚血热者;外感风寒表实无汗者;温热病及阴虚阳盛之证、血证、孕妇,皆忌用。

五、柴胡 黄芩

【药对功效】 详见第二章第四节第 36 页。

【药对来源】 详见第二章第四节第 37 页。

【配伍效用】 详见第二章第四节第 37 页。

【临证应用】 用于寒热往来、胸胁苦满、口苦、咽干等症,证属邪踞少阳、湿热内蕴型者(见于急慢性胃炎等,证属少阳失疏型者)。柴胡配黄芩为用治少阳证之要药,用于寒热往苦满、口苦、咽干、目眩等,常与半夏、甘草等合用,以清半表半里之热,共收和解少阳之功,方如《伤寒论》之"小柴胡汤"。现代多用于肝、胆、胃、胰之疾患,表现为少阳证者。

【常用剂量】 柴胡 3～9 克,解表退热宜生用,且用量宜稍重,疏肝解郁宜醋炙,升阳可生用或酒炙,其用量皆宜稍轻;黄芩3～10

克,清热多生用,安胎多炒用,清上焦热可酒炙用,止血可炒炭用。

【服用方法】 水煎分服。

【注意事项】 柴胡其性升散,古人有"柴胡劫肝阴"之说,凡阴虚阳亢,肝风内动,阴虚火旺及气机上逆者,皆忌用或慎用。此外,两药配伍,性苦寒,易伤阳,故脾胃虚寒、食少便溏者,皆忌用。

六、柴胡　白芍

【药对功效】 柴胡功效详见第36页,白芍功效详见第32页。

【药对来源】 详见第二章第四节第38页。

【配伍效用】 详见第二章第四节第38页。

【临证应用】 用于胸胁或少腹胀痛、急躁易怒;手足不温、腹痛等症,证属肝胆气郁、肝脾(或胆胃)不和型者(见于胃炎等)。

1. 治肝郁气滞证 该药对常与香附、川芎配伍,以用治胸胁或少腹胀痛,胸闷善太息,情志抑郁易怒,或嗳气,脉弦等症者,方如《景岳全书》之"柴胡疏肝散"。

2. 治肝郁血虚脾弱证 该药对常伍以当归、白术、茯苓等同用,以用治胁肋作痛,头晕目眩,口燥咽干,神疲食少,脉弦而虚等症者,方如《太平惠民和剂局方》之"逍遥散"。

3. 治肝脾气郁证 该药对常配伍枳实、炙甘草等共用,以用治胸胁胀闷,脘腹疼痛,泄利,脉弦等症。

4. 治阳郁厥逆证 该药对常配伍枳实、炙甘草等合用,以用治手足不温,或腹痛,或泄利下重,脉弦等症。

【常用剂量】 柴胡3~9克,解表退热宜生用,且用量宜稍重;疏肝解郁宜醋炙,升阳可生用或酒炙,其用量皆宜稍轻;白芍5~15克,特殊治疗可用至15~30克,平肝敛阴多生用,养血调经多炒用或酒炒用。

【服用方法】 水煎分服。

【注意事项】 两药配伍,凡阳衰虚寒证,真阴亏损,肝阳上升

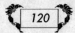

者,皆忌用。另外白芍反藜芦。

七、柴胡 枳实

【药对功效】 柴胡功效详见第36页,枳实功效详见第39页。

【药对来源】 详见第二章第四节第39页。

【配伍效用】 详见第二章第四节第39页。

【临证应用】 用于胸胁肋胀满,脘腹疼痛;或食积、嗳气;食欲缺乏,四肢倦怠,大便泄泻等症,证属肝脾不调或中气下陷型者(见于慢性胃炎等)。

1. 治肝脾气郁,阳郁厥逆,胁肋胀闷,脘腹疼痛,手足不温,或腹痛,或泄利下重,脉弦等症,方如"四逆散"。

2. 治气虚无力,食欲缺乏,倦怠嗜卧,大便泄泻兼有胃下垂、子宫下垂或直肠脱垂等,常配伍黄芪、白术等同用,方如"补中益气汤"。

【常用剂量】 柴胡3～9克,解表退热宜生用,疏肝解郁宜醋炙,升阳可生用或酒炙;枳实3～9克,大剂量可用至30克。

【服用方法】 水煎分服。

【注意事项】 该药对疏肝理气之力较峻猛,故凡一般气郁轻证或兼阴血不足者、肝风内动、气机上逆者及孕妇,皆应忌用或慎用。

八、柴胡 牡蛎

【药对功效】 柴胡、牡蛎为临证常用的疏肝软坚、调和气血药对。

1. **柴胡** 详见第二章第四节第36页。

2. **牡蛎** 为牡蛎科动物长牡蛎、大连湾牡蛎或近江牡蛎的贝壳。性微寒,味咸。归肝、胆、肾经。具有重镇安神,潜阳补阴,软坚散结的功效。

【药对来源】 柴胡、牡蛎伍用,见于《伤寒论》之"柴胡龙骨牡蛎汤"。

【配伍效用】 柴胡芳香疏达,调畅气血,疏肝解郁,导肠胃积滞。牡蛎潜敛浮阳,收敛固涩,且软坚散结,除痰化瘀。主治眩晕耳鸣,惊悸失眠,瘰疬瘿瘤,癥瘕痞块,自汗盗汗,遗精,崩漏,带下等。两药相配为伍,参合而用,一升一降,一疏一敛,共奏调和气血,疏肝软坚,化瘀除痰之功效。

【临证应用】 用于胸胁痞满,食欲缺乏等症,证属营卫不和或肝郁气滞型者(见于慢性胃炎等)。取该药对配伍香附、乌药、苍术、厚朴、枳实、郁金、白芍、冬瓜子仁、丝瓜络同用,方如"疏肝和络汤",以用治肝郁气滞所致胃病等,表现为消化障碍,胸胁痞满,食欲缺乏等症,有颇佳的疗效。

【常用剂量】 柴胡3～9克,牡蛎9～30克。

【服用方法】 水煎分服。

【注意事项】 两药配伍性寒,凡肾虚无火,精寒自出及虚而有寒者,皆忌用。柴胡解表退热宜生用,且用量宜稍重;疏肝解郁宜醋炙;升阳可生用或酒炙;其用量皆宜稍轻。牡蛎宜打碎先煎,外用适量,收敛固涩宜煅用,其他宜生用。

九、柴胡 茯苓

【药对功效】 柴胡功效详见第36页,茯苓功效详见第29页。

【药对来源】 详见第二章第四节第40页。

【配伍效用】 详见第二章第四节第40页。

【临证应用】 用于胸胁胀痛,目眩头痛,神疲食少等症,证属肝郁血虚脾弱型者(见于慢性胃炎等)。

1. 治肝郁脾弱证 表现为两胁作痛,头痛目眩,口燥咽干,神疲食少,脉弦而虚等症,常取该药对配伍炙甘草、当归、白芍、白术等同用,方如《太平惠民和剂局方》之"逍遥散"。

2. 治腹胀、消瘦、不下食　取该药对配伍枳实、白术、人参、麦冬、生姜等共用，方如《普济方》之"柴胡茯苓汤"。

【常用剂量】　柴胡 3～9 克，茯苓 9～15 克。

【服用方法】　水煎分服。

【注意事项】　凡阴虚阳亢，肝风内动，阴虚火旺、气机上逆及虚寒精滑者，皆忌用或慎用。忌生冷、油腻、小豆、黏食、桃、李、醋物、雀肉。柴胡解表退热宜生用，且用量宜稍重；疏肝解郁宜醋炙；升阳可生用或酒炙；其用量皆宜稍轻。

十、柴胡　枳壳

【药对功效】　柴胡、枳壳为临证常用的疏肝导滞、升清降浊药对。

1. 柴胡　详见第二章第四节第 36 页。

2. 枳壳　为芸香科常绿小乔木植物酸橙及其栽培变种的接近成熟的果实（去瓤）。性温，味苦、辛、酸。归肺、脾、胃、大肠经。具有破气除痞，化痰消积的功效，但作用较为缓和，擅长行气开胸，宽中除胀。

【药对来源】　柴胡、枳壳伍用，见于《圣济总录·卷二十八》之"柴胡枳壳汤"。

【配伍效用】　柴胡疏肝调气机，升清。主治外感发热，寒热往来，疟疾，肝郁胁痛乳胀，头痛头眩，月经不调，气虚下陷之脱肛、子宫脱垂、胃下垂。枳壳破气导脾胃积滞，降浊。主治胸膈痞满，肋胀痛，食积不化，脘腹胀满，下痢后重，直肠脱垂，子宫脱垂等。两药相配为伍，升降并用，肝脾同调，疏肝助升脾气，导积滞助肝气条达，相辅相成，共奏疏肝导滞，升清降浊之功效。此外，柴胡透邪升阳以疏郁，枳壳行气散结而理滞。两药配对伍用，有开有泄，柴胡得枳壳，疏肝理气之功倍增，同时枳壳助柴胡通阳达郁，使郁于胸胁之阳气外达于四末。

【临证应用】 用于胸胁胀痛、脘腹胀满、四肢厥逆等症,证属肝脾不调、肝气郁结型者(见于慢性胃炎等)。该药对可用治肝脾不调,气机逆乱之胸胁胀满,腹胀痞满等症。该药对可用治肝气郁结,气机不利,阳郁于里而见四末厥逆等症者。

【常用剂量】 柴胡 3～9 克,枳壳 3～9 克,大剂量可用至30 克。

【服用方法】 水煎分服。

【注意事项】 两药配伍而用,有散有破,易损正气,非邪实胀满者不宜使用,孕妇忌用。柴胡解表退热宜生用,且用量宜稍重;疏肝解郁宜醋炙;升阳可生用或酒炙;其用量皆宜稍轻。

十一、陈皮 枳实

【药对功效】 陈皮功效详见第 42 页,枳实功效详见第 39 页。
【药对来源】 详见第二章第四节第 42 页。
【配伍效用】 详见第二章第四节第 42 页。

【临证应用】 用于脘腹胀痛、胸胁胀痛等症,证属脾胃气滞型者(见于慢性胃炎等)。用治脾胃气滞,功能性消化不良,气机失调,脘腹胀满,疼痛等症,每与木香等同用,以增强行气镇痛之功效。现代名中医施今墨先生将两药炒炭入药,用治胃、肠急、慢性炎症或溃疡,确有疗效。

【常用剂量】 陈皮 3～9 克,枳实 3～9 克,大量可用至 30 克。

【服用方法】 水煎分服。用治胃肠的急、慢性炎症时,应炒炭入药。

【注意事项】 该药对辛散苦泄,性烈而速,破气力强,能伤正气,故无气滞者忌用;凡脾胃虚弱及孕妇,皆慎用。

十二、陈皮 神曲

【药对功效】 陈皮功效详见第 42 页,神曲功效详见第 23 页。

【药对来源】 详见第二章第四节第43页。

【配伍效用】 详见第二章第四节第43页。

【临证应用】 用于脘腹痞满胀痛、嗳腐吞酸；咳逆呕恶、大便泄泻等症，证属胃失和降、痰湿停滞型者(见于急慢性胃炎等)。

【常用剂量】 陈皮3～9克，神曲6～15克，消食宜炒焦用。

【服用方法】 水煎分服。然而有报道称，神曲水煎时易于粘锅，难以滤过，且影响复方中其他药物有效成分的煎出，因而认为神曲不宜入煎剂使用。

【注意事项】 脾胃虚弱所致的功能性消化不良者不宜单独用该药对，须配伍补气健脾药合用。另外，测定7种中药及其复方的黄曲霉毒素，证明神曲及其制剂"越鞠丸""保和丸""肥儿片"中，皆有不同程度的黄曲霉毒素存在。

十三、陈皮　大腹皮

【药对功效】 陈皮、大腹皮为临证常用的行气通滞、利水消肿药对。

1. 陈皮 详见第二章第四节第42页。

2. 大腹皮 又称为"槟榔衣"，为棕榈科植物槟榔的干燥果皮。性微温，味辛。归脾、胃、大肠、小肠经。具有行气宽中，利水消肿的功效。

【药对来源】 陈皮、大腹皮伍用，见于《华氏中藏经》之"五皮散"。

【配伍效用】 陈皮理气健脾，燥湿化痰，理气运脾、舒畅气机而使水湿流通，胀满可得以消除。因其"同补药则补，同泻药则泻"，与利水药合用，具有行气利水之作用。主治脾胃气滞湿阻，胸膈满闷，脘腹胀痛，不思饮食，呕吐哕逆，湿痰咳嗽，寒痰咳嗽，乳痈初起等症。大腹皮行气宽中，利水消肿。用于脾胃湿郁，脘腹胀闷；水肿；脚气水肿，麻木不仁，软弱无力等症。两药相配为伍，相须为用,行气通滞,气行则水行,故能消气滞湿阻之水肿。

【临证应用】 用于脘腹胀闷,嗳气吞酸,大便秘结或泻而不爽等症,证属胃肠气滞型者(见于慢性胃炎等)。用治湿阻气滞胃肠,脘腹胀闷,大便不爽等症,该药对常与藿香、厚朴等合用。用治食积气滞之脘腹痞胀,嗳气吞酸,大便秘结或泻而不爽等症,该药对常与山楂、麦芽、枳壳等共用,方如清·吴瑭之"加减正气散"。

【常用剂量】 陈皮3~9克,大腹皮4.5~9克。

【服用方法】 水煎分服。

【注意事项】 凡内有实热、舌赤少津者;脘腹虚胀者,皆不宜使用。另外,大腹皮一般情况下使用无明显不良作用,但曾有大腹皮复方汤剂引起过敏性休克及严重荨麻疹各1例的报道。

十四、干姜 黄连

【药对功效】 干姜功效详见第46页,黄连功效详见第18页。

【药对来源】 详见第二章第四节第46页。

【配伍效用】 详见第二章第四节第46页。

【临证应用】 用于心下痞满,嘈杂反酸,肠鸣腹泻等症,证属寒热互结型者(见于急慢性胃炎等)用治寒热错杂之痞证,表现为呕吐下利,心下痞满等症。如《伤寒论》之"半夏泻心汤""甘草泻心汤""生姜泻心汤"中,皆选用了该药对。两药用量之多少,视临床症状加减。若热多寒少,则重用黄连,少佐干姜;若热少寒多,则重用干姜,少佐黄连;寒热等同者,则黄连、干姜各半。可配伍合用半夏、黄芩、人参等。

【常用剂量】 干姜3~10克,黄连2~5克。

【服用方法】 水煎分服。

【注意事项】 两药配对性苦燥,凡阴虚有热、心率过缓者和孕妇,皆慎用。

十五、高良姜　香附

【药对功效】　高良姜功效详见第 47 页,香附功效详见第 35 页。

【药对来源】　详见第二章第四节第 47 页。

【配伍效用】　详见第二章第四节第 47 页。

【临证应用】　用于脘腹冷痛,呕吐不食,胁肋疼痛,胸闷不舒等症,证属肝郁气滞或寒凝气滞型者(见于慢性胃炎等)。

1. 治肝郁气滞,脘腹冷痛,呕吐不食,胁肋疼痛,胸闷不舒等症,方如《良方集腋》香附、高良姜伍用之"良附丸",以用治寒凝气滞之胁痛,腹痛,胃脘痛。用高良姜、香附子各等份,共为细末。每服二钱匕,空心温陈米饮送下。主治心脾疼痛,数年不愈者(《医说·卷三》之一服饮)。

2. 治慢性胃炎等,若证属寒凝气滞型者,皆可使用。用时可根据寒凝与气滞孰轻孰重来调节两药的用量。若寒甚者重用高良姜,并可配伍吴茱萸、肉桂同用;若气滞甚者,重用香附,并可配以木香、砂仁等共用(胥庆华《中药药对大全》)。

3. 香附配以高良姜、吴茱萸合用,以用治胃脘气痛,兼有吞酸呕吐,嗳气食少等症,偏于寒者。(杨济《临证用药配伍指南》)。

【常用剂量】　高良姜 3～6 克,香附 6～9 克。

【服用方法】　水煎分服。

【注意事项】　阴虚有热者,忌用。

十六、厚朴　枳实

【药对功效】　厚朴功效详见第 48 页,枳实功效详见第 39 页。

【药对来源】　详见第二章第四节第 48 页。

【配伍效用】　详见第二章第四节第 48 页。

【临证应用】　用于胸腹胀满、脘腹痞闷或喘满呕逆,或便结不通等症,证属气滞痰郁型者(见于急慢性胃炎等)。无论寒热、痰湿所致之胸腹胀满、脘腹痞闷或喘满呕逆,或便结不通等症,皆可应用。诸如《伤寒论》之"大承气汤"中用之助大黄、芒硝以泻胃中实热。然该药对破气之峻猛、行气之疾速,非寻常之辈可比。气实者用之疗效确切,气虚阴弱者则不可轻用。

【常用剂量】 厚朴3~10克,或入丸、散剂;枳实3~9克,量大可用至30克,炒后性较平和。

【服用方法】 水煎分服。

【注意事项】 凡气虚或阴虚者,皆慎用。

十七、黄连 吴茱萸

【药对功效】 黄连功效详见第18页,吴茱萸功效详见第49页。

【药对来源】 详见第二章第四节第49页。

【配伍效用】 详见第二章第四节第49页。

【临证应用】 用于胁肋胀痛,呕吐吞酸,嘈杂嗳气等症,证属肝郁化火,胃失和降型者(见于急慢性胃炎等)。

1. 主治肝火犯胃,嘈杂吞酸,呕吐胁痛等症,方如《丹溪心法》之"左金丸":黄连六两,吴茱萸一两或半两,共为末,水为丸,或蒸饼为丸。每服五十丸,白汤送下。

2. 清代名中医叶天士用治肝胃病,常取黄连、吴茱萸、白芍3味,能清能降,能散能养,肝胃同治,体用并调,肝热阴亏,胃热气逆者,用之最宜(《当代名中医临证精华》)。

3. 丹溪之"左金丸",黄连、吴茱萸之比为6∶1,以用治吐酸;景岳之"黄连丸",黄连、吴茱萸之比为1∶1,以用治便血。如热较甚者,多取黄连,少佐吴茱萸;寒甚者,则多用吴茱萸,少取黄连;若寒热等同,则两药各半为宜。寒热相配,临床应用最广。总之,两药剂量可视临床证型不同而灵活变动。

【常用剂量】　黄连 2～5 克,吴茱萸 1.5～4.5 克。

【服用方法】　水煎分服或为水丸。

【注意事项】　应根据寒热的轻重调节两药比例,心率过缓者慎用。

十八、陈皮　竹茹

【药对功效】　陈皮功效详见第 42 页,竹茹功效详见第 33 页。

【药对来源】　详见第二章第四节第 51 页。

【配伍效用】　详见第二章第四节第 51 页。

【临证应用】　用于脘腹胀满,恶心呕吐,呃逆等症,证属气机不调,寒热错杂型者(见于急慢性胃炎等)。该药对可用治脾胃虚弱,气机不调,寒热错杂,脘腹胀满,恶心呕吐,呃逆等症。

【常用剂量】　陈皮 3～9 克,竹茹 6～10 克。

【服用方法】　水煎分服;或入散剂。

【注意事项】　其中陈皮之作用,常因是否去白而略有差异。去白者味辛而性速,留白者微甘而性缓;留白者功专补脾健胃,祛生痰之源。若所治之症,属痰湿所致,陈皮应留白用。临证当用心细究而用。

十九、木香　槟榔

【药对功效】　详见第二章第四节第 51 页。

【药对来源】　详见第二章第四节第 51 页。

【配伍效用】　详见第二章第四节第 51 页。

【临证应用】　用于脘腹胀满、疼痛,脚气冲心,烦闷,上气喘急,食欲缺乏,大便不畅,甚或大便秘结等症,证属胃肠积滞型者(见于慢性胃炎等)。

1. 治食滞胃脘,脘腹闷胀、恶心食臭、欲吐不吐、欲下不下、食欲缺乏,大便不畅等症,可与神曲、山楂、半夏曲、连翘、炒莱菔子等同用。

2. 主治胃气移痛,腹中攻撑作痛,或见瘕聚者,兼治虫积。方如《仙拈集·卷二》之"香榔散",取木香、槟榔各等份,用酒磨服。若积滞甚者,可与谷麦芽、焦山楂伍用,其效益彰。

3. 治冷气攻冲,积冷腹痛等症,木香、槟榔常配伍沉香、乌药同用,方如《卫生宝鉴》之"沉香四磨汤"。

4. 木香配伍槟榔为调理气机之要药,可广泛应用于胃肠气滞证,对兼有食积或虫积者尤为适宜。用治脾胃气滞之脘腹胀痛,各种虫积腹痛,大便秘涩,轻者单用两药用治,即可取效。

【常用剂量】 木香1.5～6克,槟榔3～10克,驱绦虫、姜片虫30～60克。

【服用方法】 水煎分服,或入丸、散剂。

【注意事项】 脾虚便溏者,忌用;凡阴虚、气虚者,皆慎用。中病即止。木香生用行气力强,煨用行气力缓而实肠止泻,用于泄泻腹痛。

二十、青皮　陈皮

【药对功效】 陈皮功效详见第42页,青皮功效详见第53页。

【药对来源】 详见第二章第四节第53页。

【配伍效用】 详见第二章第四节第53页。

【临证应用】 用于两胁胀痛,胸腹满闷,胃脘胀痛等症,证属肝郁气滞,胃气不和型者(见于胃炎等)。

该药对相配为伍,以用治胸胁胀满疼痛,胃脘胀痛不舒等症。该药对配以砂仁同用,以用治胸腹胀满,功能性消化不良等(杨济《临证用药配伍指南》)。该药对配伍甘草等合用,以用治干呕不止,不思饮食,方如《御药院方》之"内应散"。

【常用剂量】 青皮3～9克,陈皮3～9克。

【服用方法】 水煎分服。

【注意事项】　两药皆辛温香燥,青皮尤其性烈耗气,故易耗气伤阴,不宜多服久服;凡气虚及孕妇,皆当慎用。青皮醋炙疏肝镇痛力强。

二十一、砂仁　白豆蔻

【药对功效】　砂仁功效详见第 44 页,白豆蔻功效详见第 54 页。

【药对来源】　详见第二章第四节第 54 页。

【配伍效用】　详见第二章第四节第 54 页。

【临证应用】　用于胃呆纳少、胸闷不舒、脘腹胀痛、反胃、呃逆等症,证属脾胃虚寒,运化失职,湿浊内蕴,气机不得宣畅型者(见于急慢性胃炎等)。用治脾胃虚寒,运化失职,湿浊内蕴,气机不得宣畅,以致胃呆纳少、胸闷不舒、脘腹胀痛、反胃、呃逆等症。现代名中医祝谌予教授用治虚寒痛,心下逆满,恶心呕吐,疼痛难忍,水谷不入,以理中汤调治;但药病格拒,药后即吐,后改为砂仁、白豆蔻各 30 克,共研细末,每服 1 克,每日服 3 次,疼痛顿除,呕吐亦止(胥庆华《中药药对大全》)。

【常用剂量】　白豆蔻 3～6 克,砂仁 3～6 克。

【服用方法】　水煎分服。

【注意事项】　砂仁与白豆蔻皆辛温香燥之品,凡内有实热及舌红少津者,皆忌用。水煎宜后下。

二十二、生姜　竹茹

【药对功效】　生姜、竹茹为临证常用的和胃止呕、清热化痰药对。生姜功效详见第 34 页,竹茹功效详见第 33 页。

【药对来源】　生姜、竹茹伍用,见于《金匮要略》之"橘皮竹茹汤"。

【配伍效用】　生姜可温胃散寒,和中降逆止呕,为"呕家圣

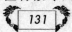

药"。用于外感风寒表证；胃寒呕吐；形寒饮冷，寒湿伤中，脘腹冷痛；痰饮咳嗽；解鱼蟹、药毒；外用治寒湿痹痛，跌打损伤，毒蛇咬伤，痈疽，冻疮等。竹茹甘寒质轻，轻可去实，寒能去热，善清胃热，除烦闷，止呕吐。两药相配为伍，寒热既济，善治寒热交结，胃气上逆之呕吐。另外，生姜归肺、脾、胃三经，可温肺散寒，化痰止咳；竹茹归肺、胃二经，可清肺热，化痰饮。两药相伍为用，一寒一温，寒热并用、相反相成、相济配合，同入肺经，亦可化痰止咳。

【临证应用】 用于呕吐等症，证属湿热内阻型者（见于急慢性胃炎等）。用治湿热内阻，胃气不降之嗳气、呕吐等症，方如《金匮要略》之"橘皮竹茹汤"：橘皮二升，竹茹二升，大枣三十枚，生姜半斤，甘草五两，人参一两。

【常用剂量】 生姜6～9克，竹茹6～12克。

【服用方法】 水煎分服。

【注意事项】 生姜：凡实热证及阴虚内热者，皆禁用；凡积热患目，以及因热成痔者，皆忌用；腐烂的生姜中含有毒物质黄樟素，对肝脏有剧毒。竹茹：凡寒痰咳喘、胃寒呕逆及脾虚泄泻者，皆禁用；伤食呕吐者，忌用；本品寒凉，长期或大剂量使用时，可能伤及脾胃阳气，引起胃脘部不适、消化不良，腹痛、腹泻等症状；本品易于霉变，若使用变质的竹茹，易引起呕吐、腹痛、腹泻等不良反应。

二十三、木香　黄连

【药对功效】 木香功效详见第51页，黄连功效详见第18页。

【药对来源】 详见第二章第四节第55页。

【配伍效用】 详见第二章第四节第55页。

【临证应用】 用于腹部疼痛等症，证属中焦气滞型者（见于急慢性胃炎等）。

1. 治饮食积滞所致之腹胀、便秘或口臭、秘而不爽等症，可配伍槟榔、青皮、白术、枳壳、黄柏、大黄、香附、牵牛子等同用，方选

《儒门事》之"木香槟榔丸"。

2. 两药配对以用治胃痞、胃脘疼痛等,凡胃脘疼痛、胃脘胀闷、腹胀腹痛等症,证属胃肠气滞兼有热象者,可用该药对以清热行气。

【常用剂量】　木香 6～10 克,黄连 3～10 克。

【服用方法】　水煎分服,研末入丸、散剂吞服。

【注意事项】　凡胃虚呕恶,脾虚泄泻,五更泻,舌苔白滑,脉迟而缓者,皆应慎用黄连。木香煎服宜后下。两药配伍,痢疾早期忌用。因木香性温而升,有收敛止涩之功,而痢疾早期切忌止涩,宜选"枳实导滞丸",后用"香连丸"效佳。《本草经集注》曰:"黄连恶菊花、芫花、玄参、白鲜皮;畏款冬。"《药性论》云:"黄连恶白僵蚕,忌猪肉。"《蜀本草》谓:"黄连畏牛膝。"

二十四、海螵蛸　浙贝母

【药对功效】　详见第二章第四节第 56 页。

【药对来源】　详见第二章第四节第 56 页。

【配伍效用】　详见第二章第四节第 57 页。

【临证应用】　用于各种原因所致之反酸、胃脘胀痛等症,证属肝脾不和型者(见于慢性胃炎等)。用治肝脾不和所致之胃脘疼痛,泛吐酸水,嘈杂似饥,大便稀溏等症,偏于肝气不舒者,配加柴胡、枳实、厚朴等同用;若肝郁化热者,配加川楝子、黄芩共用;若刺痛明显者,配加郁金、川芎合用。方如《中华人民共和国药典》所载之"乌贝散",由海螵蛸(去壳)850 克,浙贝母 150 克,陈皮油 1.5 克组成。饭前口服,每次 3 克,每日 3 次。若用治慢性胃炎等,可加倍服用。

【常用剂量】　海螵蛸 10～30 克,浙贝母 3～10 克。

【服用方法】　水煎分服。

【注意事项】　海螵蛸:凡阴虚多热及有表证者,皆忌用;膀胱有热而小便频数者，慎用；久用易致便秘，宜适当与润下药配用。

浙贝母：凡寒痰、湿痰及脾胃虚寒者，皆忌用。反乌头类药材。

二十五、香附　紫苏梗

【药对功效】　香附、紫苏梗为临证常用的理气解郁、和胃消胀、安胎药对。

1. 香附　详见第二章第四节第35页。

2. 紫苏梗　又称为"紫苏茎""苏梗"等，为唇形科紫苏属植物紫苏或野紫苏的茎。性温，味辛。归脾、胃、肺经。具有理气宽中、和血镇痛，安胎的功效。

【药对来源】　香附、紫苏梗伍用，见于《施今墨对药》。

【配伍效用】　香附味辛能散，气香能走窜，宣畅十二经，且主归肝经和三焦经，为疏肝理气、活血镇痛之要药，对气滞胃痛者尤为适宜。主治胁肋胀痛，乳房胀痛，疝气疼痛，月经不调，脘腹痞满疼痛，嗳气吞酸，呕恶，经行腹痛，崩漏带下，胎动不安等症。紫苏梗辛温芳香，入脾、肺二经，入肺可宣肺利膈，入脾可下气宽中，温中止呕。香附入血分，行血中之气而化瘀；紫苏梗入气分，善理上、中焦之郁滞而行气。两药相配为伍，参合而用，一血一气，气血双调，既可疏肝理气，又能宽中除胀，且两药皆有安胎之功，共奏理气解郁，和胃消胀，安胎之功效。

【临证应用】　用于脘腹胀满不舒，胁肋胀痛等症，证属肝郁气滞及肝气犯胃型者（见于胃炎等）。该药对可用治肝郁气滞，气血不调，胸腹胀满不舒，胁肋胀痛，食少等症。若胀满痞塞，胸胁不舒，心烦嗳气明显者，可配加香附、川芎、栀子等疏肝理气之品同用；若兼见心烦身热，口干喜热饮，大便秘，小便黄者，可伍加大黄、黄连、厚朴、枳实共用；若饮食积滞而见嗳腐食臭，舌苔黄腻者，可配加神曲、莱菔子、槟榔合用；若素有脾胃虚弱之症者，可配加砂仁、白术、黄芪共用。

【常用剂量】　香附 5～10 克,紫苏梗 5～10 克。

【服用方法】　水煎分服,或入丸、散剂。

【注意事项】　凡气虚无滞,阴虚内热者,皆慎用香附。

二十六、香附　乌药

【药对功效】　香附功效详见第 35 页,乌药功效第 57 页。

【药对来源】　详见第二章第四节第 58 页。

【配伍效用】　详见第二章第四节第 58 页。

【临证应用】　用于各种寒凝气滞之证,如脘腹疼痛、痞闷不舒等症,证属气滞寒凝型者(见于慢性胃炎等)。

1. 该药对可用治脾胃虚寒所致之脘腹疼痛、痞闷不舒等症,如慢性胃炎等,证属气滞寒凝者,皆可加减使用。可酌情配伍高良姜、小茴香等同用,以加强行气温中之力。

2. 治厥阴肝寒之脘腹或少腹冷痛,证属寒证者,表现为少腹疼痛,畏寒喜暖,或少腹引控睾丸而痛,偏坠肿胀等症,可配伍川楝子、小茴香、槟榔等共用,以增强行气散寒的作用。

【常用剂量】　香附 5～10 克,乌药 5～10 克。

【服用方法】　水煎分服,或入丸、散剂。

【注意事项】　两药皆为辛温之品,易耗伤气阴,孕妇及气虚或气郁化火之象者慎用。

二十七、香附　黄连

【药对功效】　香附功效详见第 35 页,黄连功效详见第 18 页。

【药对来源】　详见第二章第四节第 59 页。

【配伍效用】　详见第二章第四节第 59 页。

【临证应用】　用于胸胁满闷疼痛、口舌生疮、胃脘嘈杂吞酸、腹痛等症,证属气滞火郁型者(见于慢性胃炎等)。用治慢性胃炎,证属肝郁犯胃者,表现为心烦痞塞,嘈杂吞酸等症,可取《古今医统》之"香连丸"用治。处方:川连(姜炒)、香附子各等量,神曲糊为丸,白汤送服。

【常用剂量】 香附5~10克,黄连3~10克。

【服用方法】 水煎分服,或入丸、散剂。

【注意事项】 黄连小剂量有一定的健胃作用,但大剂量苦寒败胃,配伍应用时应注意,心率过缓者慎用黄连。

二十八、薤白 瓜蒌

【药对功效】 详见第二章第四节第60页。

【药对来源】 详见第二章第四节第59页。

【配伍效用】 详见第二章第四节第59页。

【临证应用】 用于痰湿凝滞诸痛证,如胃脘疼痛结满等症,证属痰湿阻滞,气机不通型者(见于急慢性胃炎等)。用治急慢性胃炎,消化性溃疡等病,出现胃脘疼痛结满等症,证属痰湿阻滞,气机不通型者,不论寒热皆可使用

【常用剂量】 瓜蒌9~20克,薤白干品5~10克,鲜品30~60克。

【服用方法】 水煎分服,或入丸、散剂。

【注意事项】 瓜蒌:凡脾胃虚弱、中气不足者,阳虚所致之寒湿、痰饮诸证者,皆忌用;忌与乌头类药物配伍。薤白:凡气虚者,胃气虚寒者,皆慎用;溃疡病患者,不宜多服或久服;用量不宜超过10克,超剂量使用应谨慎,且不宜久用;过敏体质者,慎用。

二十九、旋覆花 代赭石

【药对功效】 详见第二章第四节第60页。

【药对来源】 详见第二章第四节第60页。

【配伍效用】 详见第二章第四节第61页。

【临证应用】 用于呃逆、呕吐、嗳气等症,证属痰浊内阻,气机

上逆型者(见于急慢性胃炎等)。

1.治痰浊内阻,气机升降失常,以致出现胃脘作痛、心下痞硬、嗳气频作、呃逆不止、恶心呕吐等症,可伍以半夏、生姜、人参等同用,方如《伤寒论》之"旋覆代赭汤"。

2.急慢性胃炎等,表现为呕吐不止等症者,可选用该药对用治,方如《集验良方》之"代赭石散"。若痰湿明显者,可配加半夏、瓜蒌、紫苏子共用;若气逆明显者,可配加厚朴、莱菔子合用。

【常用剂量】　旋覆花 3～10 克,代赭石 10～30 克。

【服用方法】　水煎分服。

【注意事项】　代赭石因含少量砷,孕妇慎用。旋覆花须纱布包煎或滤去毛;代赭石宜打碎先煎。

三十、延胡索　川楝子

【药对功效】　详见第二章第四节第 62 页。

【药对来源】　详见第二章第四节第 62 页。

【配伍效用】　详见第二章第四节第 62 页。

【临证应用】　用于肝郁气滞诸痛证,如胃脘疼痛等症,证属肝气郁滞,肝郁化火,气血凝滞型者(见于胃炎等)。用治肝气郁滞,肝郁化火,气血凝滞所致之胸、腹、胃脘、胁肋一切疼痛诸症,方如《袖珍方》之"金铃子散",以酒调下,以助药力直达病所。对于肝胃不和者,可配加柴胡、白芍、枳实同用。

【常用剂量】　延胡索煎汤 3～10 克,研末 1.5～3 克,川楝子煎汤 3～10 克,研末适量。

【服用方法】　水煎分服,或研末入丸、散剂。

【注意事项】　延胡索、川楝子皆不宜大剂量使用。孕妇,体虚者,脾胃虚寒者禁用。忌用铁器煮、炒。

三十一、郁金　佛手

【药对功效】　详见第二章第四节第 63 页。

【药对来源】　详见第二章第四节第 63 页。

【配伍效用】　详见第二章第四节第 64 页。

【临证应用】　用于脘腹胀痛、呕恶、嗳气等症,证属脾胃气滞型者(见于急慢性胃炎等)。

1. 用治脾胃气滞之脘腹胀痛、呕恶食少,嗳气频作等症,可与木香、砂仁、厚朴等合用,以增强和胃行气之功。

2. 邱健行老师常用该药对合"四逆散""乌贝散"等同用,以用治肝气犯胃、脾胃气滞之胃脘痞满,腹胀纳呆,嗳气呕恶等症,侧重于气滞疼痛者。

【常用剂量】　郁金 3~10 克,佛手 3~10 克。

【服用方法】　水煎分服。

【注意事项】　凡阴虚有火、无气滞者,皆慎用佛手。

三十二、枳实　竹茹

【药对功效】　枳实功效详见第 39 页,竹茹功效详见第 33 页。

【药对来源】　详见第二章第四节第 64 页。

【配伍效用】　详见第二章第四节第 64 页。

【临证应用】　用于纳呆、呕恶等症,证属脾胃气滞、痰浊内阻型者(见于急慢性胃炎等)。用治胃失和降,气逆于上,表现为恶心、呕吐痰涎、脘痞嗳气、食少纳呆等胃肠道症状。属胃实有热者,可与黄连、石膏、半夏合用;属胃虚有热者,可配加橘皮、生姜、人参共用。

【常用剂量】　枳实 3~10 克,竹茹 6~10 克。

【服用方法】　水煎分服,或入丸、散剂。

【注意事项】　凡脾胃虚寒所致之呕吐,寒痰、湿痰者,皆不宜使用。

三十三、紫苏梗　藿香

【药对功效】　紫苏梗、藿香为临证常用的宽中理气、醒脾化湿、消胀镇痛药对。紫苏梗功效详见第 134 页，藿香功效详见第 70 页。

【药对来源】　紫苏梗、藿香伍用，见于《施今墨对药》。

【配伍效用】　紫苏梗解表宣肺、醒脾和中；温则散寒化湿、温中行气。藿香辛散温通，气味芳香，能散能走，善去湿邪，归脾、胃二经而醒脾化湿、和中止呕；归肺经而解表去湿、散寒开膜。藿香和中多用藿香梗。两药相配为伍，参合而用，气味芳香，散通结合，同气相求，相辅相成，相得益彰，共奏宽中理气、醒脾化湿、消胀镇痛之功效。

【临证应用】　用于嗳气呕恶、腹满纳呆等症，证属湿滞中焦型者（见于慢性胃炎等）。该药对可用治脾胃不和，气机不畅，湿滞中阻等证，表现为胸腹满闷、纳食不化、嗳气呕吐等症。

【常用剂量】　紫苏梗 5～9 克，藿香 6～10 克。

【服用方法】　水煎分服，或入丸、散剂。

【注意事项】　藿香不宜久煎，凡阴虚火旺或中焦火盛者，皆禁用。《本经逢原》中称藿香梗："能耗气，用者审之。"在治疗疾病过程中，应中病即止，不可过用。

第四节　化湿利水类药对

一、苍术　白术

【药对功效】　苍术、白术为临证常用的燥湿健脾药对。苍术功效详见第 21 页，白术功效详见第 86 页。

【药对来源】　苍术、白术伍用，见于《张氏医通》之"二术二陈汤"。

【配伍效用】 白术与苍术皆能燥湿健脾,两药常相须为用,用于脾虚湿盛。苍术健脾平胃,燥湿化浊,升阳散郁,祛风除湿;白术补脾燥湿,益气生血,和中安胎。苍术苦温辛烈,燥湿力胜,散多于补,偏于平胃燥湿;白术甘温性缓,健脾力强,补多于散,擅长补脾益气,止汗。苍术偏于燥性,走而不守,白术偏于补性,守而不走。两药相配伍用,一散一补,一脾一胃,互为促进,中焦得健,脾胃纳运如常,水湿得以运化,共奏补脾益气、运脾燥湿之功效。苍术、白术常用炒炭入药,一则可去其燥,二则能增强健脾止泻之功。

【临证应用】 用于胸脘满闷、食欲缺乏、恶心呕吐诸症,证属脾胃虚弱、痰食不运、湿阻中焦、气机不利、纳运无常型者;或用于腹胀、肠鸣、泄泻等症,证属湿气下注、水走肠间型者(见于各种胃炎等)。

1. 苍术、白术常相须为用,与"二陈汤"相合,即为《张氏医通》之"二术二陈汤",主治脾虚痰食不运证。对于以上诸症表现为脾胃虚弱、纳运失职、脘腹胀满、恶心呕吐,甚或下肢微肿者,疗效甚佳;若午后腹胀较甚者,参合"小乌附汤"(乌药、香附),则行气消胀之力益彰,尚无耗散正气之弊端。

2. 近代名中医施今墨先生临证处方之时,苍术、白术惯用炒品,一则可去其燥,二则能增强健脾之功。两药配伍运用,颇有法度。《本草崇原》曰:"凡欲补脾,则用白术,凡欲运脾,则用苍术,欲补运相兼,则相袭而用,如补多运少,则白术多而苍术少,运多补少,则苍术多而白术少。"

【常用剂量】 苍术 6～10 克,白术 10～15 克。

【服用方法】 水煎分服。

【注意事项】 凡阴虚内热,气虚多汗、津液亏耗者,皆慎用。

二、苍术 厚朴

【药对功效】 苍术功效详见第21页,厚朴功效详见第48页。

【药对来源】　详见第二章第五节第 65 页。

【配伍效用】　详见第二章第五节第 65 页。

【临证应用】　用于脘腹胀闷,呕恶食少,吐泻乏力等症,证属湿阻中焦,脾失健运型者(见于慢性胃炎等)。该药对相须为用,与陈皮、甘草等配伍同用,方如《太平惠民和剂局方》之"平胃散",主治湿阻脾胃,脘腹胀满,嗳气吞酸,怠惰嗜卧,呕吐泄泻等症者,收燥湿运脾,行气和胃之功效。若舌苔黄腻,口苦咽干,但不甚渴饮,是湿热俱盛之证,宜配合黄芩、黄连等同用,使湿热两清;若兼食滞,而又腹胀,大便秘结者,宜配加槟榔、莱菔子、枳壳等共用,以消导积滞、消胀除满、下气通便;兼脾胃寒湿,脘腹胀,畏寒喜热,可配加干姜、肉桂合用,以温化寒湿;若呕吐明显者,可配加半夏伍用,以和胃止呕;若兼外感而见恶寒发热者,可配加藿香、紫苏叶、白芷等同用,以解表化浊。

【常用剂量】　苍术 6～10 克,厚朴 6～10 克。

【服用方法】　水煎分服。

【注意事项】　凡气虚、阴虚内热、津伤血枯者及孕妇,皆慎用。

三、花椒　苍术

【药对功效】　花椒功效详见第 66 页,苍术功效详见第 21 页。

【药对来源】　详见第二章第五节第 66 页。

【配伍效用】　详见第二章第五节第 66 页。

【临证应用】　用于脾胃虚冷,心腹胀闷,呕逆泄泻等症,证属脾胃虚寒,寒湿较盛型者(见于各种胃炎等)。花椒、苍术相须为用,具有温中止泻的功效。为极细末,醋糊为丸,如桐子大,即为《普济方》之"椒术丸"。该药对若配伍茯苓、人参、白术、干姜、砂仁、甘草等同用,则为《明医指掌》之"椒术养脾丸",以用治脾胃虚冷,心腹胀闷,呕逆泄泻,可收健脾燥湿、温中止泻之功效。

【常用剂量】　花椒 3～10 克,苍术 6～10 克。

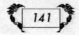

【服用方法】 水煎分服,或入丸、散剂。

【注意事项】 凡阴虚火旺、气虚多汗者,皆禁用;孕妇慎用。

四、槟榔 大腹皮

【药对功效】 槟榔、大腹皮为临证常用的行气利水药对。槟榔功效详见第51页,大腹皮功效详见第125页。

【药对来源】 槟榔、大腹皮伍用,见于《证治准绳》之"大腹皮散"。

【配伍效用】 槟榔、大腹皮皆为临证常用的行气利水之品,然槟榔质体沉重,辛苦降下,善行有形之积滞,以消积行水。大腹皮质体轻浮,辛温行散,专行无形之滞气。两药为一物两种,其成熟的种子为槟榔(即大腹子),种子的成熟果皮为大腹皮。《本草经疏》曰:"大腹皮,即槟榔皮也。其气味所主,与槟榔大略相同,唯槟榔性烈,破气最捷,腹皮性缓,下气稍迟。"《本经逢原》云:"槟榔性沉重,泄有形之积滞;腹皮性轻浮,散无形之滞气。"《本草新编》谓:"大腹皮,即槟榔之外皮也,缪仲淳谓气味所主与槟榔同,而实不同也。大腹皮之功,尤专消肿,然亦必与白术、薏苡仁、茯苓、车前子、桑白皮、人参同用,始有功耳。"两药相配为伍,参合成对,相须为用,共奏行气消胀、利水消肿之功效。

【临证应用】 用于脘腹胀闷、食欲缺乏、嗳腐食臭等症,证属湿阻气滞停食型者(见于慢性胃炎等)。对于湿阻气滞,脘腹胀闷、食欲缺乏、嗳腐食臭等症,可与木香、木通、郁李仁相合,以行气消胀,利湿除满。

【常用剂量】 槟榔6~10克,大腹皮10~12克。

【服用方法】 水煎分服。

【注意事项】 凡气虚下陷,体弱者,皆慎用。

五、茯苓 泽泻

【药对功效】 茯苓功效详见第 29 页,泽泻功效详见第 45 页。

【药对来源】 详见第二章第五节第 67 页。

【配伍效用】 详见第二章第五节第 67 页。

【临证应用】 用于泄泻不止、小便不利等症,证属水湿内停型者(见于慢性胃炎等)。

1. 茯苓、泽泻相须为用,利水渗湿,健脾清热之功更强,为用治水湿内停所致的各种水湿证之要药。如以该药对与猪苓、白术、桂枝相合组成"五苓散",为医圣张仲景所创,见于《伤寒论》及《金匮要略》,主治表邪不解,水湿内停之膀胱蓄水证及水肿、小便不利。"五苓散"是公认的利水基础方,被医界称为"逐内外水饮之首剂"。

2. 茯苓、泽泻两药相须为用,具有利水渗湿的作用,常配伍猪苓、薏苡仁、车前子、白术等同用。广泛用于湿困脾胃证,表现为脘腹痞满、食欲缺乏、泛恶欲吐、口淡不渴、腹痛、泄泻、头身困重、舌苔白腻、脉象濡缓等症。

【常用剂量】 茯苓 10～30 克,泽泻 10～15 克。

【服用方法】 水煎分服。

【注意事项】 凡阴虚而无湿热、虚寒滑精、气虚下陷者,皆慎用。

六、茯苓 枳壳

【药对功效】 茯苓、枳壳为临证常用的燥湿和中、化痰通络药对。茯苓功效详见第 29 页,枳壳功效详见第 123 页。

【药对来源】 茯苓、枳壳伍用,见于《金匮要略》之"茯苓丸"。

【配伍效用】 茯苓、枳壳皆为临证常用的清热祛湿之品。然茯苓为利水渗湿之要药,无论属寒、属热、属虚、属实,皆可应用。

茯苓又能健脾,因脾弱则生湿,脾健则湿不内生,实有标本兼顾之效。并且茯苓先升后降,上行清心火、生津液、开腠理、滋水源,下降利小便,引热外出。枳壳味苦、辛、酸,性偏寒凉,擅长理气宽胸,行滞消胀。两药相配为伍,参合而用,枳壳宽中理气,茯苓淡渗利湿;茯苓利水作用重在健脾渗湿为主,且补益心脾,宁心安神。枳壳功专平气,以理气消胀为主,宜于气火、风痰、食饮诸病。两药协调为用,共奏行气化湿,和中宽胸之功效。

【临证应用】 用于胸闷胁痛,脘腹胀满等症,证属痰停中脘型者(见于慢性胃炎等)。该药对茯苓、枳壳相须为用,功善和中宽胸,燥湿化痰,常与姜半夏、芒硝、党参、白术、干姜、炙甘草、姜黄等配伍同用,以用治中焦停痰伏饮,脾胃失和,运化失司,内生水湿、痰浊之邪而见胸闷胁痛、脘腹胀满等症(见于慢性胃炎等)。

【常用剂量】 茯苓 10~15 克,枳壳 6~10 克。

【服用方法】 水煎分服。

【注意事项】 凡阴虚而无湿热、虚寒滑精、气虚下陷者及孕妇,皆慎用。

七、黄芪 茯苓

【药对功效】 黄芪功效详见第 69 页,茯苓功效详见第 29 页。

【药对来源】 详见第二章第五节第 69 页。

【配伍效用】 详见第二章第五节第 69 页。

【临证应用】 用于纳差、便溏等症,证属脾胃虚弱型者(见于慢性胃炎等)。黄芪、茯苓配伍党参、白术、炒山药同用,以用治脾胃虚弱之纳差、便溏等症。

【常用剂量】 黄芪 10~30 克,茯苓 10~15 克。

【服用方法】 水煎分服,或入丸、散剂。

【注意事项】 凡表实邪盛、湿阻气滞、肠胃积滞、阴虚阳亢、痈疽初起或溃后热毒尚盛者,皆禁用;凡阴虚而无湿热、虚寒滑精、气虚下陷者,皆慎用。

八、藿香　陈皮

【药对功效】　藿香功效详见第 70 页,陈皮功效详见第 42 页。

【药对来源】　详见第二章第五节第 70 页。

【配伍效用】　详见第二章第五节第 70 页。

【临证应用】　用于脘闷痞满、食少纳呆、吐泻并作等症,证属外感暑湿或湿浊内蕴型者(见于急慢性胃炎等)。

1. 藿香、陈皮配伍石菖蒲、黄芩、半夏同用,以用治脘闷痞满症者。若湿热之象明显者,可配加黄连、厚朴共用;对于食少纳呆者,可配加鸡内金、神曲合用;若寒湿内盛之吐泻并作者,可与"藿香正气散"伍用。

2. 藿香、陈皮配伍丁香、半夏、生姜同用,以用治胃寒呕吐。

3. 治外感风寒,内伤饮食,憎寒壮热,头痛呕逆,胸膈满闷,咳嗽气喘及伤冷伤湿,疟疾中暑,霍乱吐泻等症,方取《太平惠民和剂局方》之"藿香正气散":藿香(去土)一两、紫苏一两、茯苓(去皮)一两、半夏曲二两、白术二两、厚朴(去粗皮,姜汁炙)二两、苦桔梗二两、炙甘草二两半。上方为细末,每服二钱,水一盏,姜三片,枣一枚,同煎至七分,热服。如欲汗出,衣被盖,再煎并服。

【常用剂量】　陈皮 3～10 克,藿香 5～10 克,鲜品加倍。

【服用方法】　水煎分服。

【注意事项】　凡实热津亏,阴虚燥咳及咯血、吐血者,皆慎用。

九、佩兰　茯苓

【药对功效】　佩兰功效详见第 71 页,茯苓功效详见第 29 页。

【药对来源】　详见第二章第五节第 72 页。

【配伍效用】　详见第二章第五节第 72 页。

【临证应用】　用于呕恶脘痞,脘闷纳呆,泄泻等症,证属暑湿内蕴型者(见于急慢性胃炎等)。

佩兰、茯苓配伍藿香、砂仁同用,以用治呕恶脘痞等症;配伍炒白术、鸡内金共用,以用治脘闷纳呆等症;若配合藿香、厚朴、苍术合用,以用治暑湿泄泻等症;若兼有小便不利者,配以泽泻、车前草同用。

【常用剂量】 佩兰 5～10 克,鲜品加倍;茯苓 10～15 克。

【服用方法】 水煎分服。

【注意事项】 凡阴虚血燥、虚寒滑精、气虚下陷者,皆慎用。

十、瓦楞子　滑石

【药对功效】 瓦楞子功效详见第 72 页,滑石功效详见第 73 页。

【药对来源】 详见第二章第五节第 73 页。

【配伍效用】 详见第二章第五节第 73 页。

【临证应用】 用于胃脘疼痛等症,证属脾胃气虚型者(见于慢性胃炎等)。瓦楞子、滑石配伍海螵蛸同用,常用治胃酸过多所致之慢性胃炎等病,临床多表现为脘腹隐痛,时作时止,空腹尤甚,得食腹胀,反胃吐减少,倦怠乏力,面色萎黄等症。临证应用时,可与"四君子汤"合用。

【常用剂量】 滑石 10～15 克,瓦楞子 10～15 克。

【服用方法】 水煎分服。外用研末调敷。

【注意事项】 凡肾虚滑精,热病伤津者,皆禁用,孕妇慎用。滑石宜包煎,瓦楞子宜打碎先煎。

十一、鲜佩兰　鲜荷叶

【药对功效】 鲜佩兰、鲜荷叶为临证常用清暑利湿、芳香化浊药对。

1. 鲜佩兰 为菊科植物佩兰的地上部分,以气香如兰而得其称呼。性平,味辛。归脾、胃、肺经。具有芳香化湿,醒脾开胃,发表解暑的功效。

2. 鲜荷叶　为睡莲科植物莲的新鲜叶片。性平，味苦。归肝、脾、胃经。具有清热解暑，升发清阳，凉血止血的功效。鲜荷叶多用于夏季，解暑效佳。

【**药对来源**】　鲜佩兰、鲜荷叶伍用，见于《时病论》之"芳香化浊法"。

【**配伍效用**】　佩兰擅长解暑化湿，辟秽和中，具有芳香化浊、醒脾和胃的功效，是脾胃病及夏月感受暑湿之邪首选之佳品。用治暑湿证或湿温证，表现为恶寒发热，头胀而重，胸闷纳呆，舌苔白腻等症，常配伍藿香、荷叶等同用，以解暑邪，化浊升清。荷叶生水土之下，污秽之中，挺然独立，有长养生发之气，能清暑热，除烦渴，升发清阳，上清头目，中助运化，下利湿邪，且能凉血散瘀止血，有止血而不留瘀之特点。两药同入脾、胃二经，佩兰气香而温，味辛而散，重在解暑化湿，荷叶苦辛性凉，清香升散，解暑化湿的同时兼有补助脾胃、升发清阳之效。两药相配为伍，参合而用，相须为用，相得益彰，共奏清暑利湿、芳香化浊之功效，用治暑热烦渴、暑湿内蕴、头目眩晕、呕恶食少甚妙。以鲜品入药，其效更佳。

【**临证应用**】　用于胸脘满闷、食欲缺乏、恶心呕吐等症，证属湿阻脾胃型者（见于急慢性胃炎等）。

1. 鲜佩兰、鲜荷叶常与鲜藿香配伍同用，用于夏、秋之季，除表里内外一切阴霾湿浊之邪。

2. 该药对相须为用，配伍陈皮、制半夏、大腹皮、厚朴、鲜荷叶同用，即《时病论》之"芳香化浊法"，以用治五月霉湿。配以薄荷叶、冬桑叶、大青叶、鲜竹叶、青箬、活水芦笋共用，即《增补评注温病条辨》之"七叶芦根汤"，以用治秋后伏暑。配加佩兰叶、荷叶、枇杷叶、芦根、鲜冬瓜合用，即（《重订广温热论》）之"五叶芦根汤"，以用治温暑初起。

【**常用剂量**】　鲜佩兰 10～20 克，鲜荷叶 15～30 克。

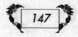

【服用方法】 水煎分服。

【注意事项】 凡体质瘦弱、气血虚弱者,皆慎用。不宜久煎。

第五节　安神、熄风、开窍、
理血类药对

一、茯苓　麦冬

【药对功效】 茯苓功效详见第29页,麦冬功效详见第74页。

【药对来源】 详见第二章第六节第74页。

【配伍效用】 详见第二章第六节第74页。

【临证应用】 用于呕吐、胃痛等症,证属中焦脾胃亏虚型者(见于慢性胃炎等)。茯苓、麦冬药对,以用治慢性胃炎,证属中焦脾胃亏虚,升降失常,运化无力者,表现为畏食、纳少、腹胀、呕吐、便秘、乏力等症,常合并木香、砂仁、陈皮、枳壳等同用。

【常用剂量】 茯苓9～15克,麦冬6～12克。

【服用方法】 水煎分服。

【注意事项】 凡虚寒及暴感风寒咳嗽者,皆不宜使用。

二、赤芍　白芍

【药对功效】 赤芍功效详见第77页,白芍功效详见第32页。

【药对来源】 详见第二章第七节第77页。

【配伍效用】 详见第二章第七节第77页。

【临证应用】 用于胸腹疼痛等症,证属血热或血虚型者(见于慢性胃炎等)。

1. 用于肝郁血滞之胸胁疼痛,腹痛坚积等症,可与柴胡、郁金、川芎、延胡索等伍用。

2. 现代名中医施今墨先生惯以炒赤芍、炒白芍伍用,两药善入阴分,一补一泻,以达相辅相成之作用。白芍敛阴,赤芍凉血,两药相配合用,而退血分之热(敛阴凉血而不恋邪)。白芍柔肝,赤芍行血,两药参合而用,镇痛之功益彰。故凡腹痛坚积,经闭目赤,因于积热者其效更著。若营卫不和,气血不调,络道不畅,肢体疼痛者,可与柴胡、桂枝伍用,其效更佳。

【常用剂量】 赤芍 10~15 克,白芍 10~15 克。

【服用方法】 水煎分服。

【注意事项】 阳衰虚寒者,忌用。赤芍、白芍皆反藜芦。

三、丹参 檀香

【药对功效】 丹参功效详见第 27 页,檀香功效详见第 79 页。

【药对来源】 详见第二章第七节第 79 页。

【配伍效用】 详见第二章第七节第 79 页。

【临证应用】 用于心腹疼痛等症,证属气滞血瘀型者(见于各种急慢性胃炎等)。该药对可用于气滞血瘀所致之多种心腹疼痛,其与砂仁组成"丹参饮",常用于胃脘疼痛等疾病的用治。

【常用剂量】 丹参 10~15 克,檀香 3~6 克。

【服用方法】 水煎分服。

【注意事项】 该药对行气活血效力较大,不宜长期大量使用,否则易于耗伤气血。

四、葛根 丹参

【药对功效】 葛根、丹参为临证常用的活血化瘀药对。

1. 葛根 为豆科植物野葛或甘葛藤的干燥根。性平,味甘、辛。归脾、胃经。具有解肌退热,生津,透发麻疹,升阳止泻的功效。

2. 丹参 详见第二章第三节第 27 页。

【药对来源】 葛根、丹参伍用,见于《祝谌予临床经验集》。

【配伍效用】 葛根入于气分,轻扬升发,能解肌退热,生津止渴,舒筋和脉,具有扩张心脑血管,改善血液循环,降低血糖的作用。主治外感发热,头项强痛,麻疹初起,疹出不畅,温病口渴,消渴病,泄泻,痢疾,高血压,冠心病等。丹参入于血分,功善活血化瘀,能祛瘀生新,凉血消痈,养血安神,降低血糖。主治妇女月经不调,痛经,经闭,产后瘀滞腹痛,心腹疼痛,癥瘕积聚,热痹肿痛,跌打损伤,热入营血,烦躁不安,心烦失眠,痈疮肿毒等症。两药相配为伍,参合而用,气血同治,相辅相成,共奏活血化瘀,生津通脉之功效,且能扩张血管,降低血糖。

【临证应用】 用于胃脘不适、疼痛等症,证属血瘀型者(见于慢性胃炎等)。

【常用剂量】 葛根 10～20 克,丹参 10～15 克。

【服用方法】 水煎分服。

【注意事项】 该药对性味较为平和,无严格禁忌证。

五、乳香 没药

【药对功效】 详见第二章第七节第 80 页。

【药对来源】 详见第二章第七节第 81 页。

【配伍效用】 详见第二章第七节第 81 页。

【临证应用】 用于胃脘久痛不愈等症,证属血瘀气滞型者(见于慢性胃炎等)。

【常用剂量】 乳香 6～10 克,没药 6～10 克。

【服用方法】 乳香:水煎分服,宜炒去油用,外用研末调敷。没药:煎服,外用研末外敷。

【注意事项】 凡孕妇、月经过多者,皆忌用;胃弱易呕者,慎用。

六、蒲黄 白术

【药对功效】 蒲黄、白术为临证常用的活血散瘀、收敛止血药对。

1. 蒲黄 为香蒲科植物水烛香蒲、东方香蒲或同属植物的干燥花粉。性平,味甘。归肝、心包经。具有止血,化瘀,利尿的功效。

2. 白术 详见第二章第八节第 86 页。

【药对来源】 蒲黄、白术伍用,见于《东医宝鉴》之"开郁四物汤"。

【配伍效用】 生蒲黄擅长收敛止血,兼有活血散瘀之功,为止血行瘀之良药,有止血而不留瘀的特点,对出血证无论属寒、属热,有无瘀滞,皆可应用,但以属实夹瘀者尤为适宜。白术具有补脾益胃,燥湿合中的作用,被前人誉之为"脾脏补气健脾第一要药"。白术既擅长补气以复脾运,又能燥湿、利尿以除湿邪。两药相配为伍,参合而用,一温一凉,蒲黄得白术补气健脾则活血散瘀之功增强,且无留瘀之弊;白术得蒲黄之辛凉则燥湿化痰之力益彰,且无温燥太过之嫌。两药相配伍用,相须相使,补气以行血,共奏活血散瘀,燥湿化痰,疏利窍络之功效。

【临证应用】 用于胃脘不适、疼痛,食欲缺乏等症,证属痰瘀互结型者(见于慢性萎缩性胃炎等)。蒲黄、白术配伍党参、山药、北沙参、香附、枳壳、丹参、三七、莪术、川芎、延胡索、白芍、甘草等同用,具有行气活血、健脾益胃、疏肝理气之功效,可用治慢性萎缩性胃炎等。

【常用剂量】 蒲黄 6～10 克,白术 6～10 克。

【服用方法】 蒲黄:水煎分服,包煎,止血多炒用,化瘀、利尿多生用。白术:煎服,炒用可增强补气健脾止泻作用。

【注意事项】 失血之初者,慎用蒲黄;凡热病伤津及阴虚燥渴者,皆不宜使用。

七、蒲黄 五灵脂

【药对功效】 蒲黄、五灵脂为临证常用的活血行瘀、散结镇痛药对。

1. 蒲黄 详见第三章第五节第 151 页。

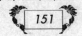

2. 五灵脂　为鼯鼠科动物复齿鼯鼠的粪便。性温，味苦、咸、甘。归入肝经。具有活血镇痛，化瘀止血的功效。

【药对来源】　蒲黄、五灵脂伍用，见于《太平惠民和剂局方》之"失笑散"。

【配伍效用】　蒲黄专入血分，生用功善活血消瘀，且能凉血止血；炒用性涩，擅长止血。主治吐血，咯血，衄血，血痢，便血，崩漏，外伤出血，心腹疼痛，经闭腹痛，产后瘀痛，痛经，跌仆肿痛，血淋涩痛，带下，重舌，口疮，聤耳，阴下湿痒等症。五灵脂味甘性温，气味俱厚，专走血分，功专活血祛瘀，行气镇痛，炒用有祛瘀镇痛之功。主治瘀血阻滞诸痛证，如胸、胁、脘、腹刺痛，痛经、经闭，产后瘀滞腹痛及骨折痛，出血证属瘀血内阻血不循经者，如妇女血瘀崩漏等，蛇及蝎、蜈蚣咬伤等。两药生品伍用，生蒲黄性滑而行血，五灵脂气臊而散血，皆能入厥阴而活血镇痛，同入于血分，寒温相宜，相须为用，共奏通利血脉、活血散瘀、推陈出新、消肿镇痛之功效。《古今名中医方论》载："用灵脂之甘温走肝，生用则行血；蒲黄甘平入肝，生用则破血；佐酒煎以行其力，庶可直抉厥阴之滞，而有其推陈致新之功，甘不伤脾，辛能逐瘀，不觉诸证悉除，直可以一笑置之矣。"炒炭同用，则有祛瘀止血之功效，适用于瘀血引起的出血诸证。

【临证应用】　用于胃脘不适、疼痛等症，证属气滞血瘀型者（见于腹痛、胃痛等）。取该药对可用治慢性萎缩性胃炎，证属阴虚木横伴有瘀血者。用治脘、腹等部刺痛，可适当配伍引经药物。如用治胸脘腹痛，可配伍延胡索、乳香、当归等同用。

【常用剂量】　蒲黄 6～10 克，五灵脂 6～12 克。

【服用方法】　水煎分服，包煎。研末外撒或调敷，止血多炒用，化瘀、利尿多生用。

【注意事项】　凡失血之初、血虚无瘀者及孕妇，皆慎用。人参畏五灵脂，一般不宜合用。

第六节 补益类药对

一、白术 炙甘草

【药对功效】 白术功效详见第 86 页,炙甘草功效详见第 87 页。

【药对来源】 详见第二章第八节第 87 页。

【配伍效用】 详见第二章第八节第 87 页。

【临证应用】 用于面色萎黄,语声低微,气短乏力,食少便溏,舌淡苔白,脉虚弱等症;或肝脾不调,腹中拘急作痛等症,证属脾胃虚弱型者(见于慢性胃炎等)。对于素体脾胃虚弱,胃脘部剧烈疼痛者,可用该药对水煎,频频服用。《太平惠民和剂局方》之"四君子汤",即为该药对配加人参、茯苓共用,以用治脾胃气虚证。该药对配伍茯苓、桂枝同用,可用治脾虚水停诸证。

【常用剂量】 白术 6～12 克,炙甘草 3～9 克。

【服用方法】 水煎分服。

【注意事项】 凡湿盛中满腹胀,水肿,阴虚内热,胃阴不足,阴津亏损者,皆不宜使用。甘草反海藻、大戟、甘遂、芫花。

二、百合 乌药

【药对功效】 百合功效详见第 88 页,乌药功效详见第 57 页。

【药对来源】 详见第二章第八节第 88 页。

【配伍效用】 详见第二章第八节第 88 页。

【临证应用】 用于胃脘不适、疼痛,口干唇燥等症,证属气滞阴虚型者(见于慢性胃炎等)。

1. 该药对加减可用治慢性胃炎之胃脘疼痛,无论热痛、寒痛,皆可配伍而用。对于热痛者,可配伍陈皮、延胡索、川楝子、白芍、甘草等同用;对于寒痛者,可配以高良姜、香附、延胡索、砂仁等共用。

2. 可根据病情调整百合与乌药的比例，取百合 12 克，乌药 15 克合用，对消除脘腹痞满等症，疗效甚佳。

3. 生百合、乌药配伍川楝子、荔枝核同用，为"百合荔楝乌药汤"，可用治胃脘疼痛、腹胀、恶心、吞酸、食少纳呆等症，证属阴虚气滞型者。

【常用剂量】　百合 10～30 克，乌药 6～10 克。

【服用方法】　水煎分服。

【注意事项】　百合寒润，凡风寒咳嗽或中寒便溏者，皆忌用。

三、炒白术　炒山药

【药对功效】　详见第二章第八节第 89 页。

【药对来源】　详见第二章第八节第 90 页。

【配伍效用】　详见第二章第八节第 90 页。

【临证应用】　用于大便溏泄，舌淡苔白，脉缓或濡弱等症，证属脾虚食少体弱型者（见于慢性胃炎等）。

该药对配伍附子、肉桂、人参、黄芪等同用，可用治脾肾虚寒，脘腹冷痛，肢厥不温等症。

【常用剂量】　炒白术 9～15；炒山药 9～30 克。

【服用方法】　水煎分服，或研末入丸、散剂吞服。

【注意事项】　脾虚水肿者，忌用。

四、附子　肉桂

【药对功效】　附子功效详见第 85 页，肉桂功效详见第 25 页。

【药对来源】　详见第二章第八节第 90 页。

【配伍效用】　详见第二章第八节第 90 页。

【临证应用】　用于寒冷腹痛等症，证属脾阳不振型者（见于慢性胃炎等）。附子、肉桂配合"理中丸"同用，可用治脾胃虚寒，腹部冷痛,呕吐泻泄等症。

【常用剂量】　附子6～10克,肉桂2～5克。

【服用方法】　水煎分服。

【注意事项】　附子有毒,宜先煎,久煎;肉桂宜后入,恶生姜、石脂。

五、党参　茯苓

【药对功效】　党参功效详见第92页,茯苓功效详见第29页。

【药对来源】　详见第二章第八节第92页。

【配伍效用】　详见第二章第八节第92页。

【临证应用】　用于脾虚湿困,头身困重,晨起精神不佳,面色萎黄,精神疲惫,食欲减退等突出,并多伴见脘腹胀闷、功能性消化不良、大便溏薄等症,证属脾胃气虚型者(见于慢性胃炎等)。该药对配伍山药(炒)、薏苡仁(炒)、甘草(蜜炙)、白术等同用,可用治脾虚湿困,食欲缺乏,脘腹胀闷,神疲乏力,面色萎黄,舌淡嫩,苔白腻,脉虚缓等症。

【常用剂量】　党参10～30克,茯苓10～15克。

【服用方法】　水煎分服。

【注意事项】　党参大剂量应用,可用4倍党参代替人参。

六、党参　丹参

【药对功效】　党参功效详见第92页,丹参功效详见第27页。

【药对来源】　详见第二章第八节第93页。

【配伍效用】　详见第二章第八节第93页。

【临证应用】　用于胃脘不适、疼痛诸症,证属气虚血瘀型者等(见于慢性胃炎等)。该药对配伍女贞子、生黄芪、薏苡仁等共用,可用治气虚血瘀所致之胃脘疼痛诸症。该药对配伍苦参、北沙参、玄参合用,可用治虚热腹胀,表现为瘀热内结腹胀,功能性消化不良等症。

【常用剂量】 党参 10～30 克,丹参 5～15 克。

【服用方法】 水煎分服。

【注意事项】 党参,丹参皆反藜芦。丹参酒炒可增强活血之力。

七、茯苓 白术

【药对功效】 茯苓功效详见第29页,白术功效详见第86页。

【药对来源】 详见第二章第八节第94页。

【配伍效用】 详见第二章第八节第94页。

【临证应用】 用于脾虚诸证,表现为食少纳呆,胃脘满闷,便溏泄泻等症,证属脾失健运所致之水湿内停型者(见于慢性胃炎等)。该药对配伍人参、甘草同用,即"四君子汤",可用治脾胃虚弱证,表现为倦怠乏力,食少等症。临床上该药对剂量调配的变化,决定了所治病证之不同。若用治中虚水气证,白术与茯苓用量比例是1:2,方如"苓桂术甘汤";若用治水气热证,白术与茯苓用量比例是1:1,方如"五苓散"。

【常用剂量】 茯苓 10～15 克,白术 5～15 克。

【服用方法】 水煎分服。

【注意事项】 白术健脾补气宜炒用,燥湿利水宜生用。

八、石斛 天花粉

【药对功效】 石斛、天花粉为临证常用的生津止渴药对。

1. 石斛 为兰科植物环草石斛、马鞭石斛、黄草石斛、铁皮石斛或金钗石斛的茎。性微寒,味甘。归胃、肾经。具有益胃生津,滋阴清热的功效。

2. 天花粉 又称为"瓜蒌根",为葫芦科多年生宿根草质藤本植物瓜蒌的干燥块根。其性凉而润,味甘、苦、酸。归肺、胃经。具有清热泻火,生津止渴,消肿排脓的功效。

【药对来源】 石斛、天花粉伍用,见于《时病论》之"清热保津法方"。

【配伍效用】 石斛具有益胃生津,滋阴清热的作用。主治热病伤津,低热烦渴,口燥咽干,舌红少苔,胃阴不足,口渴咽干,食少呕逆,胃脘嘈杂、隐痛或灼痛,舌光少苔,肾虚目弱,视力减退,内障失明,肾虚痿痹,腰脚软弱等症。天花粉既能清热泻火、生津止渴,又能通行经络、消肿排脓。两药相配为伍,相须为用,共奏生津止渴之功效。

【临证应用】 用于胃脘疼痛等症,证属胃阴亏虚型者(见于慢性萎缩性胃炎等)。该药对配伍麦冬、玉竹、乌梅、山楂、白芍等同用,可用治胃阴亏虚引起之慢性萎缩性胃炎。

【常用剂量】 石斛 6~12 克,天花粉 10~20 克。

【服用方法】 水煎分服,研末入丸、散剂吞服。

【注意事项】 阴虚火旺者,忌用;凡过敏体质者及孕妇,皆慎用。

九、人参 附子

【药对功效】 人参、附子为临证常用补气固脱、回阳救逆药对。

1. 人参 为五加科植物人参的根。性平,味甘、微苦。归肺、脾、心经。具有大补元气,补肺健脾,生津止渴,安神益智仁的功效。

2. 附子 详见第二章第八节第 85 页。

【药对来源】 人参、附子伍用,见于《圣济总录》之"参附汤"。

【配伍效用】 人参具有大补元气,补脾益肺,生津,安神的作用。主治气虚欲脱,脉微欲绝,脾虚倦怠乏力,食欲缺乏,呕吐,泄泻,肺虚气短,咳嗽,喘促,体虚多汗,气虚津伤口渴,消渴,失眠多梦,惊悸健忘,血虚萎黄,肾虚阳痿,尿频及一切气血津液不足之证。附子味辛性热,具有回阳救逆,温肾助阳,祛寒镇痛的作用。附子纯阳,其性走而不守,上能助心阳以通脉,下可补肾阳以益火,是一味温补命门之火,温里固阳救逆之要药,被称为"回阳救逆第一品药"。本品辛甘大热,有峻补元阳、益火消阴之效,能益命门火而暖脾胃,助阳化气以利水消肿,用于肾阳不足、命门火衰所致之畏寒肢冷、阳痿、尿频等症。此外,附子气雄性悍,走而不守,能温经通络,可通行十二经脉、祛寒除湿、温经镇痛。人参以补气强心为主,附子以助阳强心为要。人参、附子伍用,人参益气固脱,大补元气而固脾胃后天;附子辛而大热,回阳救逆,补元阳而温中。附子得人参之佐,回阳祛寒之功更强;人参得附子之助,补气固脱之力更著。两药配伍是用治阳衰阴盛证之上佳配伍,大温大补,力专效宏,能振奋元阳,益气固脱。参附相配合用,回阳之中有益阴之效,益阴之中有助阳之功,盖两药相须为用,共奏上温心阳,下补命火,中助脾土之功效。

【临证应用】 用于呕吐不食,手足俱冷等症,证属脾肾阳虚型者(见于慢性胃炎等)。

【常用剂量】 人参6～10克,附子6～10克。

【服用方法】 水煎分服。

【注意事项】 凡孕妇及阴虚阳亢者,皆禁用。

十、北沙参　麦冬

【药对功效】 北沙参、麦冬为临证常用的滋养肺胃之阴药对。

1. 北沙参 为伞形科植物珊瑚菜的根。性微寒,味甘。归肺、胃经。具有养阴清肺,益胃生津的功效。

2. 麦冬 详见第二章第六节第74页。

【药对来源】 北沙参、麦冬伍用,见于《温病条辨》之"沙参麦冬汤"。

【配伍效用】　北沙参能补肺阴、润肺燥,兼能清除肺热。适用于阴虚肺燥有热之干咳少痰、咯血或咽干声哑等症,还可补益胃阴,生津止渴,兼清胃热。主治阴虚久咳,劳嗽痰血,燥咳痰少,虚热喉痹,津伤口渴等症。麦冬能养阴润肺、化痰止咳,本品味甘柔润,性偏苦寒,擅长滋养胃阴、生津液、润肠燥;麦冬入于心经,还能养心阴,清心热,可用治心阴不足所引起的心烦、失眠、心悸、怔忡等症。沙参与麦冬皆味甘性寒,均有滋阴清热之功。两药合用在养阴生津方面有相加作用,两药的性味归经亦大致相似,但北沙参体轻质松,多入上焦,清肺热,养肺阴;麦冬甘寒柔润,善入中焦,清胃热,益胃阴,又入心经而清心火,益心气。两药相配为伍,相辅相成,相须为用,肺、胃、心三脏同治,其功效更加卓著。

【临证应用】　用于舌干口渴、胃脘疼痛、饥不欲食、呃逆、大便干结等症,证属胃阴亏虚燥热型者(见于慢性胃炎等)。北沙参、麦冬与玉竹等配伍同用,可用治热伤胃阴,津液不足,口渴咽干,舌红少苔等症,方如《温病条辨》之"益胃汤"。

【常用剂量】　北沙参 9～15 克,麦冬 6～12 克。

【服用方法】　水煎分服。

【注意事项】　凡虚寒泄泻、湿浊中阻、风寒或寒痰咳喘、痰热咳嗽者,皆禁用。

十一、北沙参　党参

【药对功效】　北沙参、党参为临证常用补益肺胃、益气养阴药对。北沙参功效详见第 158 页,党参功效详见第 92 页。

【药对来源】　北沙参、党参伍用,见于《得配本草》之"上党参膏"。

【配伍效用】　北沙参善能补肺阴、润肺燥,兼能清除肺热,还可补益胃阴,生津止渴,兼清胃热。主治阴虚久咳,劳嗽痰血,燥咳痰少,虚热喉痹,津伤口渴等症。党参既能补脾肺之气,气能生血,还能生津,又兼补血生津之功。两药相须配伍,用治肺胃气阴两虚所致之各种病症。两药相配合用,共奏补气养阴之功效。

【临证应用】 用于津液不足而出现胃痛、口渴、舌红少苔等症,证属胃气阴虚型者(见于慢性胃炎等)。《得配本草》之"上党参膏",用该药对以"补养中气,调和脾胃"。

【常用剂量】 北沙参 9～15 克,党参 9～30 克。

【服用方法】 水煎分服。

【注意事项】 《得配本草》曰:"气滞、怒火盛者,禁用。"

第七节　止咳、化痰、平喘类药对

一、半夏　陈皮

【药对功效】 半夏功效详见第 19 页,陈皮功效详见第 42 页。

【药对来源】 详见第二章第九节第 95 页。

【配伍效用】 详见第二章第九节第 95 页。

【临证应用】 用于痰湿诸证,表现为胸闷恶心,脘腹胀满,呕吐,苔腻脉滑等症,证属脾胃不和,痰湿内停,胃失和降型者(见于急慢性胃炎等消化系统疾病)。

1. 对于脾胃不和,胃气上逆之恶心、呕吐、反胃、呃逆、胸闷、上腹部胀满等症,两药合用又擅长理气和胃降逆,具有较好的疗效。随证加味可用于多种原因所致之胃气上逆:若外感寒湿所致者,可配伍藿香、紫苏叶、白芷、厚朴等同用,方如"藿香正气散";对于痰湿内阻者,可配伍茯苓、甘草共用,以组成"二陈汤"用治;对于内伤食积者,可配伍麦芽、神曲、莱菔子等合用,以组成"保和丸"用治;对于脾虚湿阻者,配取"四君子汤"而成"六君子汤"用治;对于肺胃虚弱,寒痰停积者,配伍生姜同用,组成《太平惠民和剂局方》之"橘皮半夏汤"用治。

2. 《太平惠民和剂局方》之"橘皮半夏汤":陈皮(去白)、半夏各

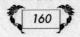

七两,上二件,碾为粗散。每服三钱,生姜十片,水二盏,煎至一中盏,去滓温服,不拘时候。留二服滓并作一服,再煎服。治肺胃虚弱,好食酸冷,寒痰停积,呕逆恶心,涎唾稠黏,或积吐,粥药下,手足逆冷,目眩身重;又治伤寒时气,欲吐不吐,欲呕不呕,昏聩闷乱,或饮酒过多,中寒停饮,喉中涎声,干哕不止。

3. 含该药对的古方还有很多,如《丹溪心法》之"保和丸"、《三因极一病证方论》之"温胆汤"、《症因脉治》之"香苈二陈汤"、《小儿药证直诀》之"异功散"、《太平圣惠方》之"半夏散"、《济生方》之"导痰汤"等。对因痰所致之各种病证,可视兼夹证的不同,酌情加减使用。

【常用剂量】 陈皮3～9克,半夏3～9克。

【服用方法】 水煎分服。

【注意事项】 药对性温燥,故凡热痰、燥痰之证及妊娠期,皆不宜使用。陈皮的单体成分如橙皮苷、甲基查耳酮、陈皮油等有一定的毒性。陈皮油乳剂胆道给药后,个别病例有腹痛、呕吐、发热等不良反应。

二、麦冬　半夏

【药对功效】 麦冬功效详见第74页,半夏功效详见第19页。

【药对来源】 详见第二章第九节第97页。

【配伍效用】 详见第二章第九节第97页。

【临证应用】 用于呕吐反复发作,或时干呕、恶心、口燥咽干、饥不思食、胃脘嘈杂、呃逆、舌红少苔、脉细数等症,证属胃阴亏损型者(见于慢性胃炎等)。

1. 对于呕吐呃逆,热病后期,余热未清,气津两伤,胃气不和,或胃阴不足,气逆反胃之呕吐、呃逆等症,可选用该药对用治,并根据病、症之不同,酌配其他药物。如热病伤阴,胃气不和,呕吐呃逆,口渴,身倦乏力等症,配加竹叶、石膏、人参等,以组成《伤寒论》

之"竹叶石膏汤":竹叶、生石膏、半夏、麦冬、人参、甘草、粳米用治。

2. 对于气阴两虚,呕哕吐食,烦热者,可与陈皮、茯苓、枇杷叶配伍,组成《太平圣惠方》之"麦门冬散":麦冬、半夏、陈皮、茯苓、甘草、枇杷叶、人参、生姜、大枣。

3. 对于胃炎等病,表现为胃阴不足之气逆呕吐或气阴两虚之呕哕吐食,烦热恶心等症者,以《金匮要略》之"麦门冬汤"为基础方加减用治,皆可选用麦冬、人参、半夏、粳米、甘草、大枣配伍而用,以清补和胃,降逆止呕。

【常用剂量】 麦冬 6~12 克,半夏 3~9 克。

【服用方法】 水煎分服。

【注意事项】 妊娠期慎用。半夏与乌头相反。

三、枇杷叶　半夏

【药对功效】 枇杷叶、半夏为临证常用的止咳化痰药对。

1. 枇杷叶 为蔷薇科植物枇杷的干燥叶。性微寒,味苦。归肺、胃经。具有清肺止咳,和胃降气的功效。

2. 半夏 详见第二章第一节第 19 页。

【药对来源】 枇杷叶、半夏伍用,见于《活幼心书》之"至圣散"。

【配伍效用】 枇杷叶可宣,可清,可润,有痰或无痰皆可使用。本品蜜炙后,能清肺润燥、化痰止咳、下气平喘;枇杷叶生用,可清胃热、降胃气、止呕逆。半夏辛开散结,能走能散,化痰消痞,为燥湿化痰、温化寒痰之要药,尤善治脏腑之湿痰;既能燥湿化痰又能降逆止呕、散结消痞。枇杷叶蜜炙能清肺润燥、化痰止咳。半夏主燥,辛开散结,能走能散,能化痰消痞。两药相配为伍,相使为用,一降一散,一燥一润,一寒一温,散降并施,燥润相随,寒温并用,相反相成。枇杷叶得半夏润肺而无留痰之弊,半夏得枇杷叶燥湿而无劫阴之伤。两药配伍合用,下气降逆,既可入肺而祛痰止咳,又能入胃而燥湿止呕;既能增效又互制其短,共奏祛稀痰、止咳嗽之功效。

【临证应用】 用于恶心、呕吐等症,证属胃逆呕哕型者(见于急、慢性浅表性胃炎等)。用治恶心呕吐,咳嗽痰滞,胸脘痞闷等症,以该药对为基础,可配合应用《金匮要略》之"大半夏汤":半夏、人参、白蜜。用治呕吐,心下有支饮,痞闷等症,可配合应用《金匮要略》之"小半夏汤":半夏、生姜。

【常用剂量】 枇杷叶6~9克,半夏3~9克。

【服用方法】 水煎分服。枇杷叶宜包煎。现代名中医施今墨先生取枇杷叶入药,多用蜜炙之品,一则防其未去净之毛对咽喉的刺激,二则增强润肺止咳之力。

【注意事项】 凡血证、阴虚者及孕妇,皆忌用。半夏:反乌头。中毒症状为喉舌烧灼疼痛、肿胀、流涎、言语不清、吞咽困难、腹痛、呼吸迟缓而不规整、心悸,甚至喉头痉挛、窒息,最后因呼吸麻痹而死亡。枇杷叶入药时须去毛,以防刺激咽喉而致咳。

四、紫苏子　莱菔子

【药对功效】 紫苏子、莱菔子为临证常用的降气祛痰、消食开郁药对。

1. 紫苏子 为唇形科紫苏属植物紫苏和野紫苏的成熟果实。性温,味辛。归肺、大肠经。具有降气化痰,止咳平喘,润肠通便的功效。

2. 莱菔子 为十字花科植物萝卜的成熟种。性平,味辛、甘。归脾、胃、肺经。具有消食除胀,降气化痰,止咳平喘的功效。

【药对来源】 紫苏子、莱菔子伍用,见于《韩氏医通》之"三子养亲汤"。

【配伍效用】 紫苏子入肺降气消痰、止咳平喘。莱菔子具有消食导滞,下气化痰的作用。因其入于肺经,降气化痰,止咳平喘之功甚善，故朱震亨有"莱菔子治痰，有推墙倒壁之功。"之说。紫苏子、莱菔子皆能降逆顺气，皆能下气消痰、止咳平喘。但莱菔子破积消痰之力较紫苏子为强，且能利气宽中、消食导滞；紫苏子散气甚捷，下气开郁之力优于莱菔子，且能温中降逆。两药相配为对，相须为用，消降兼施，既加强了降气祛痰之力，又有较好的消食和中、除满开郁之功效。

【临证应用】　用于胸腹胀闷，食积，肠燥便秘等症，证属食积气滞、胃气失和型者（见于急慢性胃炎等）。用治食积气滞、胃气失和之脘闷腹胀、恶心呕吐等症，两药相配伍用，以消食化痰，并酌配神曲、山楂、麦芽等消食药用治。

【常用剂量】　紫苏子 3～9 克，莱菔子 4.5～9 克。

【服用方法】　水煎分服，或入丸、散剂吞服。

【注意事项】　凡体虚气弱之人，尚无痰气互结者，皆慎用。莱菔子，生品多服可致恶心呕吐，除用于引吐风痰、食积者外，一般都炒用。《日华子本草》曰："不可以与地黄同食。"

第八节　固涩、散结及其他类药对

一、赤石脂　禹余粮

【药对功效】　赤石脂、禹余粮为临证常用的涩肠止泻（痢、血、）药对。

1. 赤石脂　为硅酸盐类矿物多水高岭石族多水高岭石，主要含有水硅酸铝。性温，味甘、涩。归大肠、脾经。具有涩肠止泻，收敛止血，涩精止带，敛疮生肌的功效。

2. 禹余粮　为氢氧化物类矿物褐铁矿，主要含有碱式氧化铁。性平，味甘、涩。归脾、胃、大肠经。具有涩肠止泻，收敛止血，止带的功效。

【药对来源】　赤石脂、禹余粮伍用，见于《伤寒论》之"赤石脂

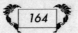

禹余粮汤"。

【配伍效用】 赤石脂、禹余粮为临证常用的涩肠止泻之品。然赤石脂甘酸涩温,能涩肠止泻、止血生肌、止带。禹余粮味甘、涩,性平,功能涩肠止泻、收敛止血、止带。赤石脂、禹余粮味皆甘、涩,均可涩肠止泻、收敛止血、止带,两药相配为伍,相须为用,共奏涩肠、固崩漏、止带下之功效。

【临证应用】 用于泻痢日久,滑脱不禁等症,证属脾胃虚寒型者(见于慢性胃炎等)。

1. 赤石脂、禹余粮相配伍用,出自《伤寒论》之"赤石脂禹余粮汤":赤石脂(碎)30克,禹余粮(碎)30克。上2味,以水1.2升,煮取400毫升,去滓,分3次温服。收敛固脱,涩肠止泻。主治久泻、久痢,肠滑不能收摄者。

2. 用治脾胃虚弱久泻,该药对伍用黄芪、人参、白术、茯苓、甘草等同用,以益气健脾、固脱止泻。

3. 用治脾肾阳虚之"五更泄",该药对伍用补骨脂、吴茱萸、干姜、附子、白术等温肾暖脾药共用,以温肾健脾、固涩止泻,收效甚佳。

【常用剂量】 赤石脂10~20克,禹余粮10~20克。

【服用方法】 水煎分服。

【注意事项】 凡急性肠炎及痢疾初起者,皆不宜使用;湿热积滞者,忌用;孕妇慎用。

二、茯苓 益智仁

【药对功效】 茯苓功效详见第29页,益智仁功效详见第98页。

【药对来源】 详见第二章第十节第98页。

【配伍效用】 详见第二章第十节第98页。

【临证应用】 用于腹痛、胃脘部寒痛等症,证属脾胃虚寒型者

（见于慢性胃炎等）。

1. 用治脾胃虚寒之胃痛，可配伍炙黄芪、桂枝、白芍、制附子、干姜、白术、茯苓、陈皮、木香等同用，以温中散寒，健脾和胃。

2. 用治脾胃虚寒之腹痛，可伍以桂枝、芍药、饴糖、蜀椒、干姜、人参等共用，以温中补虚，降逆镇痛。

【常用剂量】　茯苓 10～15 克，益智仁 3～6 克。

【服用方法】　水煎分服。

【注意事项】　凡阴虚火旺或因热而患遗滑崩带者，皆忌用。

三、海浮石　瓦楞子

【药对功效】　海浮石功效详见第 99 页，瓦楞子功效详见第 72 页。

【药对来源】　详见第二章第十节第 99 页。

【配伍效用】　详见第二章第十节第 99 页。

【临证应用】　用于胃痛、泛吐酸水等症，证属痰火郁结型者（见于胆汁反流性胃炎等）。用治胃痛吐酸等症，可伍加黄连、吴茱萸等同用，以制酸镇痛。

【常用剂量】　浮石 10～15 克，瓦楞子 10～30 克。

【服用方法】　水煎分服，宜打碎先煎。

【注意事项】　瓦楞子化痰软坚宜生用，制酸宜煅用。

第四章　上消化道出血

上消化道出血,是指屈氏韧带以上(包括食管、胃、十二指肠及胆管等)消化道的出血,其主要临床表现为呕血和黑粪。按出血量的多少和出血速度的快慢可分为急性和慢性,临床上以急性上消化道出血多见。一般认为,上消化道一次出血量达 60～00 毫升以上即可表现为黑粪,胃内残留血量在 250～300 毫升可出现呕血。

上消化道出血是内科常见病、多发病,占内科住院病人的 2.4%～10.3%。本病好发于冬、春两季,男性多于女性,以中青年多见,老年患者以消化道肿瘤出血为多。而酗酒、暴饮暴食、劳累过度、服用水杨酸及糖皮质激素类药物等是诱发上消化道出血的最常见因素。本病的病死率与病因、病种、年龄等因素有关,其中肝硬化合并食管胃底静脉曲张破裂出血的病死率可高达 50%。上消化道出血属中医学"吐血、便血、结阴"等范畴。

中医学认为,上消化道出血的病因与外感病邪、饮食不节、情志不和、劳倦过度、脾胃虚弱等因素有关。上述病因可导致火热炽盛,迫血妄行;或气逆血瘀,血不循经;或脾虚不能统血,而造成吐血和黑粪。其病理基础是络伤血溢,其发病以脾虚、肝胃阴虚为本,以火热、血瘀为标。

1. 热伤胃络　外感风热燥火之阳邪、或风寒之邪郁而化热,热伤营血,气血沸腾,邪热迫血妄行,血随胃气上逆而吐血。饮食不节,如饮酒过度,或嗜食酸辣煎炸之品,均可导致热蕴胃肠,胃火内炽,损伤胃络;或燥热伤阴,虚火扰动血络,血因火动而产生出血。而忧思恼怒,情志失和则可致肝郁化火,横逆犯胃,损伤胃络,气逆血奔,血随气上而产生吐血。

2. 脾虚不摄　脾主统血,脾气健旺则血循行于脉道。若劳倦过度,或肝病、胃病日久导致脾胃虚弱,统摄无权,血无所归,则血不循经,溢于脉外,或上逆而呕血,或下注而成黑粪等。

3. 瘀阻胃络　肝主藏血,性喜条达疏泄,若肝病日久迁延不愈,则见气滞与血瘀,造成瘀血阻络,血行失常;或因胃病反复不愈,久病入络,从而使血不循经而外溢。

综上所述,本病多因胃热伤络,脾虚不摄,胃络瘀阻等导致血不循经而外溢,若血随气火上逆,从口而出为呕血;血随胃气下降入肠道,随便而出,则大便黑色;若失血可致气血不足,则见神疲乏力,头晕心悸等,倘出血量大可致气随血脱,见昏厥、汗出肢冷等危症。

第一节　清热解毒类药对

一、生地黄　白茅根

【药对功效】　生地黄、白茅根为临证常用的清热凉血、养阴生津药对。

1. 生地黄　为玄参科多年生草本植物地黄的根。性寒,味甘、苦。归心、肝、肾经。具有清热凉血,养阴生津的功效。

2. 白茅根　为禾本科植物白茅的干燥根茎。性寒,味甘。归心、肺、胃、膀胱经。具有凉血止血,清热利尿的功效。

【药对来源】　生地黄、白茅根伍用,见于《重订广温热论》之"润肺悉尼膏"。

【配伍效用】　生地黄具有"寒而不滞,润而不腻"的特点,功专清热凉血,养阴生津。主治温病发热,黄疸,血热所致之吐血、衄血、崩漏、尿血、便血,消渴,骨蒸劳热,经闭,产后腹痛,痹痿,跌打损伤等症,为"补肾家之要药,益阴血之上品"。白茅根具有透发之性,寒凉血、甘益血,善清血分之热,功专清热生津,凉血止血,利尿通淋。主治热病烦渴,肺热喘咳,胃热呕逆,血热出血,小便淋沥涩痛,水肿,黄疸等症。两药相配为伍,参合而用,共奏清热、凉血、滋阴之功效。

【临证应用】　用于吐血等症,证属血热妄行型者(见于上消化道出血等)。

【常用剂量】　生地黄9~15克,白茅根9~30克。

【服用方法】　水煎分服。

【注意事项】　凡虚寒出血、呕吐、溲多不渴者,皆禁用;凡脾虚泄泻、胃寒脘痞者,皆慎用。

二、水牛角　生地黄

【药对功效】　水牛角、生地黄为临证常用的清热解毒、凉血化瘀药对。

1. 水牛角　为牛科动物水牛的角。性寒,味苦。归心、肝经。具有清热解毒,凉血,定惊的功效。

2. 生地黄　详见第四章第一节第168页。

【药对来源】　水牛角、生地黄伍用,由《外台秘要》引《小品方》之"犀角地黄汤"衍化而来。

【配伍效用】　水牛角功专清热凉血解毒,为凉血首选之品。主治热病头痛,高热神昏,发斑发疹,吐血,衄血,瘀热发黄,小儿惊风及咽喉肿痛,口舌生疮等症。生地黄有"寒而不滞,润而不腻"的特点,功专清热凉血、养阴生津;主治温病发热,黄疸,血热所致之吐血、衄血、崩漏、尿血、便血,消渴,骨蒸劳热,经闭,产后腹痛,痹痿,跌打损伤,为"补肾家之要药,益阴血之上品"。张洁古曰:"地黄生则大寒而凉血,血热者须用之。"两药相配为伍,参合而用,相得益彰,共奏清热凉血、泻火解毒之功效。

【临证应用】　用于吐血、呕血等症,证属热入血分型者(见于上消化道出血等)。

【常用剂量】 水牛角 15～30 克,生地黄 9～15 克。

【服用方法】 水煎分服。

【注意事项】 凡脾虚泄泻、胃寒脘痞者,皆慎用。水牛角切丝,宜先煎 3 小时以上。

第二节 消导、泻下类药对

一、大黄炭 神曲

【药对功效】 大黄炭、神曲为临证常用消积导滞、化瘀止血药对。

1. 大黄炭 为蓼科多年生草本植物掌叶大黄、唐古特大黄或药用大黄的根茎。性寒,味苦。归脾、胃、大肠、心、肝经。具有泻下攻积,清热泻火,凉血解毒,逐瘀通经的功效。大黄炒炭后泻下作用极弱,凉血、化瘀、止血之功增强,多用于出血证。

2. 神曲 详见第二章第三节第 23 页。

【药对来源】 大黄、神曲伍用,见于《内外伤辨惑论》之"枳实导滞丸"。

【配伍效用】 大黄大苦大寒,其性沉而不浮,其用走而不守,其力猛而下行,为泻下通便之要药,凡大肠积滞,大便不畅或秘结者,皆可使用。以其味苦性寒,善能泻火泄热,故更适用于热结便秘,并能直折上炎之火,清热解毒,导热下行,泻血分实热,炒炭应用有凉血止血之功,因其尚有活血化瘀作用,故有止血而不留瘀的特点。然大黄炒炭后泻下作用极弱,凉血、化瘀、止血之之功增强,多用于血热有瘀之出血证。神曲为发酵之物,味辛气香,能升能降,有消食化滞,健脾和胃之功,多用于用治食积不化,胸闷脘痞,食欲缺乏等症。两药相配为伍,参合而用,大黄炭味苦性寒,止泻寓消,入于血分,能泻血分实热,下肠胃积滞,化瘀止血,推陈致新;神曲味甘性温,健胃和中消食,逐积痰,除胀满,两药相配参合,寒温并用,消补兼施,共奏消积导滞、化瘀止血之功效。

【临证应用】 用于食积不化,里急后重,大便不爽,吐血,便血等症,证属肠胃湿热积滞型者(见于上消化道出血等)。大黄炭、焦神曲配伍"十灰散"同用,以用治吐血、便血等症。

【常用剂量】 大黄炭 5～10 克,神曲 6～10 克。

【服用方法】 水煎分服,神曲宜包煎,或入丸、散剂。

【注意事项】 凡脾胃虚弱,气血虚弱,无积滞、瘀血者,皆忌用;孕妇慎用。

二、大黄 肉桂

【药对功效】 详见第二章第三节第 25 页。

1. 大黄 详见第二章第三节第 25 页。

2. 肉桂 详见第二章第四节第 25 页。

【药对来源】 详见第二章第三节第 25 页。

【配伍效用】 详见第二章第三节第 26 页。

【临证应用】 用于肝郁多怒,胃郁气逆所致之吐血、衄血、胃脘疼痛,兼见口舌糜烂、肠鸣便溏、舌红、苔腻、脉滑等症,证属寒热错杂型者(见于上消化道出血等)。大黄、肉桂伍以代赭石同用,近代名中医张锡纯先生命名为"秘红丹",以平肝降胃止血,用治肝郁多怒,胃郁气逆所致之吐血、衄血及吐衄之证,屡服他药不效者。

【常用剂量】 大黄 3～12 克,肉桂 6～10 克。

【服用方法】 水煎分服,两药皆不宜久煎,宜后下。

【注意事项】 凡实热积滞便秘及虚寒性出血,孕妇,皆不可使用。肉桂:《得配本草》曰:"畏生葱、石脂。"

第三节 安神、熄风、理血、补益类药对

一、槐花 黄芩

【药对功效】 槐花、黄芩为临证常用的苦寒泻热、凉血降压对药。

1. 槐花 又称为"槐米花""槐米""槐蕊"等,为豆科落叶乔木槐树的花蕾。性凉,味苦。归肝、大肠经。具有凉血止血,清肝泻火的功效。

2. 黄芩 详见第二章第四节第36页。

【药对来源】 槐花、黄芩伍用,见于《万病回春》之"槐花散"。

【配伍效用】 槐花具有清热平肝,凉血止血的作用。黄芩具有清热燥湿,泻火解毒的作用。主治肺热咳嗽,热病高热神昏,肝火头痛,目赤肿痛,湿热黄疸,泻痢,热淋,血热吐衄,崩漏,胎热不安,痈肿疔疮等症。两药皆能清上泻下,槐花功偏凉血止血,黄芩功偏燥湿解毒,两药相配为伍,参合而用,相须相助,功效倍增,既可收清利头目、凉血降压之效,又可达清热止痢、解毒消痔之功。

【临证应用】 用于各种出血证,如呕血、咯血、便血等症,证属血热型者(见于上消化道出血等)。用治血热引起的各种出血证,如呕血、咯血、便血等症,可酌情配伍白及、仙鹤草、三七、血余炭、棕榈炭、大黄炭等止血药同用。

【常用剂量】 槐花10～15克,黄芩3～10克。

【服用方法】 水煎分服。

【注意事项】 脾胃虚寒者,慎用。

二、白及 大黄

【药对功效】 白及功效详见第76页,大黄功效详见第25页。

【药对来源】 详见第二章第七节第76页。

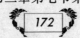

【配伍效用】 详见第二章第七节第 76 页。

【临证应用】 用于咳血、咯血、吐血等症,证属实热或虚热型者(见于胃及十二指肠溃疡出血等)。可用于多种出血证。用于肺胃火盛,熏灼脉络,以致血溢脉外而发生的呕血、咯血、吐血等出血病症。用治咳血、咯血等,多伍用阿胶、蛤粉等同用,对于实热或虚热所致之吐血,皆可应用,前者多与茜草、牛膝等配伍共用,后者多与生地黄、牡丹皮等伍用。

【常用剂量】 白及 6～15 克,大黄 3～10 克。

【服用方法】 水煎分服,大黄宜炒制。

【注意事项】 脾胃虚寒者,慎用;凡妇女孕经及哺乳期,皆应忌用。白及反乌头。

三、大黄 升麻

【药对功效】 大黄功效详见第 25 页,升麻功效详见第 78 页。

【药对来源】 详见第二章第七节第 78 页。

【配伍效用】 详见第二章第七节第 78 页。

【临证应用】 用于咯血、呕血等症,证属血热妄行及瘀血阻滞型者(见于上消化道出血等)。用于火热迫血妄行所引起的各种出血,如咯血、呕血等症,常与生地黄、牡丹皮、白茅根、白及、天花粉等同用。

【常用剂量】 大黄 3～9 克,升麻 3～5 克。

【服用方法】 水煎分服。

【注意事项】 脾胃虚寒者,不宜使用。

四、丹参 墨旱莲

【药对功效】 丹参、墨旱莲为临证常用的和营止血药对。

1. 丹参 详见第二章第三节第 27 页。

2. 墨旱莲 又称为"旱莲草",为菊科一年生草本植物鳢肠的干燥地上部分。性寒,味甘、酸。归肝、肾经。具有滋补肝肾,凉血止血的功效。

【药对来源】 丹参、墨旱莲伍用,见于《常用中药药对分析与应用》。

【配伍效用】 《妇人明理论》有"一味丹参,功同四物"之说。丹参祛瘀活血,祛瘀之力大于补血,但祛瘀而能生新,其性寒又能凉血而消痈,活血又可调经镇痛,入心经可清心除烦以安神。主治妇女月经不调,痛经,经闭,产后瘀滞腹痛,心腹疼痛,癥瘕积聚,热痹肿痛,跌打损伤,热入营血,烦躁不安,心烦失眠,痈疮肿毒等症。墨旱莲善补肝肾滋养阴血,凉血止血。两药相配为伍,参合而用,则和营理血,止血而不凝血,且无留瘀之弊端。

【临证应用】 用于吐血、咯血、便血等症,证属阴虚血热、瘀血阻滞型者(见于上消化道出血等)。用于阴虚血热所致之吐血、咯血、便血等多种出血证,可与仙鹤草、白及、地榆、白茅根、三七、茜草等合用。

【常用剂量】 丹参5~15克,墨旱莲9~15克。

【服用方法】 水煎分服。

【注意事项】 孕妇慎用。不宜与藜芦同用。

五、丹参 紫草

【药对功效】 丹参、紫草为临证常用的活血祛瘀药对。

1. 丹参 详见第二章第三节第27页。

2. 紫草 为紫草科多年生草本植物紫草和新疆紫草或内蒙紫草的干燥根。性寒,味甘。归心、肝经。具有凉血活血,解毒透疹的功效。

【药对来源】 丹参、紫草伍用,见于《治验百病良方》之"紫草汤"。

【配伍效用】 丹参既能通行血中之滞,又能凉散血中之热,并能清心阴、安心神,祛瘀而生新,其活血祛瘀甚佳,养血力弱。紫草功善凉血散瘀,透疹消斑,凡痘疹因血热瘀滞透发不畅或斑疹紫黑者,皆为之要药。两药皆偏于寒性,相配为伍,同气相求,皆入心、肝二经,能清散血中之郁热,通利血中之瘀滞,祛瘀而生新,共奏活血祛瘀之功效。

【临证应用】　用于各种出血症等,证属血热瘀滞型者(见于上消化道出血等)。用于血分热毒壅盛所致之吐血等症,用治血热妄行之吐衄、肌衄等症,可配伍白及、三七、生地黄、白茅根、小蓟等同用。

【常用剂量】　丹参5～15克,紫草3～10克。

【服用方法】　水煎分服。

【注意事项】　脾胃虚弱便溏者,忌用。

六、三七　白及

【药对功效】　三七功效详见第81页,白及功效详见第76页。

【药对来源】　详见第二章第七节第81页。

【配伍效用】　详见第二章第七节第81页。

【临证应用】　用于吐血或黑粪等症,证属胃络损伤型者(见于胃及十二指肠溃疡出血等)。

1. 近代名中医施今墨先生单取该两药各等份,共研粉末吞服,善治各种出血性病症。

2. 取白及粉2～3克,三七粉1.5～2.0克,以温开水调成糊状内服,每日3次,饭前服用,服后30分钟内不进饮食,以用治消化性溃疡出血。

3. 取白及40克,三七20克,共研细末,每次5克,送服,每日3次,用治咯血、便血等。

4. 取大黄粉、白及粉、三七粉各6克,口服或经胃管内注入,可用治脑卒中继发上消化道出血。

【常用剂量】　三七3～10克,白及3～10克。

【服用方法】　多采用粉剂吞服。

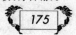

【注意事项】 该药对主要用于各种出血症状,无出血性病变则应慎用。孕妇慎用。不宜与乌头类药材同用。

七、人参 三七

【药对功效】 人参、三七为临证常用补气活血止血药对。人参功效详见第 157 页,三七功效详见第 81 页。

【药对来源】 人参、三七伍用,见于清·陈杰《回生集》之"军门止血方"。

【配伍效用】 人参具有大补元气,拯危救脱的作用,为用治虚劳之第一要品,用治短气神疲、脉微欲绝垂危之症;又有补脾益肺的功效。三七专走血分,善化瘀血、止出血、散瘀血、消肿块、行瘀血、止疼痛,有止血不留瘀,化瘀不伤正的特点,故为血家之要药,对人体内、外各种出血,无论有无瘀滞,皆可使用,尤以有瘀滞者最为适宜。人参大补元气,补肺益脾,生津止渴,宁神益智仁;三七祛瘀止血,行瘀镇痛。人参以补为主,三七以散为要。两药配伍参合,相须为用,一补一散,相互制约,相互为用,共奏益气活血,散瘀定痛、止血、止咳之功效。

【临证应用】 用于吐血、便血等各种出血病症,证属气虚不能摄血型者(见于各种出血症,如上消化道出血等)。该药对配伍花蕊石、血余炭等同用,可用治各种出血性疾患,如吐血、便血等,兼有气虚血瘀者尤为适宜。

【常用剂量】 人参 6～10 克,三七 3～10 克。

【服用方法】 水煎分服。三七亦可研末冲服。

【注意事项】《施今墨对药临床经验集》认为:用治虚痨咳嗽者,用药分量不宜过重,否则无效。凡实证、热证、血虚、吐血、衄血、阴虚内热、腹胀、孕妇等,皆不宜使用。人参反藜芦,畏五灵脂,恶皂荚,相合时不可与之同用。不宜同时喝茶和进食萝卜,以免影响药力。

第五章　慢性腹泻

腹泻是由多种原因导致的一个临床症状,主要表现为大便次数增多,粪便不成形,稀烂、溏薄、甚则为稀水状;或含未消化食物、黏液、脓血、且多量脂肪。如病程超过2个月,或间歇期在2～4周内的复发性腹泻,可称为"慢性腹泻"。根据本病的临床表现特点,西医学中许多消化道的器质性或功能性病变所引起的慢性腹泻症,均可归类于本病,如慢性结肠炎、肠道易激综合征、消化道肿瘤、糖尿病腹泻、肠结核等。本病可发生于任何年龄,性别、地区、种族等无明显差异。

泄泻一病,《内经》以"泄"称之,汉唐方书包括在"下利"之内,唐宋以后才统称"泄泻",其中"泄"与"泻"含义有别:泄者,漏泄之意,大便稀薄,时作时止,痛势较缓;泻者,倾泻之意,大便直下,如水倾注,病势较急,然两者虽有缓急之别,临床所见往往难以截然分开,故统称之"泄泻"。中医学根据证候不同,分别属"泄泻、骛溏、飧泄、肠风、下注"等范畴。泄泻之主要病变部位在胃(脾)、大小肠,因胃主受纳,脾主运化,小肠分清化浊,大肠主传导;但其他脏器的传变、生克关系失调亦可导致泄泻,如肝主疏泄,肺通调水道,肾司二便,对大便的形成和排泄都有一定的协调作用。所以,泄泻的形成非独脾、胃、大肠、小肠的病变。

中医学认为,其致病原因,有感受外邪、饮食所伤、七情干扰、脾胃虚弱、脾肾阳虚等因素,导致"湿"胜,出现腹泻;或多种原因的作用,但脾胃功能障碍是主要的。

1. 感受外邪　六淫伤人导致脾胃失调都可发生泄泻,但以"湿"邪最为重要,"湿多成五泄",是指湿侵于脾,脾失健运,不能渗

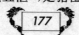

化及分清泌浊水谷并入大肠而成泄泻;湿邪致病多兼夹其他病邪,如雨湿过多或坐卧湿地、或汗出入水则寒湿内侵,困遏脾阳,清浊不分而致泻;如长夏兼暑(热),壅遏中焦,湿热下注大肠。风、寒、暑、燥、火都可引起泄泻,但仍多与湿邪有关。

2. 饮食所伤　饮食过量,宿食内停;进食不洁,损伤脾胃;肥甘厚味,呆胃滞脾;脾胃受戕,水谷不化精微,反成痰浊,凡此均使脾胃运化失健,水谷停为食滞。损伤脾胃,阻碍中州,升降失调,传导失职均可发生泄泻。说明伤于饮食,是导致泄泻的一个重要原因,然饮食致泄,亦不离于湿,有寒热之分,如恣啖生冷,寒食交阻,成寒湿之证;若伤于炙煿肥甘,则湿热内蕴,遂成湿热之证。

3. 情志失调　凡忧思恼怒,木郁不达,肝气横逆乘脾,脾胃受制,运化失常,而成泄泻;或忧思伤脾,致土虚木乘亦可致泄;或素有脾虚湿胜,或逢怒时进食,更易成泄。说明情志失调,肝郁乘脾,在泄泻发病中,亦甚为重要。

4. 脾胃虚弱　胃主受纳,脾主运化,一降一升,主宰消化吸收,若先天禀赋不足或后天饮食失调,劳倦内伤,久病缠绵均可导致脾胃虚弱,或中阳不健,或中气下陷,不能受纳水谷和运化精微,水谷停滞,清浊不分,混杂而下,遂成泄泻。

5. 肾阳虚衰　久病及肾,或年老体衰,肾之阳气不足,肾阳虚衰,命火不足,不能助脾胃以腐熟水谷,则水谷不化而为泄泻。盖肾主大小二便,又司开阖。大便之能开能闭者,肾操权也。今肾既虚衰,则命门火熄,火熄则水独治,令人多水泻不止。故久泻与肾的关系十分重要。

综上所述,本病病因与风、寒、湿、热、暑邪及情志失调、饮食不节及脏腑病变等因素有关;外邪(尤为湿邪)侵犯,饮食遏伤脾胃,或肝气乘脾,肾不暖土致脾胃运化失职,湿浊内生而酿成本病。本病初起以实证为主,多表现为湿浊内蕴之候;病久则由实转虚,或脾虚、肾虚,或虚实兼杂。本病病位在脾、胃、肠,还与肝、肾相关,基本病机为湿浊内蕴,脾、胃、肠的运化功能失常。

第一节　清热解毒、健脾消导类药对

一、乌梅　黄连

【药对功效】　乌梅、黄连为临证常用清热泻火、调中止痢药对。

1. 乌梅　为蔷薇科植物梅的未成熟果实。性平,味酸、涩。归肝、脾、肺、大肠经。具有敛肺止咳,涩肠止泻,安蛔镇痛,生津止渴的功效。

2. 黄连　详见第二章第一节第18页。

【药对来源】　黄连、乌梅伍用,见于《伤寒论》之"乌梅丸"。

【配伍效用】　乌梅具有清凉收敛,敛肺涩肠,生津开胃的作用。两药相配为伍,酸苦并用,清热燥湿而不伤阴,生津涩肠而不碍邪,共奏清热泻火,解毒固肠,调中止痢之功效。黄连味苦性寒,苦能燥湿,寒能清热,善除脾胃大肠湿热,为用治湿热痢疾之要药。故两药相配为伍,相须为用,相辅相成,共奏清热燥湿,调中止痢之功效。

【临证应用】　用于久痢、久泄等症,肠热泻痢型者(见于各种慢性腹泻等)。黄连配乌梅为用治肠热泻痢之常用药对,方如《太平圣惠方》之"乌梅丸",单用该药对用治热痢久治不瘥。若与阿胶合用为末,蒜研和丸,即为"神效阿胶方",可用治休息痢。而《伤寒论》所载"乌梅丸",方中亦含中该药对。该方剂不仅用治蛔厥,还能用治久痢。清·徐大椿曾赞其为"治久痢之圣方"。

【常用剂量】　黄连6~10克,乌梅6~15克。

【服用方法】　水煎分服,研末入丸、散剂吞服。

【注意事项】　凡初痢初泄、有实邪以及胃酸过多者,皆忌用。

二、白术　鸡内金

【药对功效】　白术、鸡内金为临证常用的健脾开胃药对。白术功效详见第 86 页,鸡内金功效详见第 27 页。

【药对来源】　白术、鸡内金伍用,见于《医学衷中参西录》之"健脾化痰丸"。

【配伍效用】　白术、鸡内金皆有健脾开胃之效。然白术甘温补中,苦温燥湿,能补脾燥湿,益气生血,和中消滞,固表止汗,安胎。主治脾胃气虚,食少腹胀,大便溏薄,肢软神疲,痰饮,水肿,小便不利,湿痹酸痛,气虚自汗,气虚胎动不安等症。鸡内金可生发胃气,养胃阴,生胃津,消食积,助消化,还可固摄缩泉,化结石。用于功能性消化不良,饮食积滞,脘胀嗳腐;小儿疳积,腹胀便溏;遗精,遗尿;尿路结石、胆结石;外用治口疮、牙疳及痈疽溃久不敛等症。两药相配为伍,参合而用,白术偏于补,鸡内金善于消,白术多用、久服有壅滞之弊,与鸡内金配合伍用,补益与宣通并用,补而不滞,消而不过,共奏健脾益气、开胃消食之功效。张锡纯以该药对为主,创制了"健脾化痰丸""益脾饼",并曰:"白术为健补脾胃之主药,然土性壅滞,故白术多服久服亦有壅滞之弊,有鸡内金之善消瘀积者佐之,则补益与宣通并用,俾中焦气化,清升浊降,痰之根底蠲除矣。又此方不但治痰甚效,凡属于饮食者,服之莫不饮食增多。且久服之,并可消融腹中一切积聚。"

【临证应用】　用于食欲缺乏、食后不消、脘腹胀满、胃脘隐痛、便溏泄泻等症,证属脾胃虚弱、运化无力型者(见于慢性腹泻等)。

1. 该药对配伍党参、茯苓、砂仁同用,主治食欲缺乏、食后不消;若配合黄芪、炙甘草、白芍共用,主治胃脘隐痛;伍以"参苓白术散"合用,主治脾胃虚弱之便溏泄泻。

2. 近代名中医施今墨老先生惯以焦白术、生鸡内金伍用。白术炒焦,意即加强健脾止泻作用;鸡内金多取生品,目的是保持其有效成分,以增强治疗作用。

3. 近代名中医张锡纯老先生喜用鸡内金、白术组方用治脾虚诸症。鸡内金与白术各等份并用为消化瘀积之要药,更为健补脾胃之妙品。其制"益脾饼":白术、鸡内金皆用生,合干姜、熟枣肉,以用治脾胃湿寒,饮食减少,常作泄泻,完谷不化;又以"资生汤":该药对伍合生山药、玄参、牛蒡子,用治劳瘵羸弱已甚,饮食减少,喘促咳嗽,身热脉虚数者,亦治女子血枯不月;以"健脾化痰丸":生白术、生鸡内金,以用治脾胃虚弱,不能运化饮食,以致生痰;以"鸡胵茅根汤":该药对生用,合鲜白茅根,以用治水臌气臌并病,兼治单水臌胀,单气臌胀。

【常用剂量】　白术 6～15 克,鸡内金 3～10 克。

【服用方法】　水煎分服。

【注意事项】　凡阴虚火旺、实邪内壅者,皆忌用。

第二节　和解、理气、降逆类药对

一、柴胡　枳实

【药对功效】　柴胡功效详见第 36 页,枳实功效详见第 39 页。

【药对来源】　详见第二章第四节第 39 页。

【配伍效用】　详见第二章第四节第 39 页。

【临证应用】　用于泄利下重,食欲缺乏,全身倦怠,大便泄泻等症,证属肝脾不调或中气下陷型者(见于慢性腹泻等)。该药对可用治肝脾气郁,阳郁厥逆,胁肋胀闷,脘腹疼痛,手足不温,或腹痛,或泄利下重,脉弦等症,方如"四逆散"。

【常用剂量】　柴胡 3～9 克。解表退热宜生用,疏肝解郁宜醋炙,升阳可生用或酒炙;枳实 3～9 克,大量可用至 30 克。

【服用方法】　水煎分服。

【注意事项】　该药对疏肝理气之力较为峻猛,故凡一般气郁

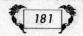

轻证或兼阴血不足者、肝风内动、气机上逆者，以及孕妇等，皆应忌用或慎用。

二、柴胡　枳壳

【药对功效】　柴胡功效详见第 36 页，枳壳功效详见第 123 页。

【药对来源】　详见第三章第三节第 123 页。

【配伍效用】　详见第三章第三节第 123 页。

【临证应用】　用于脘腹胀满、泻痢下重等症，证属肝脾不调、肝气郁结型者（见于慢性腹泻等）。

该药对可用治肝脾不调，气机逆乱之胸胁胀满，腹胀痞满，或泻痢下重等症。

【常用剂量】　柴胡 3～9 克，枳壳 3～9 克，大剂量可用至 30 克。

【服用方法】　水煎分服。

【注意事项】　两药配伍，有散有破，易损正气，非邪实胀满者不宜使用；孕妇忌用。柴胡解表退热宜生用，且用量宜稍重；疏肝解郁宜醋炙；升阳可生用或酒炙；其用量皆宜稍轻。

三、陈皮　神曲

【药对功效】　陈皮功效详见第 42 页，神曲功效详见第 23 页。

【药对来源】　详见第二章第四节第 43 页。

【配伍效用】　详见第二章第四节第 43 页。

【临证应用】　用于脘腹痞满胀痛、嗳腐吞酸；咳逆呕恶、大便泄泻等症，证属胃失和降、痰湿停滞型者（见于慢性腹泻等）。该药对可用治饮食积滞，胃失和降之脘腹痞满胀痛，嗳腐吞酸，或痰湿停滞，咳逆呕恶、胸闷脘胀，或大便泄泻，舌苔厚腻，脉滑等症，可配伍山楂、半夏、茯苓、莱菔子、连翘等合用，方如《丹溪心法》之"保和丸"。

【常用剂量】　陈皮 3～9 克,神曲 6～15 克,消食宜炒焦用。

【服用方法】　水煎分服。有报道称,神曲水煎时易于粘锅,难以滤过,且影响复方中其他药物有效成分的煎出,因而认为神曲不宜入煎剂用。

【注意事项】　脾胃虚弱所致的功能性消化不良不宜单独用该药对,须配伍补气健脾药同用。另外,测定 7 种中药及其复方的黄曲霉毒素,证明神曲及其制剂"越鞠丸""保和丸""肥儿片"中,皆有不同程度的黄曲霉毒素存在。

四、干姜　黄连

【药对功效】　干姜功效详见第 46 页,黄连功效详见第 18 页。

【药对来源】　详见第二章第四节第 46 页。

【配伍效用】　详见第二章第四节第 46 页。

【临证应用】　用于心下痞满,嘈杂反酸,肠鸣腹泻等症,证属寒热互结型者(见于慢性腹泻等)。

1. 该药对可用治寒热错杂之痞证,表现为呕吐下利,心下痞满等症。如《伤寒论》之"半夏泻心汤""甘草泻心汤""生姜泻心汤"中,皆选用了该药对。两药用量之多少,视临床症状而加减。若热多寒少,则重用黄连,少佐干姜;若热少寒多,则重用干姜,少佐黄连;寒热等同者,则黄连、干姜各半量。可配伍半夏、黄芩、人参等同用。

2. 治伤寒夹热自利,冷热赤白痢,泻血、泄泻诸疾,证属寒热互结型者。干姜(炮)、黄连(去须、炒)各等份,上药各为细末,各用水点而糊为丸,如梧桐子大。阴干,两处收贮。白痢冷泻,每服干姜 20 丸,黄连 15 丸,同用温米饮送下;赤痢泻血,黄连 30 丸,干姜 15 丸,亦用米饮送下;赤白相杂者,黄连、干姜各 20 丸共服,同用米饮送下;空心食前服,未愈加丸数,以愈为度。可配加蒲公英、枳壳、广木香、白术、茯苓、党参等同用。

3. 治冷热不调，下痢赤白，日夜无度，腹痛不可忍者。该药对可伍加当归、阿胶同用，方如《世医得效方》之"驻车圆"。

4. 治妊娠冷热不调，下痢赤白，该药对配伍白术、阿胶、川芎、木香共用，以燥湿止痢，滋阴行血，方如《医略六书》之"干姜黄连丸"。

【常用剂量】 干姜 3～10 克，黄连 2～5 克。

【服用方法】 水煎分服或外用适量。

【注意事项】 两药配对性苦燥，凡阴虚有热、孕妇和心率过缓者，皆慎用。

五、黄连　吴茱萸

【药对功效】 黄连功效详见第 18 页，吴茱萸功效详见第 49 页。

【药对来源】 详见第二章第四节第 49 页。

【配伍效用】 详见第二章第四节第 49 页。

【临证应用】 用于呕吐吞酸，嘈杂嗳气、湿热下痢等症，证属肝郁化火，胃失和降型者(见于慢性腹泻等)。用治湿热下痢，方如《朱氏集验方·卷六》之"戊己丸"：吴茱萸(川中者，汤洗三两次)、黄连(去须，好酒浸)各等份，米糊为丸。每次 30 丸，空心服。赤痢，当归、黄连、甘草汤送下；白痢，茱萸、生姜汤送下。用治诸痢腹痛后重。

【常用剂量】 黄连 2～5 克，吴茱萸 1.5～4.5 克。

【服用方法】 水煎分服，或为水丸。

【注意事项】 应根据寒热的轻重调节两药的比例；心率过缓者，宜慎用。

六、木香　黄连

【药对功效】 木香功效详见第 51 页，黄连功效详见第 18 页。

【药对来源】　详见第二章第四节第 55 页。

【配伍效用】　详见第二章第四节第 55 页。

【临证应用】　用于脘腹疼痛、泄泻等症,证属中焦气滞型者(见于慢性腹泻等)。用治痢疾等,表现为脘腹疼痛、泄泻等症者。两药合用,即《太平惠民和剂局方》之"香连丸",为用治湿热痢疾的有效方药。初痢宜通,久痢宜涩,随症配伍皆可治之。古云以黄连厚肠止痢,实属现代医学抑制痢疾杆菌。用木香调气行滞,消除里急后重之苦,此即金·刘河间所曰:"行血则便脓自愈,调气则后重自除"之意。两药相配参合,相互为用,故治痢甚效。若配伍马齿苋、血余炭、益元散,则其效更著。若胸膈痞闷、赤白痢下、腹痛里急,属寒热错杂或湿热夹寒者,方选"香连丸"加减;若湿热并重而见腹痛,便脓血,赤白相兼,里急后重,肛门灼热,小便短赤,舌苔黄腻,脉弦数,配伍白芍、当归、槟榔、大黄、黄芩、肉桂等,即《素问病机气宜保命集》之"芍药汤"。

【常用剂量】　木香 6～10 克,黄连 3～10 克。

【服用方法】　水煎分服,研末入丸、散剂吞服。

【注意事项】　凡胃虚呕恶,脾虚泄泻,五更肾泻,舌苔白滑,脉迟而缓者,皆应慎用黄连。木香煎服宜后下。两药配伍,痢疾早期忌用。因木香性温而升,有收敛止涩之功,而痢疾早期切忌止涩,宜选"枳实导滞丸",后用"香连丸"效佳。《本草经集注》曰:"黄连恶菊花、芫花、玄参、白鲜皮;畏款冬。"《药性论》云:"黄连恶白僵蚕,忌猪肉。"《蜀本草》谓:"黄连畏牛膝。"

七、香附　乌药

【药对功效】　香附功效详见第 35 页,乌药功效详见第 57 页。

【药对来源】　详见第二章第四节第 58 页。

【配伍效用】　详见第二章第四节第 58 页。

【临证应用】　用于腹痛、腹泻等症,证属寒凝气滞型者(见于慢性腹泻等）。

【常用剂量】 香附5～10克，乌药5～10克。

【服用方法】 水煎分服，或入丸、散剂。

【注意事项】 两药皆为辛温之品，易耗伤气阴，凡孕妇及气虚或气郁化火之象者，皆慎用。

八、香附　黄连

【药对功效】 香附功效详见第35页，黄连功效详见第18页。

【药对来源】 详见第二章第四节第59页。

【配伍效用】 详见第二章第四节第59页。

【临证应用】 用于胃脘嘈杂吞酸、腹痛、腹泻等症，证属气滞火郁型者（见于慢性腹泻等）。用治慢性结肠炎，证属肝脾不合型者反复发作的腹痛、腹泻、便脓血、里急后重，经久难愈为主症。若湿热明显，泻下急迫，肛门灼热，小便短赤，苔黄腻者，可配加白头翁、大黄、木香、黄柏、白芍；若脾虚湿困者，恶食油腻，食少纳呆者，配加黄芪、茯苓、白术；若脾肾阳虚，畏寒肢冷腰酸，脉迟细无力者，则配加补骨脂、肉豆蔻、吴茱萸、五味子。

【常用剂量】 香附5～10克，黄连3～10克。

【服用方法】 水煎分服，或入丸、散剂。

【注意事项】 黄连小剂量有一定的健胃作用，但大剂量苦寒败胃，配伍应用时应予注意；对于心率过缓者，宜慎用黄连。

九、枳实　白术

【药对功效】 枳实、白术为临证常用的健脾消积、行气除满、化湿消痞药对。枳实功效详见第39页，白术功效详见第86页。

【药对来源】 枳实、白术伍用，见于《金匮要略》之"枳术汤"。

【配伍效用】 枳实苦泄沉降，擅长破气消积、泻痰导滞、消痞镇痛，为行气化痰之要药。用于食积不化，脘腹胀满疼痛，嗳腐吞酸;热结气滞,大便秘结,腹胀疼痛;脾胃虚弱,食后脘腹痞满作胀;痰热蕴结、咳嗽痰黄难咳,胸脘痞闷;胸痹,痰浊内阻,胸阳不振而见心下痞闷疼痛;胃下垂、直肠脱垂、子宫脱垂;制成注射液静脉注,可用治休克、心力衰竭等。白术甘温补中,益气生血,苦以燥湿,芳香健脾,为培补脾胃之要药。主治脾胃气虚,食少腹胀,大便溏薄,肢软神疲,痰饮,水肿,小便不利,湿痹酸痛,气虚自汗,气虚胎动不安等症。两药其性皆燥,相配为伍,成对使用,枳实辛散性烈,以泻为主,消痞逐痰;白术甘缓,以补为主,健脾燥湿。两药相合伍用,一补一泻,一守一走,一缓一急,寓补于泻,攻补兼施,降中有升,泻中有补,补不留滞,泻不伤正,共奏健脾和胃、消食化积、行气化湿、消痞除满之功效。

【临证应用】　用于食积、泄泻等症,证属脾胃气滞型者(见于慢性腹泻等)。用治脾虚气滞,宿食不消或痰饮停积胃脘所致之心腹满闷不快,大便不爽等症。偏于脾虚,表现素体脾虚,或饮食难以消化等,方选《脾胃论》之"枳术丸",重用白术,稍配健胃消食之品,如麦芽、山楂等;偏于饮食失节,食积停聚,方选《金匮要略》之"枳术汤",重用枳实,并酌配行气导滞之品,如厚朴、莱菔子等;若食积化热,湿热互结,下痢泄泻,或便秘,小便短赤,加大黄、黄连、泽泻,方如《内外伤辨惑论》之"枳实导滞丸"。

【常用剂量】　枳实 3~10 克,白术 3~15 克。

【服用方法】　水煎分服,或入丸、散剂。

【注意事项】　忌桃、李、雀肉等物。

第三节　化湿利水类药对

一、苍术　白术

【药对功效】　苍术功效详见第 21 页,白术功效详见第 86 页。

【药对来源】　详见第三章第四节第 140 页。

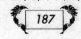

【配伍效用】 详见第三章第四节第 140 页。

【临证应用】 用于腹胀、肠鸣、泄泻等症,证属湿气下注、水走肠间型(见于慢性腹泻等)。近代名中医施今墨先生临证处方之时,苍术、白术惯用炒品,一则可去其燥,二则能增强健脾之功。两药运用,颇有法度。《本草崇原》曰:"凡欲补脾,则用白术,凡欲运脾,则用苍术,欲补运相兼,则相兼而用,如补多运少,则白术多而苍术少,运多补少,则苍术多而白术少。"

【常用剂量】 苍术 6～10 克,白术 10～15 克。

【服用方法】 水煎分服。

【注意事项】 凡阴虚内热,气虚多汗、津液亏耗者,皆慎用。

二、苍术　厚朴

【药对功效】 苍术功效详见第 21 页,厚朴功效详见第 48 页。

【药对来源】 详见第二章第五节第 65 页。

【配伍效用】 详见第二章第五节第 65 页。

【临证应用】 用于脘腹胀闷,呕恶食少,吐泻乏力等症,证属湿阻中焦,脾失健运型者(见于慢性腹泻等)。该药对相须为用,与陈皮、甘草等配伍同用,方如《太平惠民和剂局方》之"平胃散",主治湿阻脾胃,脘腹胀满,嗳气吞酸,怠惰嗜卧,呕吐泄泻者,可收燥湿运脾,行气和胃的功效。若舌苔黄腻,口苦咽干,但不甚渴饮,是湿热俱盛之证,宜配伍黄芩、黄连等,使湿热两清;若兼食滞,而又腹胀,大便秘结者,宜配加槟榔、莱菔子、枳壳等共用,以消导积滞、消胀除满、下气通便;兼脾胃寒湿,脘腹胀痛,畏寒喜热者,可配加干姜、肉桂合用,以温化寒湿;若呕吐明显者,可配加半夏伍用,以和胃止呕;若兼外感而见恶寒发热者,可配加藿香、紫苏叶、白芷等同用,以解表化浊。

【常用剂量】 苍术 6～10 克,厚朴 6～10 克。

【服用方法】 水煎分服。

【注意事项】　凡气虚、阴虚内热、津伤血枯者及孕妇,皆慎用。

三、花椒　苍术

【药对功效】　花椒功效详见第 66 页,苍术功效详见第 21 页。

【药对来源】　详见第二章第五节第 66 页。

【配伍效用】　详见第二章第五节第 66 页。

【临证应用】　用于泄泻下痢等症,证属脾胃虚寒,寒湿较盛型者(见于慢性腹泻等)。花椒、苍术相须为用,具有温中止泻的功效。为极细末,醋糊为丸,如桐子大,即为《普济方》之"椒术丸"。该药对若配加茯苓、人参、白术、干姜、砂仁、甘草等同用,则为《明医指掌》"椒术养脾丸"方剂,主治脾胃虚冷,心腹胀闷,呕逆泄泻,可收健脾燥湿、温中止泻之功。

【常用剂量】　花椒 3～10 克,苍术 6～10 克。

【服用方法】　水煎分服,或入丸、散剂。

【注意事项】　凡阴虚火旺、气虚多汗者,皆禁用;孕妇慎用。

四、茯苓　猪苓

【药对功效】　茯苓、猪苓为临证常用的利水渗湿药对。

1. 茯苓　详见第二章第三节第 29 页。

2. 猪苓　为菌类植物药多孔菌科猪苓的菌核。性平,味甘、淡。归脾、肾、膀胱经。具有利水渗湿的功效。

【药对来源】　茯苓、猪苓伍用,见于《伤寒论》之"五苓散"。

【配伍效用】　茯苓、猪苓皆为临证常用的利水渗湿之品,然茯苓"利水而不伤正,补而不助邪",为利水渗湿之要药,无论属寒、属热、属虚、属实,皆可使用。茯苓又能健脾,因脾弱则生湿,脾健则湿不内生,实有标本兼顾之效。再者,茯苓先升后降,上行清心火、生津液、开腠理、滋水源,下降利小便,引热外出。主治小便不利,水肿胀满,痰饮咳逆、呕吐,脾虚食少、泄泻,心悸不安,失眠健忘,遗精白浊等症。猪苓淡重于甘,而性主渗泄,功专利水,只能渗湿利尿,而无补脾益中之效,其利水作用强于茯苓。主治小便不利,水肿胀满,泄泻,淋浊,带下等。两药相互配合,相须为用,茯苓健脾利湿,可补可利,猪苓虽无茯苓之补,而渗利作用甚强。两药相配为伍,参合使用,利水而不伤正,相得益彰,共奏利水渗湿之功效。

【临证应用】 用于久泻不止等症,证属水湿内停型者(见于慢性腹泻等)。

1.“五苓散”是公认的利水基础方剂,被称为“逐内外水饮之首剂”。“茵陈五苓散”出自《金匮要略》,即“五苓散”加入倍量之茵陈,适用于湿多热少,小便不利之湿热黄疸;“五苓散”去桂枝,即为《明医指掌》之“四苓散”,功专淡渗利水,主治内伤饮食有湿,脾虚湿盛之水肿、泄泻等症。

2.“胃苓汤”出自《丹溪心法》,系由“平胃散”与“五苓散”合用而来,主要用于中暑伤湿所致之水湿泄泻、水肿,小便不利等,以上3方皆为“五苓散”加减而成。

【常用剂量】 茯苓10~30克,猪苓10~15克。

【服用方法】 水煎分服。

【注意事项】 凡阴虚而无湿热、虚寒滑精、气虚下陷者,皆慎用。

五、茯苓 泽泻

【药对功效】 茯苓功效详见第29页,泽泻功效详见第45页。

【药对来源】 详见第二章第五节第67页。

【配伍效用】 详见第二章第五节第67页。

【临证应用】 用于泄泻不愈等症,证属水湿内停型者(见于慢性腹泻等)。

1. 治内伤饮食有湿,脾虚湿盛之泄泻等症,方选《明医指掌》

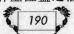

之"四苓散",即"五苓散"去桂枝,功专淡渗利水。

2. 治中暑伤湿所致之水湿泄泻等症,方选《丹溪心法》之"胃苓汤",亦即"平胃散"与"五苓散"合而用之。

3. 茯苓、泽泻相须为用,具有利水渗湿的作用,常配伍猪苓、薏苡仁、车前子、白术等同用,常广泛应用于湿困脾胃证,表现为脘腹痞满、食欲缺乏、反恶欲吐、口淡不渴、腹痛、泄泻、头身困重、舌苔白腻、脉象濡缓等症。

【常用剂量】　茯苓 10～30 克,泽泻 10～15 克。

【服用方法】　水煎分服。

【注意事项】　凡阴虚而无湿热、虚寒滑精、气虚下陷者,皆慎用。

六、茯苓　薏苡仁

【药对功效】　茯苓、薏苡仁为临证常用的利水消肿、渗湿健脾药对。

1. **茯苓**　详见第二章第三节第 29 页。

2. **薏苡仁**　为禾本科植物薏苡的干燥成熟种仁。性微寒,味甘、淡。归脾、胃、肺经。具有利湿健脾,舒筋除痹,清热排脓的功效。

【药对来源】　茯苓、薏苡仁伍用,见于《太平惠民和剂局方》之"参苓白术散"。

【配伍效用】　茯苓、薏苡仁皆为临证常用的利水消肿,渗湿健脾之品。然茯苓性平,味甘、淡,"利水而不伤正,补而不助邪"。为利水渗湿之要药,无论属寒、属热、属虚、属实,皆可使用。茯苓又能健脾,因脾弱则生湿,脾健则湿不内生,实有标本兼顾之效。再者,茯苓先升后降,上行清心火、生津液、开腠理、滋水源,下降利小便,引热外出。主治小便不利,水肿胀满,痰饮咳逆、呕吐,脾虚食少、泄泻,心悸不安,失眠健忘,遗精白浊等症。薏苡仁善清利湿热,又能清热排脓、除痹舒筋、通利关节。主治水肿,脚气,小便淋沥、湿温病、泄泻、带下、风湿痹痛、筋脉拘挛、肺痈、肠痈、扁平疣等。茯苓利水作用重在健脾渗湿为主,且补益心脾,宁心安神。然薏苡仁利湿作用较茯苓广泛,且性凉而清热,又可排脓消痈,又善除痹。茯苓、薏苡仁相配为伍,参合而用,相得益彰,共奏利水消肿、渗湿健脾之功效。

【临证应用】 用于久泻不止等症,证属脾虚湿盛型者(见于慢性腹泻等)。对于脾虚湿盛之泄泻等症,可配伍人参、白术、甘草、山药、陈皮同用,即《太平惠民和剂局方》之"参苓白术散",具有渗除脾湿,健脾止泻的作用,临证每用,可获良效。

【常用剂量】 茯苓 10~30 克,薏苡仁 10~30 克。

【服用方法】 水煎分服。

【注意事项】 凡阴虚而无湿热、虚寒滑精、气虚下陷者及孕妇,皆慎用。

七、茯苓 附子

【药对功效】 茯苓、附子为临证常用的温阳利水、散寒除湿药对。茯苓功效详见第 29 页,附子功效详见第 85 页。

【药对来源】 茯苓、附子伍用,见于《伤寒论》之"真武汤"。

【配伍效用】 茯苓、附子皆为临证常用的药物。茯苓为利湿之品,附子为补火助阳之品。茯苓性平,味甘、淡,"利水而不伤正,补而不助邪",为利水渗湿之要药,无论寒、热、虚、实者,皆可使用。茯苓又能健脾,因脾弱则生湿,脾健则湿不内生,实有标本兼顾之效。茯苓健脾作用较强,兼宁心安神,用于心神不安。附子辛甘温煦,其性善走,故为通行十二经纯阳之要药,能上助心阳、中温脾阳、下补肾阳,具有峻补元阳、益火消阴的功效,凡肾、脾、心诸脏阳气衰弱者,皆可应用。主治亡阳欲脱,肢冷脉微,阳痿宫冷,心腹冷痛,虚寒吐泻久痢,阴寒水肿,阳虚外感,风寒湿痹,阴疽疮疡。故两药相配伍用,其功效有二:其一,温肾利水,用于阴水证。阴水之征,每因脾肾阳虚,脾虚则水无以运,肾虚则水无以行。附子辛热温肾补火;茯苓甘淡而平,健脾利水。茯苓得附子则补火生土,使水有所归;附子得茯苓则肾阳鼓动而水有所摄。其二,温阳散寒,除湿镇痛,用于阳虚寒湿身痛症。茯苓性平,其作用重在健脾利水为主,附子则重在温阳散寒。附子辛热性燥,温通经脉,散寒镇痛之力亦强,茯苓健脾渗湿,附子得茯苓之助又能增强除湿之力。两药相配伍合,相使为用,相互协调,相得益彰,共奏温阳利水,散寒除湿之功效。

【临证应用】　用于大便溏泄等症,证属脾肾阳虚,水气内停型者(见于慢性腹泻等)。茯苓、附子相使配对,为经方之经典药对,与白术等合用,可用治脾肾阳虚,水气内停所致之小便不利、肢体水肿、恶寒腹痛、大便溏泄等症(见于脾肾阳虚之慢性肠炎、痢疾之久泻等),方如《伤寒论》之"真武汤"。

【常用剂量】　茯苓 10～15 克,附子 6～10 克。

【服用方法】　水煎分服。

【注意事项】　凡阴虚阳盛,真热假寒及孕妇,皆禁用;凡阴虚而无湿热、虚寒滑精、气虚下陷者,皆慎用。附子:服药时不宜饮酒,不宜以白酒为引。反半夏、瓜蒌、白蔹、白及、贝母。本品用之不当,可引起中毒。附子宜先煎。

八、滑石　车前子

【药对功效】　滑石、车前子为临证常用的清热利水通淋药对。

1. 滑石　详见第二章第五节第 73 页。

2. 车前子　为车前科植物车前或平车前的干燥成熟种子,性微寒,味甘。归肺、肝、肾、小肠经。具有利尿通淋,渗湿止泻,明目,祛痰的功效。

【药对来源】　滑石、车前子伍用,见于《古今医统》之"车前滑石散"。

【配伍效用】 滑石、车前子皆为临证常用的利水通淋之品。滑石性寒而滑,质腻,寒能清热,滑能利窍,既能清暑泄热、清热降火、生津止渴,可用治暑热烦闷、头昏头胀、口干口渴、恶心呕吐等症,又能利窍通闭、利水通淋、渗湿止泻,用治小便不利、小便赤热涩痛、黄疸水肿、湿热泻痢、吐血、衄血等症。车前子功善清热利湿,为治热淋之要药,凡湿热下注膀胱所致之诸种淋病,皆可使用。主治小便不利,淋浊带下,水肿胀满,暑湿泻痢,目赤障翳,痰热咳嗽等症。两药相配为伍,同气相求,相须为用,滑石上能清水源,下可通水道,荡涤六腑邪热从小便而出;车前子甘寒渗利,性专降泄,助滑石清利湿热,两药共奏利尿通淋之功效。

【临证应用】 用于暑湿泄泻等症,证属湿热下注型者(见于慢性腹泻等)。滑石、车前子与"葛根芩连汤"配伍,以用治暑湿泄泻等症。

【常用剂量】 滑石 10～15 克,车前子 10～15 克。

【服用方法】 水煎分服。外用研末调敷。

【注意事项】 凡脾胃虚弱,阳气下陷,内无湿热,或热病伤津,或肾虚滑精者,皆禁用。孕妇慎用。宜包煎。

九、黄芪 茯苓

【药对功效】 黄芪功效详见第 69 页,茯苓功效详见第 29 页。

【药对来源】 详见第二章第五节第 69 页。

【配伍效用】 详见第二章第五节第 69 页。

【临证应用】 用于长期大便溏薄、泄泻等症,证属脾胃虚弱型者(见于慢性腹泻等)。

1. 黄芪、茯苓配伍白术、人参、炙甘草、薏苡仁等健脾补气之品同用,以用治脾虚水泛所致之头面四肢水肿等症;若兼有纳减便溏、畏寒肢冷等阳虚表现者,可加用附子、干姜、肉桂合用,以温阳散寒利水。

2. 黄芪、茯苓配伍党参、白术、炒山药共用,以用治脾胃虚弱之纳差、便溏等症。

【常用剂量】 黄芪 10～30 克,茯苓 10～15 克。

【服用方法】 水煎分服,或入丸、散剂。

【注意事项】 凡表实邪盛、湿阻气滞、肠胃积滞、阴虚阳亢、痈疽初起或溃后热毒尚盛者,皆禁用;凡阴虚而无湿热、虚寒滑精、气虚下陷者,皆慎用。

十、黄芪 防己

【药对功效】 黄芪、防己为临证常用益气祛风、健脾利水药对。

1. 黄芪 详见第二章第五节第 69 页。

2. 防己 为防己科植物粉防己(汉防己)的干燥根。性寒,味苦。归膀胱、肺经。具有利水消肿,祛风镇痛的功效。

【药对来源】 黄芪、防己伍用,见于《金匮要略》之"防己黄芪汤"。

【配伍效用】 黄芪大补脾肺之气,具升发之性,能补气升阳,固表止汗,利水消肿,又善走肌表,乃用治表虚及虚性水肿之要药。主治脾胃气虚及中气下陷诸证,肺气虚及表虚自汗、气虚外感诸证,脾虚水肿,痈疽气血亏虚诸证,以及气虚血滞所致的肢体麻木、半身不遂等症。防己苦寒降泄,能利水消肿,使水湿下行,味辛能散,功可祛风,以驱外袭之风邪。主治水肿,小便不利,风湿痹痛,脚气肿痛,疥癣疮肿等症。黄芪以升为主,偏重扶正,防己以降为要,重在祛邪。两药相配为伍,参合而用,一升一降,一补一泻,升降调和,补泻兼顾,相得益彰,祛风除湿而不伤正,益气固表而不恋邪,使风湿俱去,表虚得固,共奏益气祛风,健脾利水之功效。

【临证应用】 用于久泻不止等症,证属脾虚湿盛型者(见于慢性腹泻等)。该药对与"参苓白术散"合用,以用治脾虚湿盛之久泻等症。

【常用剂量】 黄芪 10～30 克,防己 4.5～9 克。

【服用方法】 水煎分服。

【注意事项】 凡表实邪盛、湿阻气滞、肠胃积滞、阴虚阳亢、痈疽初起或溃后热毒尚盛、食欲缺乏及阴虚无湿热者,皆禁用。

十一、佩兰 茯苓

【药对功效】 佩兰功效详见第 71 页,茯苓功效详见第 29 页。

【药对来源】 详见第二章第五节第 72 页。

【配伍效用】 详见第二章第五节第 72 页。

【临证应用】 用于泄泻长久不愈等症,证属暑湿内蕴型者(见于慢性腹泻等)。佩兰、茯苓配伍藿香、厚朴、苍术同用,主治暑湿泄泻等症。

【常用剂量】 佩兰 5～10 克,鲜品加倍;茯苓 10～15 克。

【服用方法】 水煎分服。

【注意事项】 凡阴虚血燥、虚寒滑精、气虚下陷者,皆慎用。

十二、鲜藿香 鲜佩兰

【药对功效】 鲜藿香、鲜佩兰是临证常用芳香化浊、解暑和胃药对,应用鲜品其功效更强。

1. 鲜藿香 为唇形科植物广藿香的地上部分。性微温,味辛。归肺、脾、胃经。具有芳香化浊,开胃止呕,发表解暑的功效。

2. 鲜佩兰 详见第三章第四节第 146 页。

【药对来源】 鲜藿香、鲜佩兰伍用,见于《时病论》之“芳香化浊法”。

【配伍效用】 藿香与佩兰是临证常用的暑湿时令对药。藿香芳香辛散,功善祛暑解表,化湿和胃。佩兰气味芳香能化湿浊之气,辛而发表能解暑热之邪,功善解暑化湿,辟秽和中,又能醒脾化湿,乃是治口甘除口臭之良品。两药皆为芳香辛酸之品,共走肺、脾、胃三经。藿香偏于解表,并能化湿止呕;佩兰优于化湿,祛暑解表力弱。两药相配参合,相须配伍,相互促进,芳香化浊、解暑和胃之效倍增。取其鲜品,多用于夏、秋之季,可除表里内外一切阴霾湿浊之邪。

【临证应用】 用于脘痞不饥,恶心呕吐,腹泻便溏等症,证属湿浊内蕴或湿阻中焦型者(见于慢性腹泻等)。藿香、佩兰相须为用,擅长解暑和胃,与鲜荷叶同用,以用治湿浊困脾、暑湿或湿温诸证。

【常用剂量】 鲜藿香 10～20 克,鲜佩兰 10～20 克。

【服用方法】 水煎分服。

【注意事项】 凡阴虚火旺,气虚者,皆慎用。藿香后下,不宜久煎。

十三、鲜佩兰 鲜荷叶

【药对功效】 鲜佩兰功效详见第 146 页,鲜荷叶功效详见第 147 页。

【药对来源】 详见第三章第四节第 147 页。

【配伍效用】 详见第三章第四节第 147 页。

【临证应用】 用于呕恶、便溏等症,证属暑湿内蕴型者(见于慢性腹泻等)。鲜佩兰、鲜荷叶常与鲜藿香配伍同用,以用于夏、秋之季除表里内外一切阴霾湿浊之邪。

【常用剂量】 鲜佩兰 10～20 克,鲜荷叶 15～30 克。

【服用方法】 水煎分服。

【注意事项】 凡体质瘦弱、气血虚弱者,皆慎用。不宜久煎。

第四节 补益类药对

一、白芍 附子

【药对功效】 白芍功效详见第 32 页,附子功效详见第 85 页。

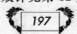

【药对来源】 详见第二章第八节第 85 页。

【配伍效用】 详见第二章第八节第 85 页。

【临证应用】 用于脘腹冷痛、泄泻久不见愈等症,证属寒凝心脉型者(见于慢性腹泻等)。《卫生宝鉴》将该药对伍以吴茱萸、肉桂、炙甘草等共用,以用治脾阳不振、阴寒内盛之脘腹冷痛、泄泻等症。

【常用剂量】 附子 6～10 克,白芍 10～15 克。

【服用方法】 水煎分服。

【注意事项】 附子有毒,用量不能过大,用量若超过 15 克,宜先煎 1 小时为宜。白芍中含苯甲酸,大量服用可增加肝脏的解毒负担,故对肝功能不良者,不宜长期大量服用;孕妇忌用。

二、白术 附子

【药对功效】 白术、附子为临证常用的温阳镇痛、散寒燥湿药对。白术功效详见第 86 页,附子功效详见第 85 页。

【药对来源】 白术、附子伍用,见于《伤寒论》之"白术附子汤"。

【配伍效用】 白术苦温燥湿,甘温益脾,被前人誉为"脾脏补气健脾第一要药"。主治脾胃气虚,食少腹胀,大便溏薄,肢软神疲,痰饮,水肿,小便不利,湿痹酸痛,气虚自汗,气虚胎动不安等症。附子擅长温散,既能温肾暖脾,又能散寒除湿。主治亡阳欲脱,肢冷脉微,阳痿宫冷,心腹冷痛,虚寒吐泻久痢,阴寒水肿,阳虚外感,风寒湿痹,阴疽疮疡。两药相配伍用,白术温脾燥湿,运其土脏;附子补肾助阳,暖其水脏,补火生土。两药相伍合用,使温阳散寒,祛湿之力倍增,从而达到脾肾兼治之目的。此外,两药相须伍用,白术健脾燥湿,附子温经散寒,共奏祛寒湿、通经络、润肠燥之功效。因此,白术配以附子,既温补阳气,又益气运湿,使湿除津布,燥湿而生津。

【临证应用】 用于腹胀便溏,肠鸣泄泻诸症,证属寒湿型者

（见于慢性腹泻等）。该药对配伍茯苓、生姜、大枣同用，以用治阳虚寒湿之腹胀便溏，肠鸣泄泻等症。临床上该药对剂量调配的变化，取决于所治病证的不同。若是治疗阳虚痹证，附子与白术用量的比例关系是5∶4或5∶3，说明治疗重在温阳散寒，兼顾益气，才有利于温补阳气；若用治阳虚寒湿证，则附子与白术用量基本相等，即附子10克，白术12克。

【常用剂量】 白术6～12克，附子6～10克。

【服用方法】 水煎分服，或入丸、散剂。

【注意事项】 附子有毒，用量不能过大。白术燥湿伤阴，凡阴虚烦渴，气滞胀满者，皆慎用。

三、白术 炙甘草

【药对功效】 白术功效详见第86页，炙甘草功效详见第87页。

【药对来源】 详见第二章第八节第87页。

【配伍效用】 详见第二章第八节第87页。

【临证应用】 用于面色萎黄，语声低微，气短乏力，食少便溏，舌淡苔白，脉虚弱等症，证属脾胃虚弱型者（见于慢性腹泻等）。《太平惠民和剂局方》之"四君子汤"，即以该药对配加人参、茯苓同用，以用治脾胃气虚证。该药对配伍茯苓、桂枝合用，可用治脾虚水停诸证。

【常用剂量】 白术6～12克，炙甘草3～9克。

【服用方法】 水煎分服，或研末外敷。

【注意事项】 凡湿盛中满腹胀，水肿，阴虚内热，胃阴不足，阴津亏损者，皆不宜使用。甘草反海藻、大戟、甘遂、芫花。

四、百合 乌药

【药对功效】 百合功效详见第88页，乌药功效详见第57页。

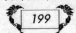

【药对来源】　详见第二章第八节第 88 页。

【配伍效用】　详见第二章第八节第 88 页。

【临证应用】　用于长期腹痛、腹泻等症,证属气滞阴虚型者(见于慢性腹泻等)。该药对可用治泻痢腹痛,里急后重等症,气行则后重自除。

【常用剂量】　百合 10～30 克,乌药 6～10 克。

【服用方法】　水煎分服。

【注意事项】　百合寒润,凡风寒咳嗽或中寒便溏者,皆忌用。

五、炒白术　炒山药

【药对功效】　详见第二章第八节第 89 页。

【药对来源】　详见第二章第八节第 90 页。

【配伍效用】　详见第二章第八节第 90 页。

【临证应用】　用于食少体弱,大便溏泄久不见愈,舌淡苔白,脉缓或濡弱等症,证属脾胃虚弱型者(见于慢性腹泻等)。白术、山药配伍人参、茯苓、炒扁豆同用,可用治小儿脾胃气虚,面色苍白,食少便溏等症。该药对配伍附子、肉桂、人参、黄芪等合用,可用治脾肾虚寒,脘腹冷痛,肢厥不温等症。该药对与砂仁、陈皮、麦芽、芡实配伍共用,可用治孕妇嗜食或厌食,便溏,消瘦乏力等症。

【常用剂量】　炒白术 9～15 克,炒山药 9～30 克。

【服用方法】　水煎分服,或研末入丸、散剂吞服。

【注意事项】　脾虚水肿者,忌用。

六、附子　干姜

【药对功效】　附子、干姜为临证常用的回阳救逆、补火温中药对。附子功效详见第 85 页,干姜功效详见第 46 页。

【药对来源】　附子、干姜伍用,见于《伤寒论》之"干姜附子汤"。

【配伍效用】 附子走而不守,上能助心阳以通脉,中能温脾以健运,下能补肾阳以益火,实属温里扶阳之要药。主治亡阳欲脱,肢冷脉微,阳痿宫冷,心腹冷痛,虚寒吐泻久痢,阴寒水肿,阳虚外感,风寒湿痹,阴疽疮疡。干姜温中逐寒,回阳通脉。用于脘腹冷痛,呕吐泄泻之脾胃寒证;寒饮伏肺,形寒肢冷,痰多清稀之咳嗽气喘;阳衰阴盛,四肢厥逆,下利清谷,脉微欲绝之亡阳证;寒湿痹痛,腰重足冷,阴疽冷疮,难溃难敛等症。正如《证治要诀》所曰:"附子无干姜不热。"《本草求真》亦曰:"干姜,大热无毒,守而不走,凡胃中虚冷,元阳欲绝,合以附子同投,则能回阳立效。"干姜、附子相配为伍,相须并用,使回阳救逆、温中散寒的作用倍增。因此,姜附并用,则因两药同具辛热之性味,能起协同作用而相得益彰,可谓相辅相成。

【临证应用】 用于腹中冷痛,腹泻不止等症,证属腹中寒冷型者(见于慢性腹泻等)。临床上该药对剂量调配的变化,取决于所治病证的不同。若是用治阳虚烦躁证,附子与干姜用量比例是近2∶1;若是用治阳虚寒湿证,附子与干姜用量比例是近1∶1;若是用治阳虚痹证,附子与干姜用量比例是近5∶2或5∶3。

【常用剂量】 附子6~10克,干姜6~10克。

【服用方法】 水煎分服。

【注意事项】 附子有毒,宜先煎;孕妇忌用。

七、甘草 干姜

【药对功效】 甘草、干姜为临证常用的温阳益气药对。甘草功效详见第16页,干姜功效详见第46页。

【药对来源】 甘草、干姜伍用,见于《伤寒论》之"甘草干姜汤"。

【配伍效用】 甘草能守中复阳,补中益气,能通行十二经脉经气,以补益五脏六腑以及气血营卫。主治倦怠食少,肌瘦面黄,心悸气短,腹痛便溏,四肢挛急疼痛,脏躁,咳嗽气喘,咽喉肿痛,痈疮肿毒,小儿胎毒,及药物、食物中毒等。干姜具有温中散寒,温肺化痰的作用,既能温上焦心肺,又能温中焦脾胃,更能温暖下焦诸脏腑之,偏治里寒。用于脘腹冷痛,呕吐泄泻之脾胃寒证;寒饮伏肺,形寒肢冷,痰多清稀之咳嗽气喘;阳衰阴盛,四肢厥逆,下利清谷,脉微欲绝之亡阳证;寒湿痹痛,腰重足冷,阴疽冷疮,难溃难敛等症。两药相配合用,其一补脾胃之虚,其二复中焦之阳,使中阳得运,统摄有权,益气之中有温阳,温阳之中有益气,阳得气则补,气得阳则化,共奏回中焦阳气,温肺益阳的功效。《药品化义》曰:"干姜干久,体质收束,气则走泄,味则含蓄,比生姜辛热过之,所以止而不行,专散里寒。如腹痛身凉作泻,完谷不化,配以甘草,取辛甘合化为阳之义。"故甘草、干姜相须为用,共奏温阳散寒、补中益气之功效。

【临证应用】　用于长期胃脘寒痛,肠鸣腹泻等症,证属虚寒型者(见于慢性腹泻等)。临床上该药对剂量调配的变化,取决于所治病证的不同。若是用治虚寒肺痿证或脾胃虚寒证,干姜与甘草用量的比例关系是 1:2,方如"甘草干姜汤";若用治寒饮郁肺证,两药用量比例是 1:1,方如"小青龙汤","半夏泻心汤"等;若用治阳气大虚证,干姜与甘草用量比例是 1.5:2.0,方如"四逆汤","茯苓四逆汤"等方剂。

【常用剂量】　甘草 3～9 克,干姜 6～10 克。

【服用方法】　水煎分服。

【注意事项】　不宜与京大戟、芫花、甘遂、海藻合用。

八、党参　茯苓

【药对功效】　党参功效详见第 92 页,茯苓功效详见第 29 页。

【药对来源】　详见第二章第八节第 92 页。

【配伍效用】　详见第二章第八节第 92 页。

【临证应用】　用于脾虚湿困,头身困重,晨起精神不佳,面色萎黄、精神疲惫、四肢倦怠,食欲减退等症突出,并多伴有脘腹胀闷、功能性消化不良、大便溏薄及中气下陷、尿意频频等症,证属脾胃气虚型者(见于慢性腹泻等)。该药对配伍山药(炒)、薏苡仁(炒)、甘草(蜜炙)、白术等同用,可用治脾虚湿困,食欲缺乏,脘腹胀闷,神疲乏力,面色萎黄,舌淡嫩,苔白腻,脉虚缓等症。

【常用剂量】　党参 10~30 克,茯苓 10~15 克。

【服用方法】　水煎分服。

【注意事项】　党参大剂量应用,可用 4 倍党参代替人参。

九、茯苓　白术

【药对功效】　茯苓功效详见第 29 页,白术功效详见第 86 页。

【药对来源】　详见第二章第八节第 94 页。

【配伍效用】　详见第二章第八节第 94 页。

【临证应用】　用于脾虚诸症,表现为食少纳呆,胃脘满闷,便溏泄泻久不见停等症,证属脾失健运而致水湿内停型者(见于慢性腹泻等)。该药对配伍人参、甘草同用,即为"四君子汤",可用治脾胃虚弱证,表现为倦怠乏力,食少,慢性泄泻等症。临床上该药对剂量调配的变化,取决于所治病证的不同。若用治中虚水气证,白术与茯苓用量比例关系是 1∶2,方如"苓桂术甘汤";若用治水气热证,白术与茯苓用量比例关系是 1∶1,方如"五苓散"。

【常用剂量】　茯苓 10~15 克,白术 5~15 克。

【服用方法】　水煎分服。

【注意事项】　白术健脾补气宜炒用,燥湿利水宜生用。

十、山药　莲子

【药对功效】　山药、莲子为临证常用的补脾止泻药对。

1. 山药　为薯蓣科多年生蔓生草本植物薯蓣的块根。性平,味甘。归脾、肺、肾经。具有补脾养胃,生肺,补肾涩精的功效。

2. 莲子 睡莲科植物莲的成熟种子,中心部包裹着绿色胚芽,俗称"莲子心"。性平,味甘、涩。归心、肾经。具有固精止带,补脾止泻,益肾养心的功效。

【药对来源】 山药、莲子伍用,见于《证治准绳》之"金锁玉关丸"。

【配伍效用】 山药质润液浓,不热不燥,补而不腻,作用和缓,乃平补脾胃之要药,既能补脾胃之阴,强肾固精而止带泻,又能补虚劳、益气力、长肌肉、润泽皮肤。主治脾胃虚弱证,肺肾虚弱证以及阴虚内热的消渴证。莲子具芬芳之气,既能补脾涩肠止泻,又能交通水火而沟通心肾,乃补脾之要药。两药相配为伍,参合而用,使脾得健运,则泄泻可止,此乃病后常用之轻补之品。

【临证应用】 用于腹部隐痛、泄泻长期不愈等症,证属脾虚湿盛型者(见于慢性腹泻等)。莲子、山药配伍人参、白术、茯苓等同用,有健脾渗湿,收涩止泻的作用,用于脾胃气虚、运化失职之便溏泄泻、食少纳呆、消瘦乏力、面色无华、胸脘痞闷等症。

【常用剂量】 山药 15~30 克,莲子 6~15 克。

【服用方法】 煎服,或研末入丸、散剂吞服。

【注意事项】 凡中满痞胀及大便燥结者,皆忌用。

十一、山药 芡实

【药对功效】 山药、芡实为临证常用的健脾止泻、益肾止带药对。

1. 山药 详见第五章第四节第 203 页。

2. 芡实 为睡莲科一年生水生草本植物芡的成熟种仁。性平,味甘、涩。归脾、肾经。本品既能健脾除湿、收敛止泻,又能固肾涩精,还能收敛固涩、除湿止滞。

【药对来源】 山药、芡实伍用,见于《寿世保元》之"瑞莲丸"。

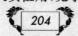

【配伍效用】　山药性平而不燥,作用和缓,平补脾肾,尤以补脾气而益胃阴为长。主治脾胃虚弱证,肺肾虚弱证,以及阴虚内热的消渴证。芡实益肾而擅长收涩,能固下元,扶脾以止泻,固涩而止带。芡实功与山药相似,然山药之阴,本有过于芡实,而芡实之涩,更有甚于山药;且山药兼补肺阴,而芡实则上于脾肾而不及于肺。两药相配为伍,相须为用,共奏健脾止泻、益肾涩精之功效。

【临证应用】　用于泄泻长期不止等症,证属脾虚湿胜型者(见于慢性腹泻等)。该药对多与党参、白术等补气健脾药合用,以用治脾虚泄泻等症。《本草骈比》载:芡实、山药各60克,装在猪肚内蒸熟,分多次服之,可用治久泻不止。

【常用剂量】　山药9～30克,芡实9～20克。

【服用方法】　水煎分服,或研末入丸、散剂吞服。

【注意事项】　凡外感前后,疟痢疳痔,气郁痞胀,溺赤便秘,食不运化及新产后者,皆忌用。

十二、益智仁　补骨脂

【药对功效】　益智仁、补骨脂为临证常用的温肾助阳药对。

1. 益智仁　详见第二章第十节第98页。

2. 补骨脂　为豆科一年生草本植物补骨脂的种子。性大温,味辛、苦。归肾、脾经。具有补肾壮阳,固精缩尿,温脾止泻,纳气平喘的功效。

【药对来源】　益智仁、补骨脂伍用,见于《古今名方》之"益精补肾汤"。

【配伍效用】　益智仁暖肾固精,温脾开胃。补骨脂补肾壮阳,温脾止泻。主治肾阳不足,下元虚冷,腰膝冷痛,阳痿,滑精,尿频,遗尿,肾不纳气,虚喘不止,脾肾两虚,大便久泄,白癜风,斑秃,银屑病等。两药皆有温补脾肾的功效,相配为伍,相须为用,共奏温补脾肾,固精止泻之功效。

该药对配伍肉豆蔻、吴茱萸、五味子等同用,以用治脾肾阳虚引起的泄泻(也称为"五更泻"),疗效确切。

【常用剂量】 益智仁 3～6 克,补骨脂 6～9 克。

【服用方法】 水煎分服,或研末入丸、散剂吞服。

【注意事项】 凡阴虚火旺或因热而患滑遗崩带者,皆忌用。

十三、黄芪 附子

【药对功效】 黄芪、附子为临证常用的补肺健脾、实卫固表药对。黄芪功效详见第 69 页,附子功效详见第 85 页。

【药对来源】 黄芪、附子伍用,见于《姜春华医论集》之"实脾汤"。

【配伍效用】 黄芪补气升阳,固表止汗,利水消肿。主治脾胃气虚及中气下陷诸证,肺气虚及表虚自汗、气虚外感诸证,脾虚水肿,痈疽气血亏虚诸证,以及气虚血滞所致的肢体麻木、半身不遂等症。附子回阳救逆,温肾助阳,祛寒镇痛。主治亡阳欲脱,肢冷脉微,阳痿宫冷,心腹冷痛,虚寒吐泻久痢,阴寒水肿,阳虚外感,风寒湿痹,阴疽疮疡。黄芪具有生发之性,擅长益气固表,止汗固脱,伍以附子,相使为用,温阳益气,回阳救逆,固表止汗益彰。《本经逢原》称:"黄芪,能补五脏诸虚,治脉弦自汗,泻阴火,去肺热,无汗则发,有汗则止,入肺而固表虚自汗,入脾而托已溃痈疡……同桂枝、附子则治卫虚亡阳汗不止,为腠理开阖之总司。"两药相配为伍,参合而用,共奏温阳固表之功效。

【临证应用】 用于泄泻长久不止等症,证属阳虚型者(见于慢性腹泻等)。该药对配伍党参、苍术、肉豆蔻等同用,可用治慢性结肠炎等,证属久泻不止,虚实夹杂型者。

【常用剂量】 黄芪 10～30 克,附子 6～10 克。

【服用方法】 水煎分服。

【注意事项】 凡实证及阴虚阳盛者,皆忌用。

十四、黄芪　党参

【药对功效】　黄芪、党参为临证常用的补中益气、生津养血药对。黄芪功效详见第 69 页,党参功效详见第 92 页。

【药对来源】　黄芪、党参伍用,见于《脾胃论》之"补中益气汤"。

【配伍效用】　黄芪补气升阳,温分肉,实腠理,益卫固表,托毒生肌,利水消肿。主治脾胃气虚及中气下陷诸证,肺气虚及表虚自汗、气虚外感诸证,脾虚水肿,痈疽气血亏虚诸证,以及气虚血滞所致的肢体麻木、半身不遂等症。党参甘温补中,和脾胃,促健运,益气生血。主治脾胃虚弱,食少便溏,四肢乏力,肺虚喘咳,气短自汗,气血两亏诸证。黄芪固卫气,擅长敛汗;党参补中气,善于止泻。黄芪偏于阳而实表;党参偏于阴而补中。《得配本草》谓:"上党参,得黄芪实卫。"两药相配为伍,一里一表,一阴一阳,相互为用,其功益彰,共奏扶正补气之功效。

【临证应用】　用于脾胃虚弱,功能性消化不良,食少便溏,倦怠乏力,动则汗出等症,证属久病虚弱型者(见于慢性腹泻等)。该药对伍以白术、茯苓、甘草等同用,可用于脾气虚弱所引起的倦怠无力、食欲缺乏、脘腹痞满、大便溏泄等症。

【常用剂量】　黄芪 10～30 克,党参 9～30 克。

【服用方法】　水煎分服。

【注意事项】　凡热证、湿热证者,皆忌用。

十五、黄芪　山药

【药对功效】　黄芪、山药为临证常用的补气升阳、养阴生津药对。黄芪功效详见第 69 页,山药功效详见第 203 页。

【药对来源】　黄芪、山药伍用,见于《施今墨临床经验集》之"芪淮汤"。

【配伍效用】　黄芪具有补气升阳,利水消肿的作用,但偏于补

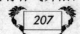

脾阳。主治脾胃气虚及中气下陷诸证,肺气虚及表虚自汗、气虚外感诸证,脾虚水肿,痈疽气血亏虚诸证,以及气虚血滞所致的肢体麻木、半身不遂等症。山药具有补脾养肺,养阴生津,益肾固精的作用,但偏重于补脾阴。主治脾胃虚弱证,肺肾虚弱证以及阴虚内热的消渴证。两药相配为伍,参合而用,一阳一阴,相须相助,阴阳相合,相互促进,相互转化,共奏健脾胃、促运化、敛脾精,消除尿糖之功效。

【临证应用】 用于食欲缺乏、大便溏泄久不见愈等症,证属脾胃气虚型者(见于慢性腹泻等)。黄芪配伍山药可广泛用于脾胃虚弱所致之饮食减少、大便溏泄、便血等病症。

【常用剂量】 黄芪 10～30 克,山药 10～30 克。

【服用方法】 水煎分服。

【注意事项】 凡表实邪盛,湿盛中满,气滞湿阻,食积内停,内有实热,阴虚阳亢,疮痈初起或溃后热毒尚盛等,皆不宜使用。

十六、黄芪 防风

【药对功效】 黄芪、防风为临证常用的祛风散寒、益气解表药对。黄芪功效详见第 69 页,防风功效详见第 21 页。

【药对来源】 黄芪、防风伍用,见于《丹溪心法》之"玉屏风散"。

【配伍效用】 黄芪补气升阳,固表止汗,利水消肿。防风祛风解表,胜湿解痉,止泻止血。主治外感风寒,头痛身痛,风湿痹痛,骨节酸痛,腹痛泄泻,肠风下血,破伤风,风疹瘙痒,疮疡初起等症。黄芪甘温补气固表扶正,防风辛散祛风解表祛邪。两药参合伍用,防风辛散温通,可载黄芪补气之周身,黄芪得防风疏散之力而不恋邪,防风得黄芪之固表而不散泻。李杲曰:"防风,治一身尽痛,随所引而至,乃风药中润剂也。防风能制黄芪,黄芪得防风其功欲大,乃相畏而相使也。"《古方选注》云:"黄芪性钝,防风性利。钝者受利者之制耳。"柯琴谓:"夫风者,百病之长也。邪风之至,急如风雨,善治者治皮毛,故以防风以驱表邪。邪之所凑,其气必虚,故用黄芪以鼓舞正气。黄芪得防风,其功愈大者,一攻一补,相须相得之义也。"两药相配参合,相使为用,散中寓补,补中兼疏,动静结合,相辅相成,共奏固表止汗之功效。

【临证应用】　用于久泻脱肛,下痢后重等症,证属脾虚风乘型者(见于慢性腹泻等)。黄芪、防风各等份,名曰"防风黄芪汤",可用治中风不能言,脉沉而弱者;该方剂重用黄芪,可用治久泻脱肛等症。该药对配伍枳壳、木香等同用,善治痢后伤气,虚坐努责,里急后重等症。

【常用剂量】　黄芪 10～30 克,防风 6～10 克。

【服用方法】　水煎分服。

【注意事项】　凡风寒表实证、阴虚阳亢证,皆忌用。

十七、芡实　莲子

【药对功效】　芡实、莲子为临证常用固精缩尿止带药对。芡实功效详见第 204 页,莲子功效详见第 204 页。

【药对来源】　莲子、芡实伍用,见于《医方集解》之"金锁固精丸"。

【配伍效用】　芡实以甘补脾,以涩收敛,故为收敛性强壮药。既能健脾除湿、收敛止泻,入肾经又能益肾固精,还能收敛固涩、除湿止带。《本草求真》谓:"芡实如何补脾,以其味甘之故;芡实如何固肾,以其味涩之故。唯其味甘补脾,故能利湿,而泄泻腹痛肾,故能闭气,而使遗带小便不禁皆愈。功与山药相似,然山药之阴,本有过于芡实,而芡实之涩,更有甚于山药;且山药兼补肺阴,而芡实则上于脾肾而不及于肺。"莲子禀芬芳之气,合禾谷之味,为补脾之要药。既能补益脾气,涩肠止泻,入于心肾,以养心安神、益肾固精、益肾气,且能交通水火而沟心肾。芡实与莲子肉在功效上大致相同,皆为收涩之品,均能益肾固精、健脾止泻止带,两药相须为用,取其协同作用,且涩中有补,以补助涩,固涩之力更宏。莲子功偏中焦,兼养心、清心、宁神;芡实亦补脾,但较之莲子,则功偏下元,益肾阳而除水湿。两药相配为伍,参合而用,相互弥补,既利中焦又益下元,共奏补而不燥,补中祛湿之功效。

【临证应用】 用于久泻不止等症,证属脾肾不足型者(见于慢性腹泻等)。芡实、莲子配伍,或加取山药、扁豆、石斛等同用,可用治脾虚久泻,日久不愈等症。

【常用剂量】 芡实 10～15 克,莲子 6～10 克。

【服用方法】 水煎分服。

【注意事项】《医宗金鉴》曰:"梦而后遗火之强。"该两药以补涩为主,有实热火邪致遗精者,用之不宜,或当配伍清热剂合用。

十八、人参 附子

【药对功效】 人参功效详见第 157 页,附子功效详见第 85 页。

【药对来源】 详见第三章第六节第 157 页。

【配伍效用】 详见第三章第六节第 157 页。

【临证应用】 用于久痢不止,呕吐不食,手足俱冷等症,证属脾肾阳虚、寒湿内盛型者(见于慢性腹泻等)。该药对配伍生姜、大枣同用,以用治心腹满闷,水谷不消,噫气吞酸,食辄呕吐,霍乱泄利,四肢沉重等症。《校注妇人良方》之"加减参附汤":炮附子、人参、丁香、生姜、米,以用治寒痢,阳气脱陷,呕吐不食,手足俱冷等见症者。

【常用剂量】 人参 6～10 克,附子 6～10 克。

【服用方法】 水煎分服。

【注意事项】 凡孕妇及阴虚阳亢者,皆禁用。

十九、山药 茯苓

【药对功效】 山药、茯苓为临证常用的健脾利湿药对。山药功效详见第 203 页,茯苓功效详见第 29 页。

【药对来源】　山药、茯苓伍用,见于《金匮要略》之"肾气丸"。

【配伍效用】　山药补肺气,兼能滋养肺阴,还能补益肾气,滋养肾阴,对肾脾俱虚者,其补后天亦有助于充养先天;山药能平补气阴,且性兼涩,故凡脾虚食少,体倦便溏及妇女带下,儿童功能性消化不良之泄泻等,皆可应用。茯苓甘则能补,淡则能渗,药性平和,既可祛邪,又可扶正,利水而不伤正气,实为利水消肿之要药;还能健脾渗湿,化痰,止泻。此外,本品可益心脾而宁心安神。《世补斋医书》曰:"茯苓一味,为治痰主药,痰之本,水也,茯苓可以行水。痰之动,湿也,茯苓又可行湿。"两药相配为伍,相须为用,为平补缓利之剂,既补益脾胃,又不伤阴留滞,山药补脾气、益胃阴而止泻;茯苓渗湿健脾而止泻。共奏健脾渗湿、益胃止泻之功效。

【临证应用】　用于饮食不化,胸脘痞闷,肠鸣泄泻,四肢乏力,形体消瘦,面色萎黄,舌淡苔白腻,脉虚缓等症,证属脾虚湿盛型者(见于慢性腹泻等)。该药对配伍白术、人参同用,可健脾渗湿而止泻,以用治脾虚湿盛泄泻、食少倦怠等症,方如《太平惠民和剂局方》之"参苓白术散"。

【常用剂量】　山药 15～30 克,茯苓 9～15 克。

【服用方法】　水煎分服。

【注意事项】　凡湿盛中满或有实邪、积滞、阴虚而无湿热、虚寒滑精、气虚下陷者,皆慎用。

第五节　固涩、散结及其他类药对

一、赤石脂　禹余粮

【药对功效】　详见第三章第八节第 164 页。

【药对来源】　详见第三章第八节第 164 页。

【配伍效用】　详见第三章第八节第 165 页。

【临证应用】 用于泻痢日久,滑脱不禁等症,证属脾胃虚寒型者(见于慢性腹泻等)。

1. 赤石脂、禹余粮伍用,出自《伤寒论》之"赤石脂禹余粮汤":赤石脂(碎)30克,禹余粮(碎)30克。上二味,以水1.2升,煮取400毫升,去滓,分3次温服。具有收敛固脱,涩肠止泻的作用。主治久泻、久痢,肠滑不能收摄者。

2. 用治脾胃虚弱久泻,该药对配伍黄芪、人参、白术、茯苓、甘草等同用,以益气健脾、固脱止泻。

3. 用治脾肾阳虚之"五更泄",该药对伍加补骨脂、吴茱萸、干姜、附子、白术等温肾暖脾药共用,以温肾健脾、固涩止泻,收效甚佳。

【常用剂量】 赤石脂10～20克,禹余粮10～20克。

【服用方法】 水煎分服。

【注意事项】 凡急性肠炎及痢疾初起者,皆不宜使用;湿热积滞者,忌用;孕妇慎用。

二、茯苓 益智仁

【药对功效】 茯苓功效详见第29页,益智仁功效详见第98页。

【药对来源】 详见第二章第十节第98页。

【配伍效用】 详见第二章第十节第98页。

【临证应用】 用于腹泻长久不止等症,证属脾胃虚寒型者(见于慢性腹泻等)。用治脾胃虚寒之胃痛、腹泻等症,可伍加炙黄芪、桂枝、白芍、制附子、干姜、白术、茯苓、陈皮、木香等同用,以温中散寒,健脾和胃,镇痛止泻。

【常用剂量】 茯苓10～15克,益智仁3～6克。

【服用方法】 水煎分服。

【注意事项】 凡阴虚火旺或因热而患遗滑崩带者,皆忌用。

三、诃子　罂粟壳

【药对功效】　诃子、罂粟壳为临证常用的固涩止泻药对。

1. 诃子　为使君子科植物诃子的干燥果实。性平,味苦、酸涩。归肺、大肠经。具有敛肺,涩肠,下气,利咽的功效。

2. 罂粟壳　为罂粟科一年生或二年生草本植物罂粟的成熟干燥蒴果的外壳。性平,味苦、酸涩,有毒。归肺、肾、大肠经。具有敛肺,涩肠,镇痛的功效。

【药对来源】　诃子、罂粟壳伍用,见于《普济方》之"罂粟散"。

【配伍效用】　诃子能敛肺,涩肠,下气,利咽。生用既能敛肺止咳,又可苦泄降火清肺利咽开声,用治痰火郁肺、久嗽失声、肺虚久嗽等症;诃子煨用,能涩敛大肠,以制止腹泻。罂粟壳功能收敛肺气,涩肠止泻,镇痛效著。诃子、罂粟壳皆入肺、大肠二经,而肺与大肠相表里,故两药相配为伍,味皆酸涩,相须为用,协同增效,共奏敛肺涩肠之功效。

【临证应用】　用于久泻、久痢等症,证属脾胃虚弱型者(见于慢性腹泻之水泻过多等)。用治慢性腹泻、脾胃虚弱者,酌情选用"参苓白术散""补中益气汤"加减而治。

【常用剂量】　诃子3～9克,罂粟壳3～6克。

【服用方法】　水煎分服。

【注意事项】　凡外表内热、咳嗽及泻痢初起者,皆忌用;不宜过量及持续服用,以免中毒成瘾。婴儿、甲状腺功能低下者、孕妇及哺乳期妇女,皆忌用。另外,诃子敛肺止咳宜生用,涩肠止泻宜煨用。罂粟壳止咳宜蜜炙,止泻宜醋炒。

四、诃子　肉豆蔻

【药对功效】　诃子、肉豆蔻为临证常用的涩肠止泻对药。

1. 诃子　详见第五章第五节第213页。

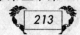

2. 肉豆蔻　为肉豆蔻科植物肉豆蔻的干燥种子。性温,味辛。归脾、胃、大肠经。具有温中行气,涩肠止泻的功效。

【药对来源】　诃子、肉豆蔻伍用,见于《太平惠民和剂局方》之"真人养脏汤"。

【配伍效用】　诃子、肉豆蔻为临证常用的涩肠止泻之品。诃子味苦酸入于肺、大肠经,可敛肺止咳、涩肠止泻。肉豆蔻具有温中行气,涩肠止泻的作用。偏治脾虚寒之肠滑久泻。诃子偏于涩肠敛肺,肉豆蔻偏于温补脾胃,诃子为酸涩之品,肉豆蔻为辛温之品。两药相配为伍,参合而用,以诃子涩肠固脱为主,肉豆蔻佐之,且涩中有行,相互协调,相使为用,共奏温中涩肠止泻之功效。

【临证应用】　用于老年人五更泻等症,证属脾胃虚弱型者(见于慢性腹泻等)。对于用治慢性腹泻,脾胃虚弱者,可应用该药对,并酌情选用"参苓白术散""补中益气汤"加减而治。用治脾肾阳虚之五更泻,取肉豆蔻、诃子,配伍吴茱萸、五味子、炮姜、附子等同用,能温肾暖脾止泻。以肾虚为主者,主取诃子,佐以肉豆蔻同用;以脾虚为甚者,主选肉豆蔻,佐以补骨脂共用。

【常用剂量】　诃子3～9克,肉豆蔻3～9克。

【服用方法】　水煎分服。研末或入丸、散剂吞服。

【注意事项】　湿热痢疾者,忌用。诃子:反复使用会使人大便不畅难解。诃子清肺利咽多生用,涩肠止泻宜煨用。

五、金樱子　芡实

【药对功效】　金樱子、芡实为临证常用的补脾固肠、涩精止带药对。

1. 金樱子　为蔷薇科植物金樱子的干燥成熟果实。性平,味甘、酸、涩。归肾、膀胱、大肠经。具有固精缩尿,涩肠止泻,敛汗止带的功效。

2. 芡实　详见第五章第四节第204页。

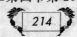

【药对来源】　金樱子、芡实伍用，见于《证治准绳》之"水陆二仙丹"。

【配伍效用】　金樱子气味俱降，酸涩收敛，可固精、涩肠。芡实以甘补脾，以涩收敛，既能健脾除湿、收敛止泻，又能固肾涩精，还能收敛固涩、除湿止滞。金樱子、芡实皆为酸涩之品，两药相配为伍，相须为用，协同增效，共奏补脾、固精、涩肠之功效。

【临证应用】　用于慢性泄泻久不见愈诸症，证属脾肾两虚型者（见于慢性腹泻等）。用治脾虚大便溏泻等症，该药对常与党参、白术、莲子、扁豆等健脾止泻药配伍合用。

【常用剂量】　金樱子6～12克，芡实9～15克。

【服用方法】　水煎分服。

【注意事项】　凡有实火、邪热者，皆忌用。

六、肉豆蔻　补骨脂

【药对功效】　肉豆蔻、补骨脂为临证常用温肾固肠药对。肉豆蔻功效详见第214页，补骨脂功效详见第205页。

【药对来源】　肉豆蔻、补骨脂伍用，见于《普济本事方》之"二神丸"。

【配伍效用】　肉豆蔻有温中行气、涩肠止泻的作用，偏治脾虚寒之肠滑久泻。补骨脂有补肾温阳、固精缩尿、温脾止泻的作用，能"补火生土"，偏治脾肾虚寒。肾者胃之关，肾阳不足，不能温养脾胃，运化失常，关门不固，黎明之前阳气未振，因而肠鸣泄泻。肉豆蔻以补脾为主，补骨脂以补肾为要。两药皆性温味辛，入脾、肾二经。两药相配为伍，参合而用，一脾一肾，脾肾双补，相须相使，协调为用，温补脾肾，协调脏腑，共奏温肾固肠之功效。

【临证应用】　用于五更泻、肠鸣腹痛、腰酸、慢性腹泻等症，证属肾虚和脾肾虚寒型者（见于慢性腹泻等）。

1. 脾肾阳虚之五更泻，取肉豆蔻、补骨脂配伍吴茱萸、五味子、炮姜、附子等同用,以温肾暖脾止泻。

2. 对于年老体衰,久泻不止,中气下陷者,该药对配伍黄芪、党参、白术共用,以益气健脾;与"桃花汤"合用,以固涩止泻。

3. 近代名中医施今墨先生认为,慢性泄泻,有脾虚不能制水者,有肾虚不能行水者。前者以肉豆蔻之辛温,温脾以制水;后者用补骨脂之辛燥,补肾以行水。两药相合而用,脾肾双补,泄泻可除。两药取舍多少,应随证化裁。以肾虚为主者,主取补骨脂,佐以肉豆蔻;以脾虚为甚者,主选肉豆蔻,佐以补骨脂。

4. 治脾肾虚寒之五更泄泻,方选《证治准绳》之"四神丸":补骨脂、肉豆蔻、吴茱萸、五味子。

5. 治肾泄久不愈,脉沉细无力者,方选《洁古家珍》之"肉豆蔻丸":肉豆蔻(面裹煨)、补骨脂(炒)各等份。为末,枣肉为丸,桐子大。米饮下,空心。

6. 对于脾肾虚弱,凌晨五更作泻,或全不思食,或食而不化,大便不实者,方选《校注妇人良方》之"四神丸":肉豆蔻二两(生用),补骨脂四两(炒),五味子二两,吴茱萸四两。各为末,生用大枣四十九枚,生姜四两(切),同枣用水煮熟,去姜,取枣肉和药丸桐子大。每服五十丸,空心盐汤下。

【常用剂量】 肉豆蔻3～9克,补骨脂6～9克。

【服用方法】 水煎分服。

【注意事项】 不宜大剂量使用。凡阴虚火旺及湿热积滞泻痢者,皆忌用。孕妇禁用。补骨脂:《海药本草》曰:"恶甘草。"

七、五味子 五倍子

【药对功效】 五味子、五倍子为临证常用的收敛固涩药对。

1. 五味子 习称"北五味子",为木兰科植物五味子的干燥成熟果实。性微温,味酸。归肺、肾、心经,具有敛肺滋肾,涩精止泻,生津敛汗,宁心安神的功效。

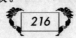

2. 五倍子　为五倍子蚜寄生于漆树科植物盐肤木叶翅上,或倍蛋蚜寄生于青麸杨小叶背上;或蛋铁倍蚜寄生于红麸杨小叶背上所形成的干燥虫瘿。性寒,味酸涩。归肺、大肠、肾经。具有敛肺降火,涩肠止泻,固精敛汗,止血疗疮的功效。

【药对来源】　五味子、五倍子伍用,见于《施今墨对药》。

【配伍效用】　五味子既为收涩药,也为补气药,味酸收敛,温润滋阴,上能敛肺而止咳,下能滋肾而摄精,外能收敛止汗,内能益气而生津,为固精益肺之要药。主治久咳虚喘,津伤口渴及消渴,自汗,盗汗,遗精、滑精,久泻不止,心悸,失眠,多梦等症。五倍子药性收敛,既能敛肺止嗽、降火化痰,又能涩肠止泻、固精敛汗。主治肺虚久咳或肺热痰嗽,久泻,久痢,遗精,滑精,自汗,盗汗,崩漏下血或便血痔血,疮疖肿毒疮流水,溃疡不敛,肛脱不收,子宫下垂等症两药参合相伍,相须为用,相得益彰,收敛固涩,平调寒热,共奏益肾固精、敛汗止汗、涩肠止泻之功效。

【临证应用】　用于久泻、久痢等症,证属大肠不固型者(见于慢性腹泻等)。

1. 大肠不固、久泻久痢或滑脱不禁者,可单用该药对,或伍以补骨脂、白术等同用,以温补脾肾。

2. 久泻便血,或肠风血脱,崩漏带浊,诸药难于奏效者,以及久泻久痢,滑泄不止者,该药对与枯矾、诃子伍用,合成《景岳全书》之"玉关丸":白面(炒熟)120克,枯矾60克,文蛤(醋炒黑)60克,北五味(炒)30克,诃子(半生半炒)60克,上药研末,用熟汤和丸,如梧桐子大,以温补脾肾等药随证加减煎汤送下,或"人参汤"亦可。如血热妄行者,以凉药送下。

3. 近代名中医施今墨先生认为,五味子、五倍子伍用,收敛固涩之力较强,故凡固摄无能,有滑脱现象者,皆可随证配伍使用。如阳虚自汗者,可与黄芪、制附片伍用;若久泻、久痢者,可与赤石脂、禹余粮合用;若直肠脱垂、子宫脱垂,以及各种内脏弛缓、下垂者,可与升麻、柴胡共用;若气虚甚者,可与党参同用。为加强疗效,亦可酌情配加枳壳共用。

【常用剂量】 五味子1.5～6.0克,五倍子3～6克。

【服用方法】 水煎分服,研末或入丸、散剂吞服。

【注意事项】 凡内有实热或积滞未清之泻痢者、孕妇,皆忌用。五味子内服量过大或体质特异时,可出现发热、头痛、乏力、荨麻疹等中毒反应;五倍子剂量稍大可能有恶心、便秘和胃不适反应,一般不宜大剂量使用。长期服用或大剂量服用可能损害肝脏。

第六章 胃肠炎

胃肠炎可分为急性胃肠炎、慢性胃肠炎。急性胃肠炎多因进食刺激性食物，或暴饮暴食，或腹部受凉，或进食腐败、不洁食物而引起的胃肠道急性炎症性病症。本病好发于夏、秋两季。起病急骤，如以频繁呕吐，胃脘部剧烈疼痛为主要临床表现的，则称为急性胃炎；如以腹泻，脐周疼痛为主要临床表现的，则称为急性肠炎；如呕吐与腹泻均为明显的，则称为急性胃肠炎。慢性胃肠炎则症状表现较轻，但病程较长，一时不愈。

1. 急性胃炎 急性胃炎在中医学中，属"呕吐"等病证范畴。中医学认为，本病多由邪毒犯胃，聚结阳明，造成中焦气机上逆，脾气不升，胃气不降而上逆而成。外感六淫邪毒或秽浊之气侵袭中焦，致使邪毒犯胃，胃气不宁，脾气不升，清浊相干，浊气上冲而发；暴饮暴食，或过食生冷、油腻、不洁食物，或误食毒物造成食滞中脘，致使胃失和降，气逆上冲。外感寒湿或过食生冷，或中阳不振，脾失运化，致使痰饮结聚上焦，胃气上逆则呕吐暴作。所以，无论外感寒湿，或促受暑热疫毒之邪，一旦壅迫胃腑，失于和降，即可夹食夹痰上逆外涌为患。《景岳全书·呕吐》记载："所谓邪者，或暴伤寒凉，或暴伤饮食，或因胃火上冲，或因肝气上逆，或以痰饮气聚于胸中，或以表邪传里聚于少阳，皆有呕证，此皆呕之实邪也；所谓虚者，必胃虚也。"

2. 急性肠炎 急性肠炎在中医学中，属"泄泻"等病证范畴。中医学认为，毒邪从口而入，直趋中道，脾气不升，胃气不降，水谷并走肠道，其病乃成。由于病者体质寒热有异，气候有寒温之别，以及饮食因素等，故有寒湿、湿热、暑湿等不同临床类型。脾虚湿盛是导致本病发生的重要因素。外因与湿邪关系最大,湿邪入侵,损伤脾胃,运化失常。内因则与脾虚关系最为密切,脾虚失运,水谷精微不化,湿浊内生,混杂而下,从而发生本病。

第一节 清热解毒类药对

一、黄芩 黄连

【药对功效】 黄芩功效详见第36页,黄连功效详见第18页。

【药对来源】 详见第三章第一节第103页。

【配伍效用】 详见第三章第一节第103页。

【临证应用】 用于腹痛、腹泻等症,证属湿热下痢型者(见于急性胃肠炎等)。

1. 用治大肠湿热之泄泻、痢疾,该药对可配伍葛根等同用,方如《伤寒论》之"葛根黄芩黄连汤"。

2. 黄芩、黄连配伍,其剂量的变化取决于所治病证的不同。若用治脾胃湿热之痞证,方如"半夏泻心汤""生姜泻心汤""甘草泻心汤",其黄芩三两、黄连一两,用量比例为3:1;若用治大肠热利,其方剂如"葛根芩连汤",黄芩、黄连剂量为各三两,用量比例为1:1;若用治心肾虚热,其方剂如"黄连阿胶汤",用黄芩二两、黄连四两,用药比例为1:2。

【常用剂量】 黄芩6~10克,黄连3~6克。

【服用方法】 水煎分服,或入丸、散剂。

【注意事项】 凡脾胃虚寒,少食便溏、血虚胎动者,皆禁用;缓慢性心率者,慎用黄连。

二、黄芩 半夏

【药对功效】 黄芩功效详见第36页,半夏功效详见第19页。

【药对来源】 详见第三章第一节第104页。

【配伍效用】 详见第三章第一节第 104 页。

【临证应用】 用于口苦、咽干、恶心、呕吐、反酸等症,证属邪居少阳或寒热互结型者(见于急性胃肠炎、慢性胃肠炎等)。

1. 治寒热互结之痞证,若见胸膈痞满、但满而不痛、或呕吐下利等症,该药对伍以黄连、干姜、人参、炙甘草、大枣同用,合成"半夏泻心汤"以用治。

2. 治胆胃气逆证,表现为下利腹痛,身热口苦,恶心呕吐,纳少,舌红苔黄,脉沉弦等症。该药对配伍芍药、甘草、生姜、大枣共用,组成《金匮要略》之"黄芩加半夏生姜汤",以清热和中、降逆止呕。

【常用剂量】 黄芩 6～10 克,半夏 6～10 克。

【服用方法】 水煎分服,或入丸、散剂。

【注意事项】 凡一切血证及孕妇,皆忌用。半夏反乌头。

三、黄连 黄柏

【药对功效】 黄连、黄柏为临证常用的清热燥湿、解毒泻火药对。

1. **黄连** 详见第二章第一节第 18 页。

2. **黄柏** 为芸香科植物黄皮树或黄檗的干燥树皮。前者习称"川黄柏",后者习称"关黄柏"。性寒,味苦。归肾、膀胱、大肠经。具有清热燥湿,泻火解毒,退虚热的功效。

【药对来源】 黄连、黄柏伍用,见于《伤寒论》之"白头翁汤"。

【配伍效用】 黄连、黄柏皆有清热燥湿的作用。黄连大苦大寒,善理心脾之火,为泻心火、除湿热之佳品。其清热作用偏于中焦,能清心除烦、燥湿止痢。主治热病邪入心经之高热、烦躁、谵妄或热盛迫血妄行之吐衄,湿热胸痞,泄泻,痢疾,心火亢盛之心烦失眠,胃热呕吐或消谷善饥,肝火目赤肿痛,热毒疮疡,疔毒走黄,牙龈肿痛,口舌生疮,聘耳,阴肿,痔血,湿疹,烫伤等症。黄柏沉阴下降,生用降实火,善清下焦湿热。它既能清实热、退虚热,而侧重于泻相火、退虚热,又能清热燥湿、泻火解毒,用治下焦湿热。主治湿热痢疾、泄泻、黄疸、梦遗、淋浊、带下、骨蒸劳热、盗汗、痿证、脚气、口舌生疮、目赤肿痛、痈疽疮毒、皮肤湿疹等。两药相配为伍,相须为用,黄连味苦性寒,苦燥湿、寒胜热,得黄柏相助,功专于下,两药相辅相成,协同为用,共奏清热燥湿、泻火解毒之功效。

【临证应用】 用于湿热下痢等症,证属湿热型者(见于急性肠炎等)。临床上该药对剂量调配的变化,可决定所治病证之不同。

1. 治热痢及噤口痢,表现为腹痛,里急后重,肛门灼热,便下脓血,赤多白少,渴欲饮水等症,以该药对伍以白头翁、秦皮同用,组成《伤寒论》之"白头翁汤",以散热厚肠、清热解毒、凉血止痢。

2. 该药对配伍剂量的变化,取决于所治病证的不同。如"白头翁汤",以用治肝热下利,用黄连、黄柏各三两,其用量比例为1∶1;用治蛔厥证或厥阴肝热证或上热下寒久痢证,如"乌梅丸",用黄连十六两,黄柏六两,其比例为8∶3。

【常用剂量】 黄连2~5克,黄柏3~12克。

【服用方法】 水煎分服,或入丸、散剂。

【注意事项】 该药对大苦、大寒,过量或久服易损胃气;凡脾胃虚寒、缓慢性心率者,皆慎用。

四、乌梅 黄连

【药对功效】 乌梅功效详见第179页,黄连功效详见第18页。

【药对来源】 详见第五章第一节第179页。

【配伍效用】 详见第五章第一节第179页。

【临证应用】 用于久痢、久泄等症,证属肠热泻痢型者(见于慢性肠炎等)。用治肠热下痢。黄连配乌梅为用治肠热泻痢之常用对药,方如《太平圣惠方》之"乌梅丸",单用该药对用治热痢久治不瘥。若与阿胶合用为末,蒜研和丸,即为"神效阿胶方",可用治休息痢等。而《伤寒论》所载之"乌梅丸",其方剂中亦含有该药对。该方剂不仅用治蛔厥,还能用治久痢。清·徐大椿赞其为"治久痢之圣方"。

【常用剂量】 黄连 6～10 克,乌梅 6～15 克。

【服用方法】 水煎分服,研末入丸、散剂吞服。

【注意事项】 凡初痢初泄、有实邪以及胃酸过多者,皆忌用。

五、半夏　黄连

【药对功效】 半夏功效详见第 19 页,黄连功效详见第 18 页。

【药对来源】 详见第二章第一节第 19 页。

【配伍效用】 详见第二章第一节第 19 页。

【临证应用】 用于脘腹胀痛等症,证属痰热内扰、湿热内阻型者(见于慢性胃肠炎等)。

1. 治慢性肠炎等,证属寒热错杂、肠胃不和者,该药对常与黄芩、干姜、党参、甘草、大枣等配伍同用,医圣张仲景称之为"半夏泻心汤"。

2. 两药与其他药味配伍,还见于清·王孟英《霍乱论》之"蚕矢汤""金元四大家"李杲《脾胃论》之"升阳益胃汤"等方剂之中,这些方剂都是临床用治痰热证、湿热证的常用方剂。

【常用剂量】 半夏 3～9 克,黄连 2～5 克。

【服用方法】 水煎分服。

【注意事项】 凡阴虚燥咳、津伤口渴、血证及燥痰者,皆禁用;凡脾虚泄泻、五更泻、孕妇等,皆慎用。

六、黄连　佩兰

【药对功效】 黄连功效详见第 18 页,佩兰功效详见第 71 页。

【药对来源】 详见第三章第一节第 109 页。

【配伍效用】 详见第三章第一节第 109 页。

【临证应用】 用于身热不扬、呕吐恶心、胸脘痞闷，下痢不畅，舌苔黄白相兼等症，证属湿阻中焦型者(见于慢性胃肠炎等)。热重以黄连为主，湿重以佩兰为要。用于中焦湿热而"胃不和则卧不安"引起的神经衰弱，多因外感湿热之邪，或饮食不节、过食肥甘酒酪之品酿成湿热内蕴脾胃所致，多以该药对用治。

【常用剂量】 黄连 2～5 克，佩兰 6～10 克。

【服用方法】 水煎分服。

【注意事项】 凡脾胃虚寒、阴虚津伤者，皆忌用；孕妇慎用。

七、藿香　茵陈

【药对功效】 藿香、茵陈为临床上常用的祛暑化湿、宣畅气机的药对。藿香功效详见第 70 页，茵陈功效详见第 110 页。

【药对来源】 藿香、茵陈伍用，见于《温热经纬》之"甘露消毒丹"。

【配伍效用】 藿香、茵陈为临床上常用的祛暑化湿、宣畅气机药对。藿香有祛暑解表化湿，外散养邪，内除秽浊的作用。茵陈蒿具有清热利湿，利胆退黄的作用。能微发汗以散表湿。两药相配参合，相须为用，可使表里之湿内外分消，加强了祛暑化湿之功效，祛暑化湿作用明显，气机通畅，则诸症自除。

【临证应用】 用于胃脘胀满、恶心呕吐等症，证属湿热中阻型者(见于胃肠炎等)。

1. 治暑温、湿温、时疫。凡暑温、湿温、时疫等湿热为患，邪在气分者，皆可用之，常与清热利湿的滑石、黄芩等配伍同用，方如《温热经纬》之"甘露消毒丹"。

2. 治湿热中阻、胃脘胀满、恶心呕吐等症，常在治疗方剂中配加两药以芳香化浊，清热利湿。

【常用剂量】 藿香 10～15 克，茵陈 9～15 克。

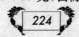

【服用方法】 水煎分服。

【注意事项】 凡阴虚火旺、舌红无苔,皆不宜使用。

第二节 祛风除湿、消导健脾类药对

一、苍术 防风

【药对功效】 详见第二章第二节第 21 页。

【药对来源】 详见第二章第二节第 21 页。

【配伍效用】 详见第二章第二节第 21 页。

【临证应用】 用于泄泻、脘腹胀满,食欲缺乏,倦怠乏力,完谷不化,舌苔白腻厚浊,脉弦等症,证属寒湿型者(见于急性肠炎、慢性肠炎等)。

1. 苍术、防风两药相配伍用,出自《素问病机气宜保命集》之"苍术防风汤":苍术二两,防风二两,上锉。主治泻痢,脉弦,头微痛者。若风湿攻走,痹痛等症,可伍用其他药物,以用治风寒湿痹、寒湿泄泻。

2. 治寒湿泄泻之证,表现为飧泄,脘腹胀满,食欲缺乏,倦怠乏力,完谷不化,舌苔白腻厚浊,脉弦等症。该药对伍加白术、茯苓同用,以健脾除湿;配加陈皮、厚朴共用,以疏利气机;配入半夏合用,以醒脾燥湿,使脾胃功能得以恢复,泄泻自止。

3.《明医指掌·卷四》之"苍术防风汤":苍术三钱(泔制),防风一钱五分,黄连五分,木香五分,厚朴一钱,陈皮一钱,枳壳一钱,甘草四分。加生姜七片,水煎分服。主治痢疾。若头痛、身疼、发热者,可配加川芎、羌活、柴胡、黄芩各一钱;若腹痛者,可配加当归、炒芍药、砂仁各一钱;若里急后重者,可配加槟榔一钱。

【常用剂量】 苍术 5～10 克,防风 3～10 克。

【服用方法】 水煎分服。

【注意事项】 凡阴虚火旺,血虚发痉者,皆慎用。

二、白术　鸡内金

【药对功效】　白术功效详见第 86 页,鸡内金功效详见第 27 页。

【药对来源】　详见第五章第一节第 180 页。

【配伍效用】　详见第五章第一节第 180 页。

【临证应用】　用于食欲缺乏、食后不消、脘腹胀满、胃脘隐痛、便溏泄泻等症,证属脾胃虚弱、运化无力型者(见于急性胃肠炎、慢性胃肠炎等)。

1. 该药对配伍党参、茯苓、砂仁同用,以用治食欲缺乏、食后不消等症;配以黄芪、炙甘草、芍药合用,以用治胃脘隐痛等症;合"参苓白术散"共用,以用治脾胃虚弱之便溏泄泻等症。

2. 近代名中医施今墨先生习惯以焦白术、生鸡内金伍用。白术炒焦,意即加强健脾止泻作用;鸡内金多取生品,目的是保持其有效成分,以增强治疗作用。

3. 近代名中医张锡纯先生喜用鸡内金、白术组方,以用治脾虚诸症。鸡内金与白术等份并用为消化瘀积之要药,更为健补脾胃之妙品。制成"益脾饼":白术、鸡内金皆用生,合干姜、熟枣肉同用,以用治脾胃湿寒,饮食减少,常作泄泻,完谷不化;又以"资生汤":该药对合生山药、玄参、牛蒡子共用,以用治劳瘵羸弱已甚,饮食减少,喘促咳嗽,身热脉虚数者,亦用治女子血枯不月;以"健脾化痰丸":生白术、生鸡内金合用,以用治脾胃虚弱,不能运化饮食,以致生痰;以"鸡胵茅根汤":该药对生用,合鲜白茅根伍用,以用治水臌气臌并病,兼治单水臌胀,单气臌胀等症。

【常用剂量】　白术 6～15 克,鸡内金 3～10 克。

【服用方法】　水煎分服。

【注意事项】　凡阴虚火旺、实邪内壅者,皆忌用。

三、半夏 神曲

【药对功效】 半夏功效详见第19页,神曲功效详见第23页。

【药对来源】 详见第二章第三节第23页。

【配伍效用】 详见第二章第三节第23页。

【临证应用】 用于食积痞胀、呕恶吐逆等症,证属脾虚湿盛型者(见于慢性胃肠炎等)。

1. 该药对伍以山楂、茯苓、陈皮、连翘、莱菔子等同用,即为"保和丸",为用治食积之通用方剂。

2. 用治过食寒冷、硬物及生食瓜果,以致伤及太阴、厥阴,或呕吐、痞闷、肠癖,或腹痛恶食等症,可选用《医便》之"半夏神曲汤":陈皮一钱,白术一钱五分,半夏一钱二分,干姜(炒)八分,神曲(炒)一钱,三棱(醋炒)一钱,莪术(醋炒)一钱,白茯苓(去皮)一钱,山楂(去核)一钱,枳实(炒)一钱,砂仁七分(炒),麦芽(炒)八分。加生姜三片,水煎,热服,不拘时候。

【常用剂量】 半夏5～15克,神曲6～12克。

【服用方法】 水煎分服。

【注意事项】 凡血证及阴虚者,皆不宜使用;孕妇慎用;胃酸过多者,忌用。半夏恶皂荚;畏雄黄、干姜、秦皮、龟版;反乌头;配伍时需注意。神曲:伤食兼有外感发热者宜生用,和胃消食多炒用,止泻痢多炒焦用。

四、炒枳壳 冬瓜子仁

【药对功效】 炒枳壳功效详见第24页,冬瓜子功效详见第112页。

【药对来源】 详见第三章第二节第113页。

【配伍效用】 详见第三章第二节第113页。

【临证应用】 用于胸脘痞满、脘腹胀痛等症,证属气滞痰食型者(见于慢性胃肠炎等)。

【常用剂量】 炒枳壳 3～10 克,冬瓜子仁 10～15 克。

【服用方法】 水煎分服。

【注意事项】 凡脾胃虚弱及孕妇,皆慎用。

五、大黄　肉桂

【药对功效】 详见第二章第三节第 25 页。

【药对来源】 详见第二章第三节第 25 页。

【配伍效用】 详见第二章第三节第 26 页。

【临证应用】 用于胃脘疼痛、寒热错杂,或兼见口舌糜烂、肠鸣便溏、舌红、苔腻、脉滑等症,证属胃郁气逆型者(见于急性胃肠炎、慢性胃肠炎等)。

1."十滴水"为暑湿类非处方药药品,具有健胃、驱风之功效,用于因伤暑引起之头晕,恶心,腹痛,胃肠不适等症。药物组成:樟脑、干姜、大黄、小茴香、肉桂、辣椒、桉油。辅料为乙醇。

2. 近代名中医施今墨先生用治胃脘疼痛,证属寒热错杂型者,常配伍制附片、干姜炭、焦白术、炒枳壳等同用。

【常用剂量】 大黄 3～12 克,肉桂 6～10 克。

【服用方法】 水煎分服,两药皆不宜久煎,宜后下。

【注意事项】 凡实热积滞便秘、虚寒性出血及孕妇,皆不可使用。肉桂:《得配本草》曰:"畏生葱、石脂。"

六、焦山楂　焦神曲

【药对功效】 焦山楂、焦神曲为临证常用的消食化积药对。

1. **焦山楂** 为蔷薇科植物山里红、山楂或野山楂的果实。性微温,味酸、甘。归脾、胃、肝经。具有消食化积,活血散瘀的功效。焦山楂是将净山楂置锅内,中火炒至表面焦褐色,内部深黄褐色,取出放凉即得。焦山楂擅长止泻止痢。

2. 焦神曲 详见第二章第三节第 24 页。

【药对来源】 焦山楂、焦神曲伍用,见于《丹溪心法》之"保和丸"。

【配伍效用】 山楂功擅助脾健胃,促进消化,为消油腻肉食积滞之要药,破气化瘀,破泄之力较强。神曲能消食健脾和中,其辛而不甚散,甘而不甚壅,温而不甚燥,醒脾助运,导滞之力较胜,尤擅长消谷积,化痰导滞,多用治于食积不化,不思饮食等症。两药皆为甘温之品,同走脾、胃二经,两药相配为伍,参合而用,山楂消肉积,偏于活血化瘀,神曲消谷积,重在健脾导滞,相须配对,可增强消食破积、破滞除满之力道。炒焦后使用,消食化积作用倍增。

【临证应用】 用于暴饮暴食所致之功能性消化不良,胃胀腹痛,胁痛,嗳气腐臭,矢气频频或腹泻等症,证属饮食积滞型者(见于急性胃肠炎、慢性胃肠炎等)。

1. 两药配伍焦白术、茯苓同用,可用治食积不化,湿困脾胃所致之腹泻、腹胀,纳差等症。

2. 治伤寒夹有食积者,可于辛温解表药中配加该药对同用。

3. 该药对配伍陈皮、莱菔子共用,可用治饮食不慎,暴饮暴食,腹胀,吐泻等症,方如《丹溪心法》之"保和丸":山楂、神曲、半夏、茯苓、陈皮、连翘、莱菔子,主治食积停滞,胸脘痞满,腹胀时痛,嗳腐吞酸,恶食,或呕吐泄泻,脉实有力。

4. 治脾胃虚弱夹食积者,该药对配伍人参、白术同用,方如《医方集解》之"健脾丸":人参、白术、陈皮、麦芽、山楂、枳实,主治脾虚气弱,饮食不消等症。若湿滞脾胃夹食积者,可与"平胃散"合用。

【常用剂量】 山楂 6～10 克,神曲 6～10 克。

【服用方法】 水煎分服,神曲宜包煎。

【注意事项】 若久病体虚之人出现食滞腹泻之症,则应慎用。

七、神曲　鸡内金

【药对功效】　神曲功效详见第 23 页,鸡内金功效详见第 27 页。

【药对来源】　详见第二章第三节第 29 页。

【配伍效用】　详见第二章第三节第 29 页。

【临证应用】　用于功能性消化不良,食欲缺乏,脘腹痞满等症,证属脾胃虚弱型者(见于慢性胃肠炎等)。神曲、鸡内金配伍山楂、麦芽、生地黄、沙参等同用,可用治久病、热病之后胃气不延,食滞内停之胃口不开,食欲缺乏、不饥少纳等症。

【常用剂量】　神曲 6～15 克,鸡内金 3～10 克。

【服用方法】　水煎分服,或入丸、散剂,神曲宜包煎。

【注意事项】　脾虚无积滞者,慎用。

八、神曲　茯苓

【药对功效】　神曲功效详见第 23 页,茯苓功效详见第 29 页。

【药对来源】　详见第二章第三节第 30 页。

【配伍效用】　详见第二章第三节第 30 页。

【临证应用】　用于恶心呕吐,食少纳呆,大便溏薄等症,证属湿滞中阻,胃气不和型者(见于急性胃肠炎、慢性胃肠炎等)。该药对配伍山楂、半夏、陈皮、连翘、莱菔子等同用,组成《丹溪心法》之"保和丸",为用治食积之通用方剂。

【常用剂量】　神曲 6～15 克,茯苓 10～15 克。

【服用方法】　水煎分服,神曲宜包煎。

【注意事项】　凡阴虚而无湿热、虚寒滑精、气虚下陷者,皆慎用;孕妇慎用神曲。

九、神曲　苍术

【药对功效】　神曲功效详见第 23 页,苍术功效详见第 21 页。

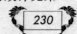

【药对来源】　详见第二章第三节第 30 页。

【配伍效用】　详见第二章第三节第 30 页。

【临证应用】　用于恶心呕吐、大便泄泻等症,证属外感暑湿秽浊之气,内有饮食停滞型者;或用于脘腹胀闷,食欲缺乏,嗳气呕逆,水泻等症,证属饮食内停,脾胃食滞型者(见于急慢性胃肠炎等)。

1. 该药对配伍藿香、佩兰、厚朴等祛暑芳香化湿之品同用,可用治夏月感受暑湿秽浊之气,内有饮食停滞所致之恶心呕吐、大便泄泻等症。

2. 该药对配伍厚朴、陈皮、茯苓、泽泻共用,可用治脾胃湿滞,饮食内停,脘腹胀闷,食欲缺乏,嗳气呕逆,水泻等症。

3. 该药对善治湿郁、食郁。若用治六郁,须配合香附、川芎、栀子共用,方如"越鞠丸";用治气、血、痰、火、湿、食六郁所致之胸膈痞闷,脘腹胀痛,嗳腐吞酸,恶心呕吐,饮食不化等症。

4. 苍术配神曲为健脾开胃之常用药对。方如《杂病源流犀烛》之"苍术丸",苍术二份,神曲一份,炼蜜为丸,米汤送下,用治腹中冷痛不能食,食辄不消,羸弱生病者。又如《太平惠民和剂局方》之"曲术丸",单用该药对等份为末,面糊为丸,米饮下,用治时暴泻及饮食所伤之胸膈痞闷,并能"壮脾温胃,进美饮食"。再如《丹溪心法》之"曲术丸",较该方多用陈皮一味,且以生姜汁为丸,用治中脘宿食留饮,酸蜇心痛或口吐清水,其燥湿运脾化滞之功更佳。若脾虚为主,可用白术易苍术,酌加党参、茯苓同用;若食积重者,配加山楂、麦芽、鸡内金共用;若痰湿者,配加半夏、茯苓合用。

【常用剂量】　神曲 6～15 克,苍术 5～10 克。

【服用方法】　水煎分服,神曲宜包煎。

【注意事项】　阴虚内热者忌用;孕妇慎用。

第三节　和解、理气、降逆类药对

一、柴胡　黄芩

【药对功效】　详见第二章第四节第 36 页。

【药对来源】　详见第二章第四节第 37 页。

【配伍效用】　详见第二章第四节第 37 页。

【临证应用】　用于寒热往来、胸胁苦满、口苦、咽干等症，证属邪踞少阳、湿热内蕴型者（见于急慢性胃炎等，证属少阳失疏型者）。柴胡配以黄芩为用治少阳证之要药，用于寒热往来、胸胁苦满、口苦、咽干、目眩等症，常与半夏、甘草等合用，以清半表半里之热，共收和解少阳之功，方如《伤寒论》之"小柴胡汤"。现代多用于肝、胆、胃、胰之疾病，表现为少阳证者。

【常用剂量】　柴胡 3～9 克，解表退热宜生用，且用量宜稍重；疏肝解郁宜醋炙，升阳可生用或酒炙，其用量皆宜稍轻；黄芩 3～10 克，清热多生用，安胎多炒用，清上焦热可酒炙用，止血可炒炭用。

【服用方法】　水煎分服。

【注意事项】　柴胡其性升散，古人有"柴胡劫肝阴"之说，凡阴虚阳亢、肝风内动、阴虚火旺及气机上逆者，皆忌用或慎用。此外，两药配伍，性苦寒，易伤阳，故脾胃虚寒、食少便溏者，皆忌用。

二、陈皮　神曲

【药对功效】　陈皮功效详见第 42 页，神曲功效详见第 23 页。

【药对来源】　详见第二章第四节第 43 页。

【配伍效用】　详见第二章第四节第 43 页。

【临证应用】　用于脘腹痞满胀痛、嗳腐吞酸等症；或用于咳逆呕恶、大便泄泻等症，证属胃失和降、痰湿停滞型者（见于急慢性胃炎,急慢性肠炎或急慢性胃肠炎等)。用治饮食积滞,胃失和降之脘腹痞满胀痛,嗳腐吞酸,或痰湿停滞,咳逆呕恶,胸闷脘胀,或大便泄泻,舌苔厚腻,脉滑等症,可配伍山楂、半夏、茯苓、莱菔子、连翘等合用,方如《丹溪心法》之"保和丸"。

【常用剂量】 陈皮 3～9 克,神曲 6～15 克,消食宜炒焦用。

【服用方法】 水煎分服。有报道称,神曲水煎时易于粘锅,难以滤过,且影响复方中其他药物有效成分的煎出,因而认为神曲不宜入煎剂使用。

【注意事项】 脾胃虚弱所致之功能性消化不良者,不宜单独用该药对,须配伍补气健脾药合用。

三、陈皮 大腹皮

【药对功效】 陈皮功能详见第 42 页,大腹皮功效详见第 125 页。

【药对来源】 详见第三章第三节第 125 页。

【配伍效用】 详见第三章第三节第 125 页。

【临证应用】 用于脘腹胀闷,嗳气吞酸,大便秘结或泻而不爽等症,证属胃肠气滞型者(见于慢性胃肠炎等)。用治湿阻气滞胃肠,脘腹胀闷,大便不爽。该药对常与藿香、厚朴等合用,用治食积气滞之脘腹痞胀,嗳气吞酸,大便秘结或泻而不爽,该药对常与山楂、麦芽、枳壳等共用,方如清·吴瑭之"加减正气散"。

【常用剂量】 陈皮 3～9 克,大腹皮 4.5～9.0 克。

【服用方法】 水煎分服。

【注意事项】 凡内有实热、舌赤少津者;脘腹虚胀,皆不宜使用。另外,大腹皮一般情况下使用无明显不良作用,但曾有大腹皮复方汤剂引起过敏性休克及严重荨麻疹各 1 例的报道。

四、陈皮 砂仁

【药对功效】 陈皮功效详见第 42 页,砂仁功效详见第 44 页。

【药对来源】 详见第二章第四节第 44 页。

【配伍效用】 详见第二章第四节第 44 页。

【临证应用】 用于脘腹胀痛,呕吐痞闷,乏力食少;或用于多痰、便溏、气短等症,证属脾胃气虚型、痰阻气滞型者(见于急性胃肠炎、慢性胃肠炎等)。用治脾胃气虚,痰阻气滞证,表现为呕吐痞闷,不思饮食,脘腹胀痛,消瘦倦怠,或气虚肿满等症,方如"香砂六君子汤",以该药对配伍人参、白术、甘草、半夏、木香等同用。

【常用剂量】 陈皮 3～9 克,砂仁 3～6 克。

【服用方法】 水煎分服。

【注意事项】 砂仁与陈皮皆属辛温香燥之品,内有实热或舌赤少津者,皆不宜使用。砂仁入散剂较佳,入汤剂宜后下。

五、佛手 香橼

【药对功效】 佛手、香橼为临证常用的理气镇痛、健脾化痰药对。

1. 佛手 详见第二章第四节第 63 页。

2. 香橼 为芸香科植物枸橼、香橼的果实。味辛、微苦、酸,性温。归肝、脾、肺经。具有疏肝理气,和中化痰的功效。

【药对来源】 佛手、香橼伍用,见于《施今墨对药》。

【配伍效用】 佛手主治肝气郁结之胁痛、胸闷,肝胃不和、脾胃气滞之脘腹胀痛、嗳气、恶心、久咳痰多等症。香橼用于肝郁气滞,胁肋胀痛,胸闷嗳气;脾胃气滞,脘腹胀满,恶心、呕吐,不思饮食;湿痰阻肺,咳嗽痰多等症。佛手芳香辛散,苦温通降,以醒脾开胃,疏肝和胃,理气快膈,行气镇痛为主;香橼清香之力稍逊,行气之力亦差,然和胃化痰之力见长。两药相配为伍,相须为用,共奏理气镇痛、健脾化痰之功效。

【临证应用】 用于胸腹胀痛等症,证属肝郁气滞型者(见于胃肠炎等)。该药对可用治胸腹胀痛等症,证属肝郁气滞,肝气犯胃,升降功能失调型者。

【常用剂量】 佛手 3~9 克,香橼 3~9 克。

【服用方法】 水煎分服。

【注意事项】 肝胆实火者,慎用。

六、干姜 黄连

【药对功效】 干姜功效详见第 46 页,黄连功效详见第 18 页。

【药对来源】 详见第二章第四节第 46 页。

【配伍效用】 详见第二章第四节第 46 页。

【临证应用】 用于心下痞满,嘈杂反酸,肠鸣腹泻等症,证属寒热互结型者(见于急性胃肠炎、慢性胃肠炎等)。

1. 治寒热错杂之痞证,表现为呕吐下利,心下痞满等症。如《伤寒论》之"半夏泻心汤""甘草泻心汤""生姜泻心汤"中,皆选用了该药对。两药用量之多少,视临床症状加减。若热多寒少,则重用黄连,少佐干姜;若热少寒多,则重用干姜,少佐黄连;寒热等同者,则黄连、干姜各半量。可配伍半夏、黄芩、人参等同用。

2. 治伤寒夹热自利,冷热赤白痢,泻血、泄泻诸疾,证属寒热互结者。干姜(炮)、黄连(去须、炒)各等份,上药各为末,各用水而糊为丸,如梧桐子大。阴干,两处收贮。白痢冷泻,每服干姜 20 丸,黄连 15 丸,同用温米饮送下;赤痢泻血,黄连 30 丸,干姜 15 丸,亦用米饮送下;赤白相杂者,黄连、干姜各 20 丸共服,同用米饮送下;空心食前服,未愈加丸数,以愈为度。可配加蒲公英、枳壳、广木香、白术、茯苓、党参等同用。

3. 治冷热不调,下痢赤白,日夜无度,腹痛不可忍等症者,该药对可配伍当归、阿胶共用,方如《世医得效方》之"驻车圆"。

【常用剂量】　干姜3～10克,黄连2～5克。

【服用方法】　水煎分服。

【注意事项】　两药配对,其性苦燥,凡阴虚有热、心率过缓者及孕妇,皆慎用。

七、高良姜　附子

【药对功效】　高良姜、附子为临证常用的温阳和胃、行气降逆药对。高良姜功效详见第47页,附子功效详见第85页。

【药对来源】　高良姜、附子伍用,见于《医方类聚·卷八十一》引《澹寮方》之"必效散"。

【配伍效用】　高良姜暖中和胃,行气降逆,散寒镇痛,温中止呕。主治脘腹冷痛,呕吐,噫气等症。附子回阳救逆,补火助阳,散寒镇痛。主治亡阳欲脱,肢冷脉微,阳痿宫冷,心腹冷痛,虚寒吐泻久痢,阴寒肿,阳虚外感,风寒湿痹,阴疽疮疡等症。两药相配为伍,参合而用,共奏温阳和胃,行气降逆之功效。

【临证应用】　用于头痛,呕吐、腹泻等症,证属脾胃阳虚型者(见于慢性胃肠炎等)。用治头痛,呕吐等属脾胃阳虚证者,方如《医方类聚·卷八十一》引《澹寮方》之"必效散":取附子一只(生,去皮,切片,用生姜汁一大盏浸一宿,慢火炙干,再浸再炙,候渗尽姜汁为度),高良姜各等份,上药为末。腊茶(茶的一种,早春之茶)调服。

【常用剂量】　高良姜3～6克,附子3～15克。

【服用方法】　水煎分服。

【注意事项】　凡孕妇及阴虚阳亢者,皆忌用。若内服过量,或炮制、煎煮方法不当,可引起中毒。附子有毒,宜先煎30～60分钟,至口尝无麻辣感为度。

八、高良姜　香附

【药对功效】　高良姜功效详见第 47 页,香附功效详见第 35 页。

【药对来源】　详见第二章第四节第 47 页。

【配伍效用】　详见第二章第四节第 47 页。

【临证应用】　用于脘腹冷痛,呕吐不食,胁肋疼痛,胸闷不舒或腹泻不止等症,证属肝郁气滞或寒凝气滞型者(见于慢性胃肠炎等)。

1. 用治慢性胃肠炎等,证属寒凝气滞型者,皆可使用。用时,可根据寒凝与气滞孰轻孰重以调节两药的用量。若寒甚者重用高良姜,并可配伍吴茱萸、肉桂同用;若气滞甚者,重用香附,并可配加木香、砂仁等共用。引自胥庆华《中药药对大全》。

2. 香附配伍高良姜、吴茱萸合用,以用治胃脘气痛,兼有吞酸呕吐,嗳气食少,偏于寒者。引自杨济《临证用药配伍指南》。

3. 用治肝郁气滞,脘腹冷痛,呕吐不食,胁肋疼痛,胸闷不舒等症,方如《良方集腋》之"良附丸",以用治寒凝气滞之胁痛,腹痛,胃脘疼痛等症。药取高良姜、香附子各等份,共为细末。每服二钱匕,空心温陈米饮送下。主治心脾疼痛,数年不愈者(《医说·卷三》之"一服饮")。

【常用剂量】　高良姜 3～6 克,香附 6～9 克。

【服用方法】　水煎分服。

【注意事项】　阴虚有热者,忌用。

九、黄连　吴茱萸

【药对功效】　黄连功效详见第 18 页,吴茱萸功效详见第 49 页。

【药对来源】　详见第二章第四节第 49 页。

【配伍效用】 详见第二章第四节第49页。

【临证应用】 用于胁肋胀痛,呕吐吞酸,嘈杂嗳气、湿热下痢等症,证属肝郁化火,胃失和降型者(见于急性胃肠炎、慢性胃肠炎等)。

1. 主治肝火犯胃,嘈杂吞酸,呕吐胁痛,筋疝痃结,霍乱转筋等症,方如《丹溪心法》之"左金丸":黄连六两,吴茱萸一两或半两,共为末,水为丸,或蒸饼为丸。每服五十丸,白汤送下。

2. 清代名中医叶天士先生用治肝胃病,常取黄连、吴茱萸、白芍3味同用,能清能降,能散能养,肝胃同治,体用并调,肝热阴亏,胃热气逆者,用之最为适宜(引自《当代名中医临证精华》)。

3. 丹溪之"左金丸",黄连、吴茱萸之比为6∶1,以用治吐酸;景岳之"黄连丸",黄连、吴茱萸之比为1∶1,以用治便血。如热较甚者,多取黄连,少佐吴茱萸;反之寒甚者,则多用吴茱萸,少取黄连;若寒热等同,则两药剂量各半为宜。寒热相配,临床应用最广。总之,两药剂量可视临床证型不同而灵活变动。

【常用剂量】 黄连2～5克,吴茱萸1.5～4.5克。

【服用方法】 水煎分服或为水丸剂。

【注意事项】 应根据寒热的轻重调节两药之比例;心率过缓者,慎用。

十、砂仁 白豆蔻

【药对功效】 砂仁功效详见第44页,白豆蔻功效详见第54页。

【药对来源】 详见第二章第四节第54页。

【配伍效用】 详见第二章第四节第54页。

【临证应用】 用于胃呆纳少、胸闷不舒、脘腹胀痛、反胃、呃逆或腹泻等症,证属脾胃虚寒,运化失职,湿浊内蕴,气机不得宣畅型者(见于急性胃肠炎、慢性胃肠炎等)。用治脾胃虚寒,运化失职,湿浊内蕴,气机不得宣畅,以致呆纳少、胸闷不舒、脘腹胀痛、反胃、呃逆等症。现代名中医祝谌予教授用治虚寒胃痛,心下逆满,恶心呕吐,疼痛难忍,水谷不入,以"理中汤"调治;但药病格拒,药后即吐,后改为砂仁、白豆蔻各 30 克,共研细末,每服 1 克,每日服 3 次,疼痛顿除,呕吐亦止(引自胥庆华《中药药对大全》)。

【常用剂量】 白豆蔻 3～6 克,砂仁 3～6 克。

【服用方法】 水煎分服。

【注意事项】 砂仁与白豆蔻皆为辛温香燥之品,凡内有实热及舌赤少津者,皆忌用。水煎宜后下。

十一、生姜 竹茹

【药对功效】 生姜功效详见第 34 页,竹茹功效详见第 33 页。

【药对来源】 详见第三章第三节第 131 页。

【配伍效用】 详见第三章第三节第 131 页。

【临证应用】 用于呕吐、嗳气等症,证属湿热内阻,胃气不降型者(见于急慢性胃炎等)。用治湿热内阻,胃气不降之嗳气、呕吐等症,方如《金匮要略》之"橘皮竹茹汤":橘皮二升,竹茹二升,大枣三十枚,生姜半斤,甘草五两,人参一两。

【常用剂量】 生姜 6～9 克,竹茹 6～12 克。

【服用方法】 水煎分服。

【注意事项】 生姜:凡实热证及阴虚内热者,皆禁用;凡积热患目,以及因热成痔者,皆忌用。腐烂的生姜中含有毒物质黄樟素,对肝有剧毒。竹茹:凡寒痰咳喘、胃寒呕逆及脾虚泄泻者,皆禁用;伤食呕吐者,忌用。本品性寒凉,长期或大剂量使用时,可能伤及脾胃阳气,引起胃脘部不适、功能性消化不良,或腹痛、腹泻等症状。易于霉变,若使用变质的竹茹,易引起呕吐、腹痛、腹泻等不良反应。

十二、生姜　陈皮

【药对功效】　生姜、陈皮为临证常用的温中止呕、温肺化痰药对。生姜功效详见第 34 页，陈皮功效详见第 42 页。

【药对来源】　生姜、陈皮伍用，见于张虹《金匮要略》之"橘皮汤"。

【配伍效用】　生姜善温胃散寒，降逆止呕，为"呕家圣药"。生姜入肺经，味辛性温主发散，能温肺化饮。陈皮归脾、肺经，味辛性温有行气镇痛、健脾和中之功；其味苦，可降逆止呕、燥湿化痰。两药皆味辛性温，同入脾经，合用则同气相求，相须为用。生姜得陈皮则温中止呕之力增强；陈皮得生姜，温阳散寒、健脾除湿之效倍增，且生姜能温散寒饮，陈皮可燥湿化痰，合用亦可化痰散饮，共奏温中止呕、温肺化痰之功效。

【临证应用】　用于呕吐、呃逆等症，证属痰湿阻滞型者（见于急慢性胃炎等）。用治寒湿阻中，胃气不降之呃逆、呕吐等症，方如《金匮要略》之"橘皮汤"，《圣济总录》之"姜橘汤""藿香正气散""异功散"。若偏于湿盛者，可配伍散寒化湿之品，如厚朴、砂仁、白豆蔻等同用；若偏于脾胃虚弱者，可配加山药、白术、薏苡仁等共用。

【常用剂量】　水煎分服，或入丸、散剂。

【服用方法】　生姜 6～9 克，陈皮 3～9 克。

【注意事项】　凡实热、阴虚燥热之咳嗽及咯血、吐血者，皆慎用。

十三、木香　黄连

【药对功效】　木香功效详见第 51 页，黄连功效详见第 18 页。

【药对来源】　详见第二章第四节第 55 页。

【配伍效用】　详见第二章第四节第 55 页。

【临证应用】　用于脘腹疼痛、泄泻等症，证属中焦气滞型者

（见于急性胃肠炎、慢性胃肠炎等）。

1.治饮食积滞所致之腹胀、便秘或口臭、秘而不爽等症,可配伍槟榔、青皮、白术、枳壳、黄柏、大黄、香附子、牵牛子等同用,方选《儒门事亲》之"木香槟榔丸"。

2.治胃痞、胃脘痛,凡胃脘痛、胃脘胀闷、腹胀腹痛等症,证属胃滞兼有热象者,可应用该药对以清热行气。

【常用剂量】 木香6～10克,黄连3～10克。

【服用方法】 水煎分服,研末入丸、散剂吞服。

【注意事项】 凡胃虚呕恶,脾虚泻,五更肾泻,舌苔白滑,脉迟面缓者,皆应慎用黄连。木香煎服宜后下。两药配伍,痢疾早期忌用。因木香性温而升,有收敛止涩之功,而痢疾早期切忌止涩,宜选"枳实导滞丸",后用"香连丸"效佳。《本草经集注》曰:"黄连恶菊花、芫花、玄参、白鲜;畏款冬。"《药性论》云:"黄连恶白僵蚕,忌猪肉。"《蜀本草》谓:"黄连畏牛膝。"

十四、香附 紫苏梗

【药对功效】 香附功效详见第35页,紫苏功效详见第134页。

【药对来源】 详见第三章第三节第134页。

【配伍效用】 详见第三章第三节第134页。

【临证应用】 用于脘腹胀满不舒,胁肋胀痛等症,证属肝郁气滞及肝气犯胃型者(见于急慢性胃炎等)。用治肝郁气滞,气血不调,胸腹胀满不舒,胁肋胀痛,食少等症。若胀满痞塞,胸胁不舒,心烦嗳气明显者,可配加香附、川芎、栀子等疏肝理气之品同用;若兼见心烦身热,口干喜热饮,大便秘,小便黄者,可配加大黄、黄连、厚朴、枳实共用;若饮食积滞而见嗳腐食臭,舌苔黄腻者,可配加神曲、莱菔子、槟榔合用;若素有脾胃虚弱之症者,可配加砂仁、白术、黄芪伍用。

【常用剂量】 香附 5～10 克,紫苏梗 5～10 克。

【服用方法】 水煎分服,或入丸、散剂。

【注意事项】 凡气虚无滞,阴虚内热者,皆慎用香附。

十五、香附　乌药

【药对功效】 香附功效详见第 35 页,乌药功效详见第 57 页。

【药对来源】 详见第二章第四节第 58 页。

【配伍效用】 详见第二章第四节第 58 页。

【临证应用】 用于脘腹疼痛、痞闷不舒等症,证属寒凝气滞型者(见于急慢性胃炎等)。可用治脾胃虚寒所致之脘腹疼痛、痞闷不舒等症。如急慢性胃炎等,证属气滞寒凝型者,皆可加减使用。可酌情配伍高良姜、小茴香等同用,以加强行气温中之力。

【常用剂量】 香附 5～10 克,乌药 5～10 克。

【服用方法】 水煎分服,或入丸、散剂。

【注意事项】 两药皆为辛温之品,易耗伤气阴,凡孕妇及气虚或气郁化火之象者,皆慎用。

十六、香附　黄连

【药对功效】 香附功效详见第 35 页,黄连功效详见第 18 页。

【药对来源】 详见第二章第四节第 58 页。

【配伍效用】 详见第二章第四节第 58 页。

【临证应用】 用于胸胁满闷疼痛、胃脘嘈杂吞酸、腹痛、腹泻等症,证属气滞火郁型者(见于急性胃肠炎、慢性胃肠炎等)。用治急性胃肠炎、慢性胃肠炎等,证属肝郁犯胃型,表现为心烦痞塞,嘈杂吞酸等症者,方如《古今医统》之"香连丸":川黄连(姜炒)、香附子各半量,神曲糊为丸,以白汤送服。

【常用剂量】 香附 5～10 克,黄连 3～10 克。

【服用方法】 水煎分服,或入丸、散剂。

【注意事项】　黄连小剂量有一定的健胃作用,但大剂量苦寒败胃,配伍应用时应予注意,心率过缓者慎用黄连。

十七、延胡索　川楝子

【药对功效】　详见第二章第四节第 62 页。

【药对来源】　详见第二章第四节第 62 页。

【配伍效用】　详见第二章第四节第 62 页。

【临证应用】　用于胸、腹、胃脘、胁肋疼痛等症,证属肝郁气滞型者(见于急性胃肠炎、慢性胃肠炎等)。用治肝气郁滞,肝郁化火,气血凝滞之胸、腹、胃脘、胁肋一切疼痛。方如《袖珍方》之“金铃子散”,以酒调下,以助药力直达病所。对于肝胃不和者,可配加柴胡、白芍、枳实合用。

【常用剂量】　延胡索煎汤 3～10 克,研末 1.5～3 克,川楝子煎汤 3～10 克,研末适量。

【服用方法】　水煎分服,或研末入丸、散剂。

【注意事项】　延胡索、川楝子皆不宜大剂量使用。凡孕妇,体虚者,脾胃虚寒者,皆禁用。忌用铁器煮、炒。

十八、枳实　竹茹

【药对功效】　枳实功效详见第 39 页,竹茹功效详见第 33 页。

【药对来源】　详见第二章第四节第 64 页。

【配伍效用】　详见第二章第四节第 64 页。

【临证应用】　用于食滞纳呆、呕恶不止、虚烦不寐、肢体麻木等症,证属脾胃气滞、痰浊内阻型者(见于胃肠疾病,如急性胃肠炎、慢性胃肠炎等)。用治胃失和降,气逆于上之证,表现为恶心、呕吐痰涎、脘痞嗳气、食少纳呆等胃肠症状。属胃实有热者,与黄连、石膏、半夏合用;属胃虚有热者,加橘皮、生姜、人参同用。

【常用剂量】　枳实 3～10 克,竹茹 6～10 克。

【服用方法】 水煎分服,或入丸、散剂。

【注意事项】 凡脾胃虚寒所致之呕吐、寒痰、湿痰者,皆不宜使用。

十九、枳实 白术

【药对功效】 枳实功效详见第 39 页,白术功效详见第 86 页。

【药对来源】 详见第五章第二节第 186 页。

【配伍效用】 详见第五章第二节第 186 页。

【临证应用】 用于食积、便秘、泄泻等症,证属脾胃气滞型者(见于急性胃肠炎、慢性胃肠炎等)。

1. 用治脾虚气滞,宿食不消或痰饮停积胃脘所致之心腹满闷不快,大便不爽等症。偏于脾虚,表现为素体脾虚,或饮食难以消化等症,方选《脾胃论》之"枳术丸",重用白术,稍配健胃消食之品,如麦芽、山楂等同用;偏于饮食失节,食积停聚者,方选《金匮要略》之"枳术汤",重用枳实,并酌配行气导滞之品,如厚朴、莱菔子等共用;若食积化热,湿热互结,下痢泄泻,或便秘,小便短赤等症,配加大黄、黄连、泽泻合用,方如《内外伤辨惑论》之"枳实导滞丸"。

2. 用治脾虚不运,寒热互结,饮食停聚所致的胃脘痞满,不思饮食,倦怠乏力,大便失调等症,该药对宜配伍益气健脾、辛温苦寒之品,可配加人参、干姜、黄连等同用,方如《兰室秘藏》之"枳实消痞丸"。

【常用剂量】 枳实 3～10 克,白术 3～15 克。

【服用方法】 水煎分服,或入丸、散剂。

【注意事项】 忌桃、李、雀肉等。

第四节 化湿利水类药对

一、赤小豆 茯苓

【药对功效】 赤小豆、茯苓为临证常用的清热利湿、利水消肿药对。

1. 赤小豆 为豆科植物赤小豆或赤豆的干燥成熟种子。性平,味甘、酸。归心、小肠、脾经。具有利水消肿,利湿退黄,解毒排脓的功效。

2. 茯苓　详见第二章第三节第29页。

【药对来源】　赤小豆、茯苓伍用,见于《外台秘要·卷四》引《深师方》之"赤小豆茯苓汤"。

【配伍效用】　赤小豆、茯苓皆为临证常用的清热利湿、利水消肿之品。然赤小豆利水湿而兼能健脾胃。且赤小豆性善下行,既能清热利湿、行血消肿、通利小便,令湿热从小便而出。茯苓利水而不伤正,补而不助邪,为利水渗湿之要药,无论属寒、属热、属虚、属实,皆可应用。茯苓又能健脾,因脾弱则生湿,脾健则湿不内生,实有标本兼顾之效。再者,茯苓先升后降,上行清心火、生津液、开腠理、滋水源,下降利小便,引热外出。两药相配为伍,皆能利水渗湿,且能健脾,相须为用,上下调达,相互促进,其功益彰,共奏清热利湿、利尿排脓之功效。

【临证应用】　用于湿热泻痢等症,证属湿热内蕴型者(见于急性肠炎等)。用治湿热内盛之泄泻等症,常配伍车前子、当归、薏苡仁、甘草、木香等同用,以清热排脓,利湿热止泻,可获良效。

【常用剂量】　赤小豆10～30克,茯苓10～15克。

【服用方法】　水煎分服。

【注意事项】　凡阴虚津伤或无湿热、虚寒滑精、气虚下陷者,皆慎用。

二、赤小豆　当归

【药对功效】　赤小豆、当归为临证常用的清热利湿药对。

1. 赤小豆　详见第六章第四节第244页。

2. 当归　为伞形科多年草本植物当归的干燥根。性温,味甘、辛、苦。归肝、心、脾经。具有补血调经,活血镇痛,润肠通便的功效。

【药对来源】　赤小豆、当归伍用,见于《金匮要略·卷上》之

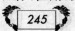

"赤小豆当归散"。

【配伍效用】 赤小豆、当归皆为临证常用的清热活血之品。然赤小豆甘酸性平,能渗湿清热,解毒排脓。当归功善活血,去瘀生新。两药相配为伍,参合而用,能渗湿清热,活血行瘀,使热去湿除则出血自止,共奏清热利湿、和营解毒之功效。

【临证应用】 用于先血后便等症,证属小肠热毒流于大肠型者(见于急性肠炎、慢性肠炎等)。

【常用剂量】 赤小豆 10～30 克,当归 6～12 克。

【服用方法】 水煎分服,或入丸、散剂。

【注意事项】 凡热盛出血、阴虚津伤、湿盛中满及大便溏泄者,皆慎用。

三、花椒　苍术

【药对功效】 花椒功效详见第66页,苍术功效详见第21页。

【药对来源】 详见第二章第五节第66页。

【配伍效用】 详见第二章第五节第66页。

【临证应用】 用于泄泻下痢等症,证属脾胃虚寒,寒湿较盛型者(见于各种肠炎等)。花椒、苍术相须为用,具有温中止泻的功效。为极细末,醋糊丸,如桐子大,即为《普济方》之"椒术丸"。该药对若配伍茯苓、人参、白术、干姜、砂仁、甘草等同用,则为《明医指掌》之"椒术养脾丸",主治脾胃虚冷,心腹胀闷,呕逆泄泻等症,可收健脾燥湿、温中止泻之功效。

【常用剂量】 花椒 3～10 克,苍术 6～10 克。

【服用方法】 水煎分服,或入丸、散剂。

【注意事项】 凡阴虚火旺、气虚多汗者,皆禁用;孕妇慎用。

四、槟榔　大腹皮

【药对功效】 槟榔功效详见第51页,大腹皮功效详见第125页。

【药对来源】 详见第三章第四节第142页。

【配伍效用】 详见第三章第四节第142页。

【临证应用】 用于脘腹胀闷、食欲缺乏、嗳腐食臭等症,证属湿阻气滞停食型者(见于急慢性胃炎等)。对于脘腹胀闷、食欲缺乏、嗳腐食臭等症,证属湿阻气滞型者,该药对常与木香、木通、郁李仁伍用,以行气消胀,利湿除满。

【常用剂量】 槟榔6~10克,大腹皮10~12克。

【服用方法】 水煎分服。

【注意事项】 气虚下陷体弱者,慎用。

五、茯苓 猪苓

【药对功效】 茯苓功效详见第29页,猪苓功效详见第189页。

【药对来源】 详见第五章第三节第189页。

【配伍效用】 详见第五章第三节第189页。

【临证应用】 用于泄泻等症,证属水湿内停型者(见于急性肠炎、慢性肠炎等)。

1.“五苓散”是公认的利水基础方,被称为“逐内外水饮之首剂”。“茵陈五苓散”出自《金匮要略》,即“五苓散”加入倍量之茵陈,适用于湿多热少,小便不利之湿热黄疸;“五苓散”去桂枝即为《明医指掌》之“四苓散”,功专淡渗利水,主治内伤饮食有湿,脾虚湿盛之水肿、泄泻等症。

2.“胃苓汤”出自《丹溪心法》,系“平胃散”与“五苓散”合用,主要用于中暑伤湿所致之水湿泄泻、水肿,小便不利等症,以上3方皆为“五苓散”加减而成。

3.《金匮要略》之“猪苓汤”,亦以该药对以利水渗湿,配以白术,以补土制水,用治饮停心下,水热互结,热伤阴津,小便不利之呕吐。又如《圣济总录》之“神效散”用治梦泄,以茯苓补脾宁心利水,配伍猪苓以淡渗利水,共收安神固肾利水之功效。

【常用剂量】 茯苓 10～30 克,猪苓 10～15 克。

【服用方法】 水煎分服。

【注意事项】 凡阴虚而无湿热、虚寒滑精、气虚下陷者,皆慎用。

六、茯苓 泽泻

【药对功效】 茯苓功效详见第 29 页,泽泻功效详见第 45 页。

【药对来源】 详见第二章第五节第 67 页。

【配伍效用】 详见第二章第五节第 67 页。

【临证应用】 用于水肿、泄泻等症,证属水湿内停型者(见于急性胃肠炎、慢性胃肠炎等)。

1. 治内伤饮食有湿,脾虚湿盛之水肿、泄泻等症,方选《明医指掌》之"四苓散",即"五苓散"去桂枝,功专淡渗利水。

2. 治中暑伤湿所致之水湿泄泻、水肿、小便不利等症,方选《丹溪心法》之"胃苓汤",即"平胃散"与"五苓散"合用。

3. 茯苓、泽泻两药相须为用,具有利水渗湿的作用,常配伍猪苓、薏苡仁、车前子、白术等同用。广泛用于湿困脾胃证,表现为脘腹痞满、食欲缺乏、泛恶欲吐、口淡不渴、腹痛、泄泻、头身困重、舌苔白腻、脉濡缓等症。

4. 该药对配伍甘草、桂枝、白术、生姜共用,为经方"茯苓泽泻汤",具有健脾利水,化气散饮的功效,主治呕吐饮阻气逆证。

【常用剂量】 茯苓 10～30 克,泽泻 10～15 克。

【服用方法】 水煎分服。

【注意事项】 凡阴虚而无湿热、虚寒滑精、气虚下陷者,皆慎用。

七、茯苓 车前子

【药对功效】 茯苓、车前子为临证常用的利水渗湿、清热健脾药对。茯苓功效详见第29页，车前子功效详见第193页。

【药对来源】　茯苓、车前子伍用，见于《医宗金鉴·卷四十二》之"茯苓车前子饮"。

【配伍效用】　茯苓、车前子皆为临证常用的利水渗湿之品。然茯苓性平，味甘、淡，"利水而不伤正，补而不助邪"，为利水渗湿之要药，无论属寒、属热、属虚、属实者，皆可应用。茯苓又能健脾，因脾弱则生湿，脾健则湿不内生，实有标本兼顾之效。再者，茯苓先升后降，上行清心火、生津液、开腠理、滋水源，下降利小便，引热外出。车前子甘寒滑利，性专降泄，既能利水通淋、渗湿止泻、清泄湿热，又能清热明目、降低血压，还能清肃肝肺、化痰止咳。茯苓之利水作用重在健脾渗湿为主，车前子之作用重在清热利湿，通淋镇痛。对于两药利水机制之不同，《本草思辨录》曰："车前子为输泄膀胱湿热之药，本经主气癃、镇痛、利水道、通小便，别录明目、疗赤痛，其昔人谓车前子利水窍而固精窍，似即补肾之谓。然茯苓利水不必有热，车前子则非热不治。茯苓尚伐肾邪，则车前子之固精窍，为何如之固精窍，可深思矣。"茯苓、车前子相配伍用，两药利水机制不同，相须、相使为用，能协调增效，共奏利水渗湿、清热健脾之功效。

【临证应用】　用于腹痛、泄泻等症，证属暑湿型者（见于急性胃肠炎等）。

1. 该药对茯苓、车前子相须为用，功善利水渗湿，清热健脾，为用治脾虚水湿停滞水肿之要药。该药对常配伍党参、炒苍术、炒白术、猪苓、泽泻等合用，以健脾利湿，清热消肿，用治脾虚湿热所致之水肿，诸淋、带下等症；若病久兼见肾虚较甚者，可与熟地黄、山茱萸等合用；如热象较盛者，可配加金银花、黄芩、柴胡、青蒿等共用；如小便见血者，可加入墨旱莲、小蓟、白茅根等同用。

2. 该药对茯苓、车前子伍用，即为《医宗金鉴》之"茯苓车前子饮"，主治小便甚少，下利不止，暑湿泄泻等症，获效显著。

【常用剂量】 茯苓 10～30 克,车前子 10～30 克。

【服用方法】 水煎分服。

【注意事项】 凡阴虚而无湿热、虚寒滑精、气虚下陷者,皆慎用。车前子宜用布包煎。

八、茯苓　附子

【药对功效】 茯苓功效详见第 29 页,附子功效详见第 85 页。

【药对来源】 详见第五章第三节第 192 页。

【配伍效用】 详见第五章第三节第 192 页。

【临证应用】 用于恶寒腹痛、大便溏泄等症,证属脾肾阳虚,水气内停型者(见于急性胃肠炎、慢性胃肠炎等)。茯苓、附子相使配对,为经方之经典药对,与白术等合用,可用治脾肾阳虚,水气内停所致之恶寒腹痛、大便溏泄等症(见于脾肾阳虚所致之慢性肠炎久泻),方如《伤寒论》之"真武汤"。

【常用剂量】 茯苓 10～15 克,附子 6～10 克。

【服用方法】 水煎分服。

【注意事项】 凡阴虚阳盛,真热假寒者,皆禁用。阴虚而无湿热、虚寒滑精、气虚下陷者,皆慎用。附子:服药时不宜饮酒,不宜以白酒为引。反半夏、瓜蒌、白及、贝母。本品用之不当,可引起中毒。附子宜先煎。

九、滑石　车前子

【药对功效】 滑石功效详见第 73 页,车前子功效详见第 193 页。

【药对来源】 详见第五章第三节第 193 页。

【配伍效用】 详见第五章第三节第 194 页。

【临证应用】 用于暑湿泄泻等症,证属湿热下注型者(见于急性肠炎、慢性肠炎等)。滑石、车前子配伍"葛根芩连汤"同用,以用治暑湿泄泻。

【常用剂量】 滑石 10～15 克,车前子 10～15 克。

【服用方法】 水煎分服;外用研末调敷。

【注意事项】 凡脾胃虚弱,阳气下陷,内无湿热,或热病伤津,或肾虚滑精者,皆禁用;孕妇慎用。宜用布包煎。

十、黄芪 茯苓

【药对功效】 黄芪功效详见第 69 页,茯苓功效详见第 29 页。

【药对来源】 详见第二章第五节第 69 页。

【配伍效用】 详见第二章第五节第 69 页。

【临证应用】 用于脾虚水泛所致之食欲缺乏、大便溏薄等症,证属脾胃虚弱型者(见于慢性胃肠炎等)。

1. 黄芪、茯苓配伍白术、人参、炙甘草、薏苡仁等健脾补气之品同用,以用治脾虚水泛所致之头面四肢水肿;兼有纳减便溏、畏寒肢冷等阳虚表现者,可配加附子、干姜、肉桂共用,以温阳散寒利水。

2. 黄芪、茯苓配伍党参、白术、炒山药合用,以用治脾胃虚弱之纳差、便溏等症。

【常用剂量】 黄芪 10～30 克,茯苓 10～15 克。

【服用方法】 水煎分服,或入丸、散剂。

【注意事项】 凡表实邪盛、湿阻气滞、肠胃积滞、阴虚阳亢、痈疽初起或溃后热毒尚盛者,皆禁用;阴虚而无湿热、虚寒滑精、气虚下陷者,皆慎用。

十一、黄芪 防己

【药对功效】 黄芪功效详见第 69 页,防己功效祥见第 195 页。

【药对来源】 详见第五章第三节第 195 页。

【配伍效用】 详见第五章第三节第 195 页。

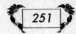

【临证应用】 用于食欲缺乏、久泻不止等症,证属脾虚湿盛型者(见于慢性胃肠炎等)。该药对与"参苓白术散"合用,以用治脾虚湿盛之久泻等症。

【常用剂量】 黄芪 10~30 克,防己 4.5~9 克。

【服用方法】 水煎分服。

【注意事项】 凡表实邪盛、湿阻气滞、肠胃积滞、阴虚阳亢、痈疽初起或溃后热毒尚盛、食欲缺乏及阴虚无湿热者,皆禁用。

十二、藿香 陈皮

【药对功效】 藿香功效详见第 70 页,陈皮功效详见第 42 页。

【药对来源】 详见第二章第五节第 70 页。

【配伍效用】 详见第二章第五节第 70 页。

【临证应用】 用于脘闷痞满、食少纳呆、吐泻并作等症,证属外感暑湿或湿浊内蕴型者(见于急性胃肠炎、慢性胃肠炎等)。

1.《医学从众录》之"陈皮藿香汤",取陈皮、藿香同用,以用治伤暑急暴,霍乱吐泻等症。

2. 藿香、陈皮配伍石菖蒲、黄芩、半夏共用,以主治脘闷痞满。对于湿热之象明显者,可配加黄连、厚朴合用;配伍鸡内金、神曲同用,以用治食少纳呆;合"藿香正气散"伍用,以用治寒湿内盛之吐泻并作。

3. 藿香、陈皮配伍丁香、半夏、生姜同用,以用治胃寒呕吐。

4. 治外感风寒,内伤饮食,憎寒壮热,头痛呕逆,胸膈满闷,咳嗽气喘及伤冷伤湿,疟疾中暑,霍乱吐泻等症,取《太平惠民和剂局方》之"藿香正气散":藿香(去土)三两、白芷一两、紫苏一两、茯苓(去皮)一两、半夏曲二两、白术二两、厚朴(去粗皮,姜汁炙)二两、苦桔梗二两、炙甘草二两半。上药为细末,每服二钱,水一盏,姜三片,枣一枚,同煎至七分,热服。如欲汗出,衣被盖,再煎并服。

【常用剂量】 陈皮 3~10 克,藿香 5~10 克,鲜品加倍。

【服用方法】　水煎分服。

【注意事项】　凡实热津亏,阴虚燥咳以及咯血、吐血者,皆慎用。

十三、佩兰　茯苓

【药对功效】　佩兰功效详见第 71 页,茯苓功效详见第 29 页。

【药对来源】　详见第二章第五节第 72 页。

【配伍效用】　详见第二章第五节第 72 页。

【临证应用】　用于呕恶脘痞,脘闷纳呆,泄泻等症,证属暑湿内蕴型者(见于急性胃肠炎、慢性胃肠炎等)。佩兰、茯苓配伍藿香、砂仁同用,以用治呕恶脘痞等症;配加炒白术、鸡内金合用,以用治脘闷纳呆等症;配加藿香、厚朴、苍术共用,以用治暑湿泄泻等症;兼有小便不利者,配以泽泻、车前草伍用。

【常用剂量】　佩兰 5~10 克,鲜品加倍;茯苓 10~15 克。

【服用方法】　水煎分服。

【注意事项】　凡阴虚血燥、虚寒滑精、气虚下陷者,皆慎用。

十四、佩兰　石菖蒲

【药对功效】　佩兰、石菖蒲为临证常用芳香化浊、和中开胃药对。

1. 佩兰　详见第二章第五节第 71 页。

2. 石菖蒲　为天南星科植物石菖蒲的根茎。性微温,味辛、苦,归心、胃经。具有化湿开胃,开窍豁痰,醒神益智仁的功效。

【药对来源】　佩兰、石菖蒲伍用,见于《施今墨对药》。

【配伍效用】　佩兰擅长解暑化湿,又能醒脾开胃、辟秽和中。朱丹溪称其"能散久积陈郁之气",是临证常用解暑化湿辟秽之品。石菖蒲辛温行散之力颇强,故为宣气通窍之佳品。善入心经,具有开窍豁痰的作用,临床用治湿温病,湿热酿痰,蒙闭清窍,症见身热、神昏、谵语者,多以石菖蒲化浊开窍;其气味清芬,辛香走散,能开闭塞,提精神,且兼具化湿行气之效,擅长用治湿阻脾胃诸症。两药皆为芳香辛散之品,同走足阳明经,两药相配为伍,参合而用,芳香化浊,活泼气机,和中开胃之效倍增。临床上痰与湿常相互影响,互为因果,湿聚成痰,痰由湿生,二者常兼夹为病,佩兰配伍石菖蒲,兼有豁痰除湿之功效。

【临证应用】 用于脘腹胀痛、呕恶吐泻、食欲缺乏、头胀、胸闷等症,证属湿浊阻滞中焦、湿热留连三焦型者(见于急性胃肠炎等)。

1. 治湿浊阻滞中焦证,表现为脘腹胀痛、呕恶吐泻、食欲缺乏、头胀、胸闷等症,常配伍厚朴、半夏、藿香等同用;若呕吐明显者,可配加竹茹、生姜共用;若纳呆明显者,可配加鸡内金、麦芽合用;若脘腹痞闷、口干、口苦明显者,可与"泻心汤"伍用。

2. 佩兰、石菖蒲配伍"三仁汤"同用,可用治湿热惠留连三焦,湿胜热微者,表现为头痛身重,胸闷腹胀,不饥不渴,午后身热,面色淡黄,舌苔白,脉濡等症。

【常用剂量】 佩兰5～10克,鲜品加倍;石菖蒲3～9克。

【服用方法】 水煎分服。

【注意事项】 凡阴虚血燥,气虚多汗、精滑者,皆慎用。

十五、鲜藿香　鲜佩兰

【药对功效】 鲜藿香功效详见第196页,鲜佩兰功效详见第146页。

【药对来源】 详见第五章第三节第196页。

【配伍效用】 详见第五章第三节第196页。

【临证应用】 用于脘腹胀满,恶心呕吐,口甜口腻等症,证属湿浊困脾型者;或用于恶寒发热,头胀而重,胸闷纳呆等症,证属暑湿型或湿温型者;或用于脘痞不饥,恶心呕吐,腹泻便溏等症,证属湿浊内蕴型或湿阻中焦型者(见于急性肠炎、慢性肠炎等)。藿香、佩兰相须为用,擅长解暑和胃,配伍鲜荷叶同用,以用治湿浊困脾、暑湿或湿温诸证。

【常用剂量】　鲜藿香 10～20 克,鲜佩兰 10～20 克。

【服用方法】　水煎分服。

【注意事项】　凡阴虚火旺、气虚者,皆慎用。藿香宜后下,不宜久煎。

十六、鲜佩兰　鲜荷叶

【药对功效】　鲜佩兰功效详见第 146 页,鲜荷叶功效详见第 147 页。

【药对来源】　详见第三章第四节第 147 页。

【配伍效用】　详见第三章第四节第 147 页。

【临证应用】　用于头晕目眩,呕恶便溏等症,证属暑湿内蕴型者;或用于恶寒发热,头胀而重,胸闷纳呆,舌苔白腻等症,证属暑湿型或湿温型者(见于急性胃肠炎、慢性胃肠炎等)。

【常用剂量】　鲜佩兰 10～20 克,鲜荷叶 15～30 克。

【服用方法】　水煎分服。

【注意事项】　体瘦气血虚弱者,慎用。该药对不宜久煎。

第五节　安神、熄风、开窍类药对

一、丹参　黄连

【药对功效】　丹参、黄连为临证常用的清心除烦、解毒消痈药对。丹参功效详见第 27 页,黄连功效详见第 18 页。

【药对来源】　丹参、黄连伍用,见于《医学心悟》之“开噤散”。

【配伍效用】　丹参入于血分,活血祛瘀,凉血消痈,镇静安神。主治妇女月经不调,痛经,经闭,产后瘀滞腹痛,心腹疼痛,癥瘕积聚,热痹肿痛,跌打损伤,热入营血,烦躁不安,心烦失眠,痈疮肿毒等症。黄连味苦性寒，泻心火，清心除烦，燥湿解毒。主治热病邪入心经之高热、烦躁、谵妄或热盛迫血妄行之吐衄，湿热胸痞，泄泻，痢疾，心火亢盛之心烦失眠，胃热呕吐或消谷善饥，肝火目赤肿痛，热毒疮疡，疔毒走黄，牙龈肿痛，口舌生疮，聤耳，阴肿，痔血，湿疹，烫伤等。两药参合配伍，相须为用，相互协调，共奏清血热安神，泻心火除烦之功效，且能清热活血，解毒消痈。黄连配伍丹参煎汤外洗，并能疗目疾。

【临证应用】 用于里急后重、腹痛、腹胀、便脓、泄泻等症，证属痰瘀蕴结型者(见于急性胃肠炎、慢性胃肠炎等)。黄连、丹参伍用木香、槟榔、大黄、赤芍、黄芩、当归、葛根同用，以用治胃肠道疾病等，证属痰瘀蕴结化火之里急后重、腹痛、腹胀、便脓、泄泻等症。

【常用剂量】 丹参 5～15 克，黄连 2～5 克。

【服用方法】 水煎分服。或研末调敷、煎水外洗、浸汁点眼。

【注意事项】 凡胃虚呕吐、脾虚泄泻及五更泻者，皆慎用。

二、龙骨 牡蛎

【药对功效】 龙骨、牡蛎为临证常用的平肝熄风、收敛固涩药对。

1. 龙骨 为古代大型哺乳动物，如三趾马、犀类、鹿类、牛类、象类等骨骼化石。味甘、涩，性平。归心、肝、肾经。具有平肝潜阳，镇静安神，收敛固涩的功效。

2. 牡蛎 详见第三章第三节第 121 页。

【药对来源】 龙骨、牡蛎伍用，见于《伤寒论》之"桂枝甘草龙骨牡蛎汤"。

【配伍效用】 龙骨可镇摄浮阳，重镇安神，敛肺肾，固精敛汗，收敛固脱，兼有止血止痢的作用。用于惊痫癫狂，失眠多梦，怔忡健忘等症；阴虚阳亢，头痛眩晕，耳鸣目胀；自汗、盗汗；遗精、遗尿；崩漏带浊；久泻久痢；外用治湿疮瘙痒，金疮出血，溃疡久不收口等症。牡蛎敛阴潜阳,固精涩精,固涩止汗,软坚化痰,兼有收敛止带的作用。主治眩晕耳鸣,惊悸失眠,瘰疬瘿瘤,癥瘕痞块,自汗盗汗,遗精,崩漏,带下等症。故两药参合配伍,相须为用,镇潜固涩,养阴摄阳,阴精得敛,阳气得潜,既能增强安神固涩的作用,又具有潜阳固精之功效,从而使痰火不逆,虚火不冲,阴阳调和,阴平阳秘。

【临证应用】 用于滑脱不止,日久不愈之泄泻等症,证属肝阳上亢之滑泄不止诸证型(见于慢性肠炎等)。

【常用剂量】 龙骨 15～30 克,牡蛎 15～30 克,散剂每次各 3 克。

【服用方法】 水煎分服。

【注意事项】 宜打碎先煎。收敛固涩宜煅用,不可太过,当存其性以用。不宜多服、久服,易引起便秘和功能性消化不良;体虚多寒者,慎用。

第六节　理血类药对

一、白芍　甘草

【药对功效】 白芍功效详见第 32 页,甘草功效详见第 16 页。

【药对来源】 详见第二章第七节第 82 页。

【配伍效用】 详见第二章第七节第 82 页。

【临证应用】 用于胃脘疼痛不止等症,证属胃气不降,腑气不行,中焦郁结型者(见于胃、肠道痉挛等)。

【常用剂量】 白芍 15～30 克,甘草 6～10 克。

【服用方法】 水煎分服。

【注意事项】 凡阳衰虚寒证及湿盛胀满、水肿者,皆不宜使用。白芍反藜芦,甘草不宜与大戟、芫花、甘遂、海藻合用。

二、延胡索　乌药

【药对功效】　延胡索功效详见第 62 页,乌药功效详见第 57 页。

【药对来源】　详见第二章第七节第 84 页。

【配伍效用】　详见第二章第七节第 84 页。

【临证应用】　用于心腹胀满、疼痛,寒疝腹痛、午后腹胀等症,证属寒凝气滞型者(见于急慢性胃炎等)。两药相伍,配以薤白、瓜蒌,以辛散温通、散寒镇痛。用治寒凝气滞所致之胸腹诸痛证。

【常用剂量】　延胡索 3～10 克,多醋制后用;乌药 3～10 克。

【服用方法】　水煎分服。

【注意事项】　凡产后血虚,或经血枯少不利,气虚作痛者,皆非所宜。

第七节　补益类药对

一、白芍　附子

【药对功效】　白芍功效详见第 32 页,附子功效详见第 85 页。

【药对来源】　详见第二章第八节第 85 页。

【配伍效用】　详见第二章第八节第 85 页。

【临证应用】　用于脘腹冷痛经久不愈等症,证属脾阳不振、阴寒内盛型者(见于慢性胃肠炎等)。《卫生宝鉴》将该药对配以吴茱萸、肉桂、炙甘草等同用,以用治脾阳不振、阴寒内盛之脘腹冷痛等症。

【常用剂量】　附子 6～10 克,白芍 10～15 克。

【服用方法】　水煎分服。

【注意事项】　附子有毒,用量不能过大,用量若超过 15 克,宜先煎 1 小时为宜。白芍中含苯甲酸,大量服用可增加肝脏的解毒负担,故对肝功能不良者,不宜长期大量服用;孕妇忌用。

二、白术 炙甘草

【药对功效】 白术功效详见第 86 页,炙甘草功效详见第 88 页。

【药对来源】 详见第二章第八节第 88 页。

【配伍效用】 详见第二章第八节第 88 页。

【临证应用】 用于腹中拘急作痛等症,证属肝脾不调型者(见于急性胃肠炎、慢性胃肠炎,表现为呕吐、腹泻等症)。如素体脾胃虚弱,胃脘部剧烈疼痛者,可取该药对水煎频服。

【常用剂量】 白术 6～12 克,炙甘草 3～9 克。

【服用方法】 水煎分服。

【注意事项】 凡湿盛中满腹胀,水肿,阴虚内热,胃阴不足,阴津亏损者,皆不宜使用。甘草反海藻、大戟、甘遂、芫花。

三、附子 干姜

【药对功效】 附子功效详见第 85 页,干姜功效详见第 46 页。

【药对来源】 详见第五章第四节第 200 页。

【配伍效用】 详见第五章第四节第 201 页。

【临证应用】 用于中寒腹泻,腹中冷痛等症,证属阳虚寒湿型者(见于急性胃肠炎、慢性胃肠炎等)。

临床上该药对剂量调配的变化,取决于所治病证的不同。若是用治阳虚烦躁证,附子与干姜用量比例应为近 2：1;若是用治阳虚寒湿证,附子与干姜用量比例应是近 1：1;若是用治阳虚痹证,附子与干姜用量比例应是近 5：2 或 5：3。

【常用剂量】 附子 6～10 克,干姜 6～10 克。

【服用方法】 水煎分服。

【注意事项】 附子有毒,宜先煎,孕妇忌用。

四、甘草　干姜

【药对功效】　甘草功效详见第 16 页，干姜功效详见第 46 页。

【药对来源】　详见第二章第八节第 91 页。

【配伍效用】　详见第二章第八节第 91 页。

【临证应用】　用于胃脘寒痛，吐酸，脘腹胀满，肠鸣腹泻等见症，证属虚寒型者(见于慢性胃肠炎等)。

该药对配加陈皮、生姜、蔗糖同用，以用治胃脘疼痛等症。临床上该药对剂量调配的变化，取决于所治病证之不同。若是用治虚寒肺痿证或脾胃虚寒证，干姜与甘草用量的比例关系是 1 : 2，方如"甘草干姜汤"；若用治寒饮郁肺证，两药用量比例应是 1 : 1，方如"小青龙汤""半夏泻心汤"等；若用治阳气大虚证，干姜与甘草用量比例应是 1.5 : 2.0，方如"四逆汤""茯苓四逆汤"等。

【常用剂量】　甘草 3～9 克，干姜 6～10 克。

【服用方法】　水煎分服。

【注意事项】　该药对不宜与京大戟、芫花、甘遂、海藻合用。

五、山药　莲子

【药对功效】　详见第五章第四节第 207 页。

【药对来源】　详见第五章第四节第 207 页。

【配伍效用】　详见第五章第四节第 207 页。

【临证应用】　用于食欲缺乏，泄泻不止等症，证属脾虚湿盛型者(见于慢性胃肠炎等)。莲子、山药配伍人参、白术、茯苓等同用，具有健脾渗湿，收涩止泻的作用，用于脾胃气虚、运化失职之便溏泄泻、食少纳呆、消瘦乏力、面色无华、胸脘痞闷等症。

【常用剂量】　山药 15～30 克，莲子 6～15 克。

【服用方法】　水煎分服，或研末入丸、散剂吞服。

【注意事项】　凡中满痞胀及大便燥结者，皆忌用。

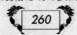

六、黄芪 党参

【药对功效】 黄芪功效详见第69页,党参功效详见第92页。

【药对来源】 详见第五章第四节第207页。

【配伍效用】 详见第五章第四节第207页。

【临证应用】 用于久病虚弱诸症,表现为功能性消化不良,食少便溏,倦怠乏力,动则汗出等症,证属脾胃虚弱型者(见于慢性胃肠炎等)。该药对配伍白术、茯苓、甘草等同用,可用于脾气虚弱所引起的倦怠无力、食欲缺乏、脘腹痞满、大便溏泄等症。

【常用剂量】 黄芪10～30克,党参9～30克。

【服用方法】 水煎分服。

【注意事项】 凡热证、湿热证者,皆忌用。

七、黄芪 山药

【药对功效】 黄芪功效详见第69页,山药功效详见第203页。

【药对来源】 详见第五章第四节第207页。

【配伍效用】 详见第五章第四节第207页。

【临证应用】 用于饮食减少、全身乏力、大便溏泄等症,证属脾胃气虚型者(见于慢性胃肠炎等)。黄芪配伍山药可广泛用于脾胃虚弱所致之饮食减少、大便溏泄等症。

【常用剂量】 黄芪10～30克,山药10～30克。

【服用方法】 水煎分服。

【注意事项】 凡表实邪盛,湿盛中满,气滞湿阻,食积内停,内有实热,阴虚阳亢,疮痈初起或溃后热毒尚盛等者,皆不宜使用。

第八节　固涩、散结及其他类药对

一、赤石脂　禹余粮

【药对功效】　详见第三章第八节第 164 页。

【药对来源】　详见第三章第八节第 164 页。

【配伍效用】　详见第三章第八节第 165 页。

【临证应用】　用于泻痢日久,滑脱不禁等症,证属脾胃虚寒型者(见于慢性肠炎等)。

1. 赤石脂与禹余粮伍用,出自《伤寒论》之"赤石脂禹余粮汤":赤石脂(碎)30 克,禹余粮(碎)30 克。上二味,以水 1.2 升,煮取 400 毫升,去滓,分 3 次温服。具有收敛固脱,涩肠止泻的作用。主治久泻、久痢,肠滑不能收摄者。

2. 治脾胃虚弱久泻,该药对伍用黄芪、人参、白术、茯苓、甘草等共用,以益气健脾、固脱止泻。

3. 治脾肾阳虚之五更泻,该药对伍用补骨脂、吴茱萸、干姜、附子、白术等温肾暖脾药同用,以温肾健脾、固涩止泻,收效甚佳。

【常用剂量】　赤石脂 10~20 克,禹余粮 10~20 克。

【服用方法】　水煎分服。

【注意事项】　该药对急性肠炎及痢疾初起者,皆不宜使用;湿热积滞者忌用;孕妇慎用。

二、茯苓　益智仁

【药对功效】　茯苓功效详见第 29 页,益智仁功效详见第 98 页。

【药对来源】　详见第二章第十节第 98 页。

【配伍效用】　详见第二章第十节第 98 页。

【临证应用】　用于腹部隐痛,泄泻不止等症,证属脾胃虚寒型者(见于慢性胃肠炎等)。用治脾胃虚寒之胃痛,可伍加炙黄芪、桂枝、白芍、制附子、干姜、白术、茯苓、陈皮、木香等同用,以温中散寒,健脾和胃。用治脾胃虚寒之腹痛,可配伍桂枝、芍药、饴糖、蜀椒、干姜、人参等共用,以温中补虚,降逆镇痛。

【常用剂量】 茯苓10～15克,益智仁3～6克。

【服用方法】 水煎分服。

【注意事项】 凡阴虚火旺或因热而患遗滑崩带者,皆忌用。

三、诃子 罂粟壳

【药对功效】 详见第五章第五节第213页。

【药对来源】 详见第五章第五节第213页。

【配伍效用】 详见第五章第五节第213页。

【临证应用】 用于食欲缺乏、泄泻不止等症,证属脾胃虚弱型者(见于急性胃肠炎、慢性胃肠炎等)。

用治慢性腹泻,证属脾胃虚弱型者,可酌情选用"参苓白术散""补中益气汤"加减而治。

【常用剂量】 诃子3～9克,罂粟壳3～6克。

【服用方法】 水煎分服。

【注意事项】 凡外表内热者、咳嗽及泻痢初起者,皆忌用;不宜过量及持续服用,以免中毒成瘾。凡婴儿、甲状腺功能低下、孕妇及哺乳期妇女,皆忌用。另外,诃子敛肺止咳宜生用,涩肠止泻宜煨用。罂粟壳止咳宜蜜炙,止泻宜醋炒。

四、诃子 肉豆蔻

【药对功效】 诃子功效详见第213页,肉豆蔻功效详见第214页。

【药对来源】 详见第五章第五节第214页。

【配伍效用】 详见第五章第五节第214页。

【临证应用】 用于老年五更泄泻等症,证属脾胃虚弱型者(见于慢性肠炎等)。

1. 慢性腹泻,证属脾胃虚弱型者,应用该药对,并酌情选用"参苓白术散、补中益气汤"加减而治。

2. 脾肾阳虚之五更泻,取肉豆蔻、诃子配以吴茱萸、五味子、炮姜、附子等共用,具有温肾暖脾止泻的作用。以肾虚为主者,主取诃子,佐以肉豆蔻;以脾虚为甚者,主选肉豆蔻,佐以补骨脂。

3. 对于年老体衰,久泻不止,中气下陷者,该药对配伍黄芪、党参、白术同用,以益气健脾;与"桃花汤"合用,以固涩止泻。

【常用剂量】 诃子3~9克,肉豆蔻3~9克。

【服用方法】 水煎分服;研末或入丸、散剂吞服。

【注意事项】 湿热痢疾者,忌用。诃子:反复使用会使人大便不畅难解。诃子清肺利咽多生用,涩肠止泻宜煨用。

五、肉豆蔻　补骨脂

【药对功效】 肉豆蔻功效详见第214页,补骨脂功效详见第205页。

【药对来源】 详见第五章第五节第215页。

【配伍效用】 详见第五章第五节第215页。

【临证应用】 用于五更泄泻、肠鸣腹痛、腰酸、尿频、慢性腹泻等症,证属肾虚和脾肾虚寒型者(见于慢性肠炎等)。

1. 脾肾阳虚之五更泄泻,该药对配伍吴茱萸、五味子、炮姜、附子等同用,以温肾暖脾止泻。

2. 对于年老体衰,久泻不止,中气下陷者,该药对配以黄芪、党参、白术共用,以益气健脾,与"桃花汤"合用,以固涩止泻。

3. 近代名中医施今墨先生认为,慢性泄泻有脾虚不能制水者,有肾虚不能行水者。前者以肉豆蔻之辛温,温脾以制水;后者用补骨脂之辛燥,补肾以行水。两药合用,脾肾双补,泄泻可除。

两药取舍多少,应随证化裁。以肾虚为主者,主取补骨脂,佐以肉豆蔻;以脾虚为甚者,主选肉豆蔻,佐以补骨脂。

4. 用治脾肾虚寒之五更泄泻,方选《证治准绳》之"四神丸":补骨脂、肉豆蔻、吴茱萸、五味子。

5. 用治肾泄久不愈,脉沉细无力,方选《洁古家珍》之"肉豆蔻丸":肉豆蔻(面裹煨)、补骨脂(炒)各等份。为末,枣肉为丸,桐子大。米饮下,空心。

6. 用治脾肾虚弱,凌晨五更作泻,或全不思食,或食而不化,大便不实,方选《校注妇人良方》之"四神丸":肉豆蔻二两(生用)、破故纸四两(炒),五味子二两,吴茱萸四两。各为末,生用大枣四十九枚,生姜四两(切),同枣用水煮熟,去姜,取枣肉和药丸桐子大。每服五十丸,空心盐汤下。

7. 用治脾胃虚弱,全不进食,方选《普济本事方》之"二神丸":破故纸四两(炒香),肉豆蔻二两(生),上为细末,用大肥枣四十九个,生姜四两,切片烂去姜,取枣剥去皮核用肉,研为膏,入药和杵,丸如梧桐子大。每服三十丸,盐汤下。

【常用剂量】 肉豆蔻 3～9 克,补骨脂 6～9 克。

【服用方法】 水煎分服。

【注意事项】 该药对不宜大剂量使用。凡阴虚火旺者及湿热积滞泻痢者,皆忌用;孕妇禁用。补骨脂:《海药本草》曰:"恶甘草。"

六、五味子 五倍子

【药对功效】 五味子功效详见第 216 页,五倍子功效详见第 217 页。

【药对来源】 详见第五章第五节第 217 页。

【配伍效用】 详见第五章第五节第 217 页。

【临证应用】 用于久泻、久痢等症,证属大肠不固型者(见于慢性肠炎等)。

1. 对于大肠不固、久泻久痢或滑脱不禁者,可单用该药对,或伍以补骨脂、白术等同用,以温补脾肾。

2. 对于久泻便血,或肠风血脱,崩漏带浊,诸药难效者,以及久泻久痢,滑泄不止者。伍用枯矾、诃子,即《景岳全书》之"玉关丸":白面(炒熟)120克,枯矾60克,文蛤(醋炒黑)60克,北五味(炒)30克,诃子(半生半炒)60克,上药研末,用熟汤和丸,如梧桐子大,以温补脾等药随证加减煎汤送下,或用"人参汤"亦可。如血热妄行者,以凉药送下。

3. 现代名中医施今墨先生认为,五味子、五倍子伍用,收敛固涩之力较强,故凡固摄无能,有滑脱现象者,皆可随证配伍使用。如阳虚自汗,与黄芪、制附片伍用;久泻、久痢,与赤石脂、禹余粮伍用;脱肛、子宫脱垂,以及各种内脏弛缓、下垂者,与升麻、柴胡伍用;若气虚甚者,与党参伍用。为加强疗效,亦可酌加枳壳。

【常用剂量】 五味子1.5~6克,五倍子3~6克。

【服用方法】 水煎分服,研末或入丸、散剂吞服。

【注意事项】 凡内有实热或积滞未清之泻痢、孕妇,皆忌用。五味子内服量过大或体质特异时,可出现发热、头痛、乏力、荨麻疹等中毒反应;五倍子剂量稍大可能有恶心、便秘和胃不适反应,一般不宜大剂量使用。长期服用或大剂量服用可能损害肝脏。

第七章 溃疡性结肠炎

溃疡性结肠炎又称慢性非特异性溃疡性结肠炎或特发性溃疡性结肠炎。是一种病因不明的慢性非特异性炎症性肠病,病变主要限于直肠、结肠黏膜及黏膜下层,呈连续性非节段性分布,以直肠和乙状结肠受累多见,偶见涉及回肠末段,谓之"倒灌性结肠炎"。临床主要表现为腹痛、腹泻、黏液脓血便、里急后重。发病可缓渐或突然发生,多数病人反复发作,病程呈慢性经过,发作期与缓解期交替。溃疡性结肠炎,属中医学中"腹痛、泄泻、痢疾、肠风、脏毒"等范畴。

中医学认为,脾胃主管饮食的受纳、腐熟、消化与吸收;小肠则主管"分清别浊",吸收精微物质;大肠功专"传导糟粕",排出大便。溃结的病因为外感(风、湿、暑、热)之邪,或脾胃素虚,或饮食不节、饮食不洁,或思虑劳倦过度,或忧思恼怒,情志不遂,致湿邪蕴于大肠,气血与之相搏结,气机郁滞,肠道功能失职,脉络受损而发病。

1. 外邪侵袭 外邪主要有风、热、暑、湿,湿,且最为常见。感受湿邪,脾失健运,湿热或寒湿蕴于大肠,气血与之相搏结,肠道传导失司,脉络受损,气血凝滞,化腐成脓而痢下赤白;伤及气分,则为白痢;伤及血分,则为赤痢;气血俱伤,则为赤白痢。

2. 饮食不节 嗜食肥甘醇酒或辛辣,酿生湿热,与气血相搏结,化为脓血;或素喜生冷,中阳受伤,湿从寒化,大肠气机受阻,气血与寒湿相搏,化为脓血,亦可致痢下赤白。

3. 七情内伤 情志不遂或忧思恼怒,肝失疏泄,气机郁结,横逆犯脾,大肠传导失司,气滞血瘀,化腐成脓,故腹痛,里急后重,便脓血;脾失健运,气机升降失常,故腹泻与便秘交替出现。

4. 脾肾素虚 先天禀赋不足或久病体虚,脾阳不足或肾阳不足不能温煦脾阳,以致脾肾阳虚,水谷清浊不分,下注大肠,故见大便溏烂甚至水样便,洞泄不止,缠绵难愈。

综上所述,溃疡性结肠炎患者病位在脾胃与大、小肠,与肾有关;脾虚湿胜是主要的病机;以脾虚、肾虚为本,湿、热、气滞、血瘀、寒等为标。发作期以标实为主或虚实相兼;缓解期则以本虚为主。

第一节　解表、清热、解毒类药对

一、柴胡　前胡

【药对功效】　柴胡、前胡为临证常用的疏散风热、调气止咳药对。

1. 柴胡 详见第二章第四节第 36 页。

2. 前胡 为伞形科植物白花前胡或紫花前胡的干燥根。性微寒,味苦、辛。归肺经。具有降气化痰,宣散风热的功效。

【药对来源】　柴胡、前胡伍用,见于《小儿药证直诀》之"败毒散"。

【配伍效用】　柴胡可升可散,可清热解毒,清少阳半表之邪。用治寒热往来,胸满胁痛,口苦耳聋,头痛目眩,疟疾,下利脱肛,月经不调,子宫下垂等。前胡擅长下气,具宣散之性,既能降气消痰以泄肺热,又能宣肺散风以祛外邪。用治风热头痛,痰热咳喘,呕逆,胸膈满闷等症。两药相配为伍,参合而用,柴胡疏泄开郁主升,前胡下气平逆主降,二者一升一降,一疏一宣,最善宣通气机,以复肺之宣发肃降之功,而共奏祛痰止咳之功效。

【临证应用】　用于久泻不止,久治不愈或经常性发作等症,证属风热郁肺型者(见于慢性结肠炎等)。

治久泻不止,久治不愈或复发者,常从肝、肺入手,该药对常配伍桔梗、川芎、木香、青皮、当归、茯苓等同用。

【常用剂量】 柴胡6～12克,前胡6～15克。

【服用方法】 水煎分服。

【注意事项】 凡肝阳上亢,肝风内动,阴虚火旺及气机上逆者,皆忌用或慎用。

二、黄芩 半夏

【药对功效】 黄芩功效详见第36页,半夏功效详见第19页。

【药对来源】 详见第三章第一节第104页。

【配伍效用】 详见第三章第一节第104页。

【临证应用】 用于口苦、咽干、恶心、呕吐、反酸,胸膈痞满等症,证属邪居少阳型或寒热互结型者(见于慢性溃疡性结肠炎等)。用治胆胃气逆证,表现为下利腹痛,身热口苦,恶心呕吐,纳少,舌红苔黄,脉沉弦等症。该药对配伍芍药、甘草、生姜、大枣同用,组成《金匮要略》之"黄芩加半夏生姜汤",以清热和中、降逆止呕。

【常用剂量】 黄芩6～10克,半夏6～10克。

【服用方法】 水煎分服,或入丸、散剂。

【注意事项】 凡一切血证及孕妇,皆忌用。半夏反乌头。

三、黄连 黄柏

【药对功效】 黄连功效详见第18页,黄柏功效详见第221页。

【药对来源】 详见第六章第一节第221页。

【配伍效用】 详见第六章第一节第221页。

【临证应用】 用于湿热下痢、腹痛等症,证属湿热火毒型者(见于溃疡性结肠炎等)。该药对配伍剂量变化,取决于所治病症的不同。方如"白头翁汤":黄连、黄柏各三两,其用量比例为1∶1以用治肝热下利。方如"乌梅丸":黄连十六两,黄柏六两,其比例为8∶3,以用治蛔厥证或厥阴肝热证或上热下寒久痢证。

【常用剂量】 黄连2～5克,黄柏3～12克。

【服用方法】 水煎分服,或入丸、散剂。

【注意事项】 该药对大苦、大寒,过量或久服易损胃气,凡脾胃虚寒、缓慢性心率者,皆慎用。

四、乌梅 黄连

【药对功效】 乌梅功效详见 179 页,黄连功效详见第 18 页。

【药对来源】 详见第五章第一节第 179 页。

【配伍效用】 详见第五章第一节第 179 页。

【临证应用】 用于久痢、久泄,腹痛等症,证属肠热泻痢型者(见于过敏性结肠炎等)。用治肠热下痢,黄连配以乌梅为用治肠热泻痢之常用药对,方如《太平圣惠方》之"乌梅丸",单用该药对用以治热痢久治不瘥。若与阿胶合用为末,蒜研和丸,即"神效阿胶方",可用治休息痢。而《伤寒论》所载之"乌梅丸",方中亦含该药对。该方剂不仅用治蛔厥,还能用治久痢。清·徐大椿曾赞其为"治久痢之圣方"。

【常用剂量】 黄连 6～10 克,乌梅 6～15 克。

【服用方法】 水煎分服,研末入丸、散剂吞服。

【注意事项】 凡初痢初泄、有实邪以及胃酸过多者,皆忌用。

五、泽泻 黄柏

【药对功效】 泽泻、黄柏为临证常用的滋阴降火、利水消肿药对。泽泻功效详见第 45 页,黄柏功效详见第 221 页。

【药对来源】 泽泻、黄柏伍用,见于《景岳全书》之"知柏地黄丸"。

【配伍效用】 泽泻擅长利水渗湿,泄热通淋,主治小便不利,热淋涩痛,水肿胀满,泄泻,痰饮眩晕,遗精等。《黄柏味苦性寒,功专清热燥湿,泻火解毒。主治湿热痢疾、泄泻、黄疸、梦遗、淋浊、带下、骨蒸劳热,以及口舌生疮、目赤肿痛、痈疽疮毒、皮肤湿疹等症。故泽泻、黄柏皆为临证常用的除湿泄热之品,而泽泻味甘,偏于利水,热随水泻,水去热自消;黄柏味苦,偏于泄热,热去则水得坚凝。两药相配为伍,参合而用,清热与利水并重,功增效宏。

【临证应用】 用于腹痛、腹泻、便秘等症,证属肾阴虚损或阴虚火旺或血瘀水肿型者(见于结肠炎等)。用治结肠炎等,该药对常配伍秦艽、桃仁、皂角刺、当归、苍术、防风、槟榔、大黄等同用。

【常用剂量】 泽泻6～9克,黄柏3～12克。

【服用方法】 水煎分服。

【注意事项】 凡肾虚精滑无湿热者,脾胃虚弱,以及无火者,皆禁用。

六、半夏 黄连

【药对功效】 半夏功效详见第19页,黄连功效详见第18页。

【药对来源】 详见第二章第一节第19页。

【配伍效用】 详见第二章第一节第19页。

【临证应用】 用于心下痞满、脘腹胀痛等症,证属痰热内扰、湿热内阻型者(见于慢性结肠炎等)。该药对可用治慢性结肠炎等,证属寒热错杂、肠胃不和型者。该药对与黄芩、干姜、党参、甘草、大枣等配伍合用,医圣张仲景称之为"半夏泻心汤"。

【常用剂量】 半夏3～9克,黄连2～5克。

【服用方法】 水煎分服。

【注意事项】 凡阴虚燥咳、津伤口渴、血证及燥痰者,皆禁用;凡脾虚泄泻、五更肾泻及孕妇,皆慎用。

第二节 和解、理气、降逆类药对

一、柴胡 枳实

【药对功效】 柴胡功效详见第36页,枳实功效详见第39页。

【药对来源】 详见第三章第三节第39页。

【配伍效用】 详见第三章第三节第 39 页。

【临证应用】 用于胸胁肋胀满,脘腹疼痛等症;或用于食积,嗳气,泄利下重等症;或用于食欲缺乏,倦怠,大便泄泻等症,证属肝脾不调或中气下陷型者(见于慢性结肠炎等)。用治肝脾气郁,阳郁厥逆,胁肋胀闷,脘腹疼痛,手足不温,或腹痛,或泄利下重,脉弦等症,方如"四逆散"。用治各种原因引起的下腹部疼痛,方如"柴胡军铃汤",由"小柴胡汤"+"枳实芍药散"+"大黄附子汤"+"金铃子散"组成,以"小柴胡汤"疏肝解郁,疏调五脏,洒陈六腑,可调节自主神经功能,调整胃肠道运动吸收、分泌功能,增强细胞生理代谢,提高免疫功能和抗病能力;合"枳实芍药散"行气镇痛;用"大黄附子汤"温寒祛积;用"金铃子散"以活血镇痛。诸方加减合于一炉,根据症状进行辨证施治,或融于清热解毒之品,或增加活血化瘀之味,以用治慢性结肠炎等病患者的腹部疼痛,疗效确切。

【常用剂量】 柴胡 3～9 克,解表退热宜生用,疏肝解郁宜醋炙,升阳可生用或酒炙;枳实 3～9 克,大量可用至 30 克。

【服用方法】 水煎分服。

【注意事项】 该药对疏肝理气之力较峻猛,故凡一般气郁轻证或兼阴血不足者、肝风内动、气机上逆者及孕妇,皆应忌用或慎用。

二、柴胡　牡蛎

【药对功效】 柴胡功效详见第 36 页,牡蛎功效详见第 121 页。

【药对来源】 详见第三章第三节第 122 页。

【配伍效用】 详见第三章第三节第 122 页。

【临证应用】 用于胸胁痞满,食欲缺乏等症,证属营卫不和或肝郁气滞型者(见于慢性结肠炎等)。

【常用剂量】 柴胡 3～9 克,牡蛎 9～30 克。

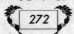

【服用方法】　水煎分服。

【注意事项】　两药配伍性寒，故凡肾虚无火，精寒自出及虚而有寒者，皆忌用。柴胡解表退热宜生用，且用量宜稍重；疏肝解郁宜醋炙；升阳可生用或酒炙；其用量皆宜稍轻。牡蛎宜打碎先煎，外用适量，收敛固涩宜煅用，其他宜生用。

三、陈皮　神曲

【药对功效】　陈皮功效详见第42页，神曲功效详见第23页。

【药对来源】　详见第三章第三节第43页。

【配伍效用】　详见第三章第三节第43页。

【临证应用】　用于脘腹痞满胀痛、嗳腐吞酸等症；或用于咳逆呕恶、大便泄泻等症，证属胃失和降、痰湿停滞型者（见于溃疡性结肠炎等）。

【常用剂量】　陈皮3～9克，神曲6～15克，消食宜炒焦用。

【服用方法】　水煎分服。有报道称，神曲水煎时易于粘锅，难以过滤，且影响复方中其他药物有效成分的煎出，因而认为神曲不宜入煎剂用。

【注意事项】　脾胃虚弱所致的功能性消化不良不宜单独用该药对，须配伍补气健脾药同用。

四、陈皮　砂仁

【药对功效】　陈皮功效详见第42页，砂仁功效详见第44页。

【药对来源】　详见第二章第四节第44页。

【配伍效用】　详见第二章第四节第44页。

【临证应用】　用于脘腹胀痛，呕吐痞闷，乏力食少等症；或用于痰多、便溏、气短等症，证属脾胃气虚、痰阻气滞型者（见于溃疡性结肠炎等）。现代临床研究表明，以"陈荷散"（陈皮15克，干荷叶10克，砂仁2克）用治溃疡性结肠炎患者，皆获良效。

【常用剂量】　陈皮 3～9 克,砂仁 3～6 克。

【服用方法】　水煎分服。

【注意事项】　砂仁与陈皮皆属辛温香燥之品,内有实热或舌赤少津者,皆不宜使用。砂仁入散剂较佳,入汤剂宜后下。

五、陈皮　泽泻

【药对功效】　陈皮功效详见第 42 页,泽泻功效详见第 45 页。

【药对来源】　详见第二章第四节第 45 页。

【配伍效用】　详见第二章第四节第 45 页。

【临证应用】　用于倦怠乏力,体重节痛,饮食减少,大便不调等症,证属脾胃虚弱而寒湿阻滞型者(见于结肠炎等)。用治脾胃伤冷,水谷不分,泄泻不止等症,或脾虚湿胜,致成黄疸等症;或大便泄泻,小便清涩,不烦不渴等症,该药对常与厚朴、苍术等伍用,方如《丹溪心法》之"胃苓汤"。

【常用剂量】　陈皮 3～9 克,泽泻 5～10 克。

【服用方法】　水煎分服。

【注意事项】　凡内有实热或舌赤少津者,皆不宜使用。

六、瓜蒌　枳实

【药对功效】　瓜蒌、枳实为临证常用的破气消积、宽胸散结、润燥通便药对。瓜蒌功效详见第 59 页,枳实功效详见第 39 页。

【药对来源】　瓜蒌、枳实伍用,见于《万病回春·卷五》之"瓜蒌枳实汤"。

【配伍效用】　瓜蒌既能上清肺胃之热、涤痰导滞,又能宽中下气、开胸散结,还能下滑大肠、润肠以通大便。主治肺热咳嗽,胸痹,结胸,消渴,便秘,痈肿疮毒等症。枳实味苦微寒,苦能燥湿,寒能胜热,擅长破泄脾胃结气而消痞满,气行则痰行,为中焦脾胃之要药。用于食积不化,脘腹胀满疼痛,嗳腐吞酸;热结气滞,大便秘结，腹胀疼痛；脾胃虚弱，食后脘腹痞满作胀；痰热蕴结、咳嗽痰黄难咳，胸脘痞闷；胸痹，痰浊内阻，胸阳不振而见心下痞闷疼痛；胃下垂、直肠脱垂、子宫脱垂；制成注射液静脉注射，可用治休克、心力衰竭等。两药相配为伍，参合而用，相互制约，相互促进，互制其短，而展其长，共奏破气消积、宽胸散结、润燥通便之功效。

【临证应用】　用于胃脘痞满、胀痛，便秘等症，证属痰热结胸型者（见于结肠炎等）。可用治心下（胃脘）痞满、胀痛，纳呆，大便不利、便秘等症。现代中医学家岳美中教授认为，对于咳喘，胸闷痛，痰黄稠而难咳，用之有较好疗效，若伴大便秘结者，用之尤为适宜（引自胥庆华《中药药对大全》）。

【常用剂量】　瓜蒌 10～20 克，枳实 3～9 克。

【服用方法】　水煎分服。

【注意事项】　凡孕妇、脾虚虚弱者，皆慎用。

七、木香　黄连

【药对功效】　木香功效详见第 51 页，黄连功效详见第 18 页。

【药对来源】　详见第二章第四节第 55 页。

【配伍效用】　详见第二章第四节第 55 页。

【临证应用】　用于脘腹疼痛、泄泻等症，证属中焦气滞型者（见于慢性结肠炎等）。凡见胃痞、胃脘痛，凡胃脘痛、胃脘胀闷、腹胀腹痛等症，证属胃肠气滞兼有热象者，可用该药对施治，以清热行气。

【常用剂量】　木香 6～10 克，黄连 3～10 克。

【服用方法】　水煎分服，研末入丸、散剂吞服。

【注意事项】　凡胃虚呕恶，脾虚泄泻，五更泻，舌苔白滑，脉迟而缓者，皆应慎用黄连。木香煎服宜后下。两药配伍，痢疾早期忌用。因木香性温而升，有收敛止涩之功，而痢疾早期切忌止涩，宜选"枳实导滞丸"，后用"香连丸"效佳。《本草经集注》曰："黄连恶菊花、芫花、玄参、白鲜；畏款冬。"《药性论》云："黄连恶白僵蚕，忌猪肉。"《蜀本草》谓："黄连畏牛膝。"

第三节　化湿利水类药对

一、苍术　厚朴

【药对功效】　苍术功效详见第 21 页，厚朴功效详见第 48 页。

【药对来源】　详见第二章第五节第 65 页。

【配伍效用】　详见第二章第五节第 65 页。

【临证应用】　用于脘腹胀闷，呕恶食少，吐泻乏力等症，证属湿阻中焦，脾失健运型者（见于结肠炎等）。该药对相须为用，与陈皮、甘草等配伍同用，方如《太平惠民和剂局方》之"平胃散"，主治湿阻脾胃，脘腹胀满，嗳气吞酸，怠惰嗜卧，呕吐泄泻者，收燥湿运脾，行气和胃的功效。若舌苔黄腻，口苦咽干，但不甚渴饮，乃湿热俱盛之证，宜配伍黄芩、黄连等同用，使湿热两清；若兼食滞，而又腹胀，大便秘结者，宜配加槟榔、莱菔子、枳壳等共用，以消导积滞、消胀除满、下气通便；若兼脾胃寒湿，脘腹胀痛，畏寒喜热者，可伍加干姜、肉桂合用，以温化寒湿；若呕吐明显者，可配加半夏伍用，以和胃止呕；若兼外感而见恶寒发热者，可加入藿香、紫苏叶、白芷等同用，以解表化浊。

【常用剂量】　苍术 6～10 克，厚朴 6～10 克。

【服用方法】　水煎分服。

【注意事项】　凡气虚、阴虚内热、津伤血枯者及孕妇，皆慎用。

二、茯苓　薏苡仁

【药对功效】　茯苓功效详见第 29 页，薏苡仁功效详见第 191 页。

【药对来源】　详见第五章第三节第 191 页。

【配伍效用】　详见第五章第三节第 191 页。

【临证应用】 用于食欲缺乏、全身乏力、泄泻不止等症,证属脾虚湿盛型者(见于溃疡性结肠炎等)。

对于脾虚湿盛之泄泻等症,可配伍人参、白术、甘草、山药、陈皮同用,亦即《太平惠民和剂局方》之"参苓白术散",以渗除脾湿,健脾止泻,可得良效。

【常用剂量】 茯苓 10～30 克,薏苡仁 10～30 克。

【服用方法】 水煎分服。

【注意事项】 凡阴虚而无湿热、虚寒滑精、气虚下陷者及孕妇,皆慎用。

第四节 理血类药对

一、白及 大黄

【药对功效】 白及功效详见第 76 页,大黄功效详见第 25 页。

【药对来源】 详见第二章第七节第 76 页。

【配伍效用】 详见第二章第七节第 76 页。

【临证应用】 用于腹胀、便秘等症,证属实热或虚热型者(见于慢性溃疡性结肠炎)。用于慢性溃疡性结肠炎时,可取水煎剂 150 毫升,于睡前行保留灌肠。

【常用剂量】 白及 6～15 克,大黄 3～10 克。

【服用方法】 水煎分服。大黄宜炒制。

【注意事项】 脾胃虚寒者,慎用;凡妇女孕经及哺乳期者,皆应忌用。白及反乌头。

二、蒲黄 白术

【药对功效】 蒲黄功效详见第 151 页,白术功效详见第 86 页。

【药对来源】 详见第三章第五节第 151 页。

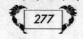

【配伍效用】 详见第三章第五节第 151 页。

【临证应用】 用于便秘、便血等症,证属痰瘀互结型者(见于溃疡性结肠炎等)。该药对配伍黄芪、党参、茯苓、木香、厚朴、川芎、三七粉同用,以用治溃疡性结肠炎等。

【常用剂量】 蒲黄 6～10 克,白术 6～10 克。

【服用方法】 蒲黄:水煎分服,包煎,止血多炒用,化瘀、利尿多生用。白术:煎服,炒用可增强补气健脾止泻作用。

【注意事项】 出血之初慎用蒲黄;凡热病伤津及阴虚燥渴者,皆不宜使用。

第五节　补益类药对

一、白芍　附子

【药对功效】 白芍功效详见第 32 页,附子功效详见第 85 页。

【药对来源】 详见第二章第八节第 86 页。

【配伍效用】 详见第二章第八节第 86 页。

【临证应用】 用于脘腹冷痛等症,证属寒凝心脉型者(见于溃疡性结肠炎等)。《卫生宝鉴》将该药对伍以吴茱萸、肉桂、炙甘草等同用,以用治脾阳不振、阴寒内盛之脘腹冷痛等症。

【常用剂量】 附子 6～10 克,白芍 10～15 克。

【服用方法】 水煎分服。

【注意事项】 附子有毒,用量不能过大,用量若超过 15 克,宜先煎 1 小时为宜。白芍中含苯甲酸,大量服用可增加肝脏的解毒负担,故对肝功能不良者,不宜长期大量服用;孕妇忌用。

二、茯苓　白术

【药对功效】 茯苓功效详见 29 页,白术功效详见第 86 页。

【药对来源】 详见第二章第八节第 94 页。

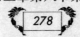

【配伍效用】　详见第二章第八节第 94 页。

【临证应用】　用于脾虚诸证,表现为食少纳呆,胃脘满闷,便溏泄泻等症,证属脾失健运所致之水湿内停型者(见于溃疡性结肠炎等)。该药对配伍人参、甘草同用,亦即"四君子汤",可用治脾胃虚弱证,表现为倦怠乏力,食少等症。

【常用剂量】　茯苓 10～15 克,白术 5～15 克。

【服用方法】　水煎分服。

【注意事项】　白术健脾补气宜炒用,燥湿利水宜生用。

三、山药　莲子

【药对功效】　详见第五章第四节第 207 页。

【药对来源】　详见第五章第四节第 207 页。

【配伍效用】　详见第五章第四节第 207 页。

【临证应用】　用于疲倦乏力,大便溏薄,泄泻不止等症,证属脾虚湿滞型者(见于慢性结肠炎等)。该药对配伍人参、白术、茯苓等同用,以健脾渗湿,收涩止泻,用于脾胃气虚、运化失职之便溏泄泻、食少纳呆、消瘦乏力、面色无华、胸脘痞闷等症。

【常用剂量】　山药 15～30 克,莲子 6～15 克。

【服用方法】　水煎分服,或研末入丸、散剂吞服。

【注意事项】　凡中满痞胀及大便燥结者,皆忌用。

四、山药　芡实

【药对功效】　山药功效详见第 203 页,芡实功效详见第 204 页。

【药对来源】　详见第五章第四节第 204 页。

【配伍效用】　详见第五章第四节第 208 页。

【临证应用】　用于食欲缺乏、全身乏力、泄泻不止等症,证属脾虚湿胜型者(见于慢性结肠炎等)。该药对与党参、白术等补气健脾药同用,以用治脾虚泄泻。《本草骈比》:取芡实、山药各 60克,装在猪肚内蒸熟,分多次服食,可用治久泻不止。

【常用剂量】 山药9～30克,芡实9～20克。

【服用方法】 水煎分服,或研末入丸、散剂吞服。

【注意事项】 凡外感前后,疟痢痔痔,气郁痞胀,溺赤便秘,食不运化及新产后,皆忌用。

五、黄芪 附子

【药对功效】 黄芪功效详见第69页,附子功效详见第85页。

【药对来源】 详见第五章第四节第206页。

【配伍效用】 详见第五章第四节第206页。

【临证应用】 用于畏寒怕冷、泄泻经久不止等症,证属阳虚型者(见于慢性结肠炎等)。该药对配伍党参、苍术、肉豆蔻等同用,可用治慢性结肠炎,证属久泻虚实夹杂者。

【常用剂量】 黄芪10～30克,附子6～10克。

【服用方法】 水煎分服。

【注意事项】 凡实证及阴虚阳盛者,皆忌用。

六、黄芪 党参

【药对功效】 黄芪功效详见69页,党参功效详见第92页。

【药对来源】 详见第五章第四节第207页。

【配伍效用】 详见第五章第四节第207页。

【临证应用】 用于久病虚弱诸证,表现为功能性消化不良,食少便溏,倦怠乏力,动则汗出等症,证属脾胃虚弱型者(见于结肠炎等)。该药对配伍白术、茯苓、甘草等同用,可用于脾气虚弱所引起的倦怠无力、食欲缺乏、脘腹痞满、大便溏泄等症。

【常用剂量】 黄芪10～30克,党参9～30克。

【服用方法】 水煎分服。

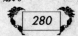

【注意事项】 凡热证、湿热证者,皆忌用。

七、黄芪 山药

【药对功效】 黄芪功效详见 69 页,山药功效详见第 203 页。

【药对来源】 详见第五章第四节第 207 页。

【配伍效用】 详见第五章第四节第 207 页。

【临证应用】 用于食欲缺乏、疲倦乏力、饮食减少、大便溏泄等症,证属脾胃气虚型者(见于慢性结肠炎等)。该药对可广泛用于脾胃虚弱所致之食少、大便溏泄、便血等症。

【常用剂量】 黄芪 10～30 克,山药 10～30 克。

【服用方法】 水煎分服。

【注意事项】 凡表实邪盛,湿盛中满,气滞湿阻,食积内停,内有实热,阴虚阳亢,疮痈初起或溃后热毒尚盛等者,皆不宜使用。

第六节 固涩、散结及其他类药对

一、赤石脂 禹余粮

【药对功效】 详见第三章第八节第 164 页。

【药对来源】 详见第三章第八节第 164 页。

【配伍效用】 详见第三章第八节第 165 页。

【临证应用】 用于泻痢日久,滑脱不禁等症,证属脾胃虚寒型者(见于慢性结肠炎等)。

1. 赤石脂、禹余粮伍用,出自《伤寒论》之"赤石脂禹余粮汤":赤石脂(碎)30 克,禹余粮开(碎)30 克。以上二味,以水 1.2 升,煮取 400 毫升,去滓,分 3 次温服。收敛固脱,涩肠止泻。主治久泻、久痢,肠滑不能收摄者。

2. 用治脾胃虚弱久泻,该药对配伍黄芪、人参、白术、茯苓、甘草等同用,以益气健脾、固脱止泻。

【常用剂量】 赤石脂 10～20 克,禹余粮 10～20 克。

【服用方法】 水煎分服。

【注意事项】 凡急性肠炎及痢疾初起者,皆不宜使用;湿热积滞者,忌用;孕妇慎用。

二、茯苓　益智仁

【药对功效】 茯苓功效详见第 29 页,益智仁功效详见第 98 页。

【药对来源】 详见第三章第十节第 98 页。

【配伍效用】 详见第三章第十节第 98 页。

【临证应用】 用于腹痛、腹泻等症,证属脾胃虚寒型者(见于结肠炎等)。用治脾胃虚寒之腹痛诸症,可伍加桂枝、芍药、饴糖、蜀椒、干姜、人参等同用,以温中补虚,降逆镇痛。

【常用剂量】 茯苓 10～15 克,益智仁 3～6 克。

【服用方法】 水煎分服。

【注意事项】 凡阴虚火旺或因热而患遗滑崩带者,皆忌用。

三、诃子　罂粟壳

【药对功效】 详见第五章第五节第 213 页。

【药对来源】 详见第五章第五节第 213 页。

【配伍效用】 详见第五章第五节第 213 页。

【临证应用】 用于久泻不止,食欲缺乏,全身乏力,便血等症,证属脾胃虚弱型者(见于溃疡性结肠炎等)。用治慢性腹泻等症,证属脾胃虚弱型者,可酌情选用"参苓白术散""补中益气汤",以加减而治。

【常用剂量】 诃子 3～9 克,罂粟壳 3～6 克。

【服用方法】 水煎分服。

【注意事项】 凡外表内热者、咳嗽及泻痢初起者,皆忌用;不宜过量及持续服用,以免中毒成瘾。凡婴儿、甲状腺功能不足、孕妇及哺乳期妇女,皆忌用。另外,诃子敛肺止咳宜生用,涩肠止泻宜煨用。罂粟壳止咳宜蜜炙,止泻宜醋炒。

四、诃子　肉豆蔻

【药对功效】　诃子功效详见第 213 页,肉豆蔻功效详见第 214 页。

【药对来源】　详见第五章第五节第 214 页。

【配伍效用】　详见第五章第五节第 214 页。

【临证应用】　用于疲倦乏力、饮食减少、泄泻久不见止等症,证属脾胃虚弱型者(见于溃疡性结肠炎等)。用治慢性腹泻,证属脾胃虚弱者,运用该药对,并酌情选用"参苓白术散""补中益气汤",以加减用治。对于年老体衰,久泻不止,中气下陷等症,该药对配伍黄芪、党参、白术同用,以益气健脾;与"桃花汤"合用,以固涩止泻。

【常用剂量】　诃子 3～9 克,肉豆蔻 3～9 克。

【服用方法】　水煎分服。研末或入丸、散剂吞服。

【注意事项】　湿热痢疾者,忌用。诃子:反复使用会使人大便不畅、难解。诃子清肺利咽多生用,涩肠止泻宜煨用。

五、肉豆蔻　补骨脂

【药对功效】　肉豆蔻功效详见第 214 页,补骨脂功效详见第 205 页。

【药对来源】　详见第五章第五节第 215 页。

【配伍效用】　详见第五章第五节第 215 页。

【临证应用】　用于肠鸣腹痛、慢性腹泻等症,证属肾虚和脾肾虚寒型者(见于慢性溃疡性结肠炎等)。

1. 对于年老体衰,久泻不止,中气下陷等症者,该药对配伍黄芪、党参、白术同用,以益气健脾,与"桃花汤"合用,以固涩止泻。

2. 近代名中医施今墨先生认为,慢性泄泻,有脾虚不能制水者,有肾虚不能行水者。前者以肉豆蔻之辛温,温脾以制水;后者用补骨脂之辛燥,补肾以行水。两药相合,脾肾双补,泄泻可除。两药取舍多少,应随证化裁。以肾虚为主者,主取补骨脂,佐以肉豆蔻;以脾虚为甚者,主选肉豆蔻,佐以补骨脂。

【常用剂量】 肉豆蔻 3~9 克,补骨脂 6~9 克。

【服用方法】 水煎分服。

【注意事项】 不宜大剂量使用。凡阴虚火旺者及湿热积滞泻痢者,皆忌用。孕妇禁用。

第八章　肝硬化

　　肝硬化是一种常见的由不同病因引起的慢性、进行性、弥漫性肝病。病理特点为广泛的肝细胞变性、坏死，弥漫性纤维组织增生，并有再生小结节形成，肝小叶的正常结构和血管解剖破坏，导致肝脏质地变硬而成为肝硬化。临床上早期可无症状。晚期则以肝功能损害与门静脉高压为主要表现，甚则常出现严重并发症。

　　中医学认为，肝硬化属"臌胀、单腹胀"等病证范畴，因腹部胀大如鼓而命名。以腹部胀大，皮色苍黄，甚则腹皮青筋暴露，四肢不肿或微肿为特征。多因酒食不节，情志所伤，感染血吸虫，劳欲过度以及黄疸积聚失治，使肝、脾、肾功能失调，气、血、水、瘀积于腹内而成。

　　中医学认为，臌胀病的病因主要是由于酒食不节，情志所伤，劳欲过度，感染血吸虫，以及黄疸、积聚失治。其发病机制则为肝、脾、肾三脏功能障碍，出现气滞、血瘀、水停，积于中焦而成；其病位在肝，涉及脾、肾、三焦，病变多见虚实夹杂，本虚标实。

　　1. 情志所伤　肝为藏血之脏，性喜条达。若因情志不舒，肝失疏泄，气机不利，则血液运行不畅，以致肝之脉络为瘀血所阻滞。另一方面，肝气郁结不舒，则横逆而犯脾胃。脾胃受克，运化失职，水液运化发生障碍，以致水湿停留与血瘀蕴结，日久不化，痞塞中焦，便成臌胀。《杂病源流犀烛·肿胀源流》曰："臌胀……或由怒气伤肝，渐蚀其脾，脾虚之极，故阴阳不交；清浊相混，隧道不通，郁而为热，热留为湿，湿热相生，故其腹胀大。"即是此意。

　　2. 酒食不节　嗜酒过度，饮食不节，滋生湿热，损伤脾胃。在青壮之年，脾胃健壮，尚能随饮随食而化。但如积之既久，又因体气渐衰,酒湿食积之浊气蕴滞不行,清阳当升不升,浊阴当降不降,以致清浊相混,阻塞中焦,脾土壅滞则肝失疏泄,气血郁滞则瘀阻不行,水湿滞留、气血交阻而成臌胀。

3. 劳欲过度 肾为先天之本,脾为后天之源,二者为生命之根本,劳欲过度,伤及脾肾,脾伤则不能运化水谷,以资化源,气血不足,水湿内生,肾伤则气化不行,不能温化水液,因而湿聚水生、气血凝滞而成臌胀。《风劳鼓膈四大证治》云:"劳倦所伤,脾胃不能运化而胀。"

4. 感染血吸虫 在血吸虫流行区接触疫水,遭受血吸虫感染,又未能及时进行治疗,内伤肝脾,脉络瘀阻,升降失常,清浊相混,积渐而成臌胀。正如《诸病源候论·水蛊候》谓:"此由水毒气结聚于内,令腹渐大,动摇有声,常欲饮水,皮肤粗黑,如似肿状,名水蛊也。"

5. 黄疸、积聚失治 黄疸多由湿热蕴积所当、日久湿热伤脾,中气亏耗,斡旋无力,水湿停滞,肝气亦不能条达,遂使气血凝滞,脉络瘀阻,而成臌胀。积聚多因气郁与痰血之凝聚而成、无论积聚生长于腹部之任何部位,势必影响肝脾气血的运行,以及肾与膀胱的气化,气血瘀阻,水湿停聚而逐渐成为臌胀。《医门法律·胀病论》载:"凡有癥瘕、积块、痞块,即是胀病之根,日积月累,腹大如箕,腹大如瓮,是名单腹胀。"

在臌胀的病机中,关键问题是肝、脾、肾的功能障碍。由于肝气郁结,气滞血瘀,导致脉络阻塞,这是形成臌胀的一个基本因素。其次是脾脏功能受损,运化失职,遂致水湿停聚。再就是肾脏的气化功能受损,不能蒸化水湿而使水湿停滞,也是形成臌胀的重要因素。此外,肾阴和肾阳又同时起到滋养肝木和温养脾土的作用,肾虚阴阳不足,对肝脾二脏的功能也要产生影响。正因为肝气郁滞、血脉瘀阻、水湿内停是形成臌胀的三个重要的病理变化,因此喻嘉言在《医门法律·胀病论》中概括称:"胀病不外水裹、气结、血瘀"。

第一节　清热、解毒、滋阴类药对

一、黄芩　半夏

【药对功效】　黄芩功效详见第 36 页,半夏功效详见第 19 页。

【药对来源】　详见第三章第一节第 104 页。

【配伍效用】　详见第三章第一节第 104 页。

【临证应用】　用于口苦、咽干、恶心,呕吐、反酸,胸膈痞满等症,证属邪居少阳或寒热互结型者(见于肝硬化等)。

1. 用治温邪留恋,痰热互结,脾胃升降失调所致之痞证,可与黄连、竹茹等伍用,或与"黄连温胆汤"加减使用。

2. 用治寒热互结之痞证,表现为胸膈痞满、但满不痛、或呕吐下利等症,该药对伍以黄连、干姜、人参、炙甘草、大枣同用,合成"半夏泻心汤"而治。

【常用剂量】　黄芩 6～10 克,半夏 6～10 克。

【服用方法】　水煎分服,或入丸、散剂。

【注意事项】　凡一切血证及孕妇,皆忌用。半夏反乌头。

二、生地黄　白芍

【药对功效】　生地黄和白芍是临证常用的滋阴清热、凉血养血的药对。生地黄功效详见第 168 页,白芍功效详见第 32 页。

【药对来源】　生地黄、白芍伍用,见于《金匮要略》之"大黄蟅虫丸"。

【配伍效用】　生地黄具有寒而不滞,润而不腻的特点,功专清热凉血、养阴生津;主治温病发热,黄疸,血热所致的吐血、衄血、崩漏、尿血、便血,消渴,骨蒸劳热,经闭,产后腹痛,痹痿,跌打损伤等症,为"补肾家之要药",益阴血之上品",擅长清热凉血,用治血热阴伤之证。白芍味苦、酸,多补性、善敛阴,又能通利血脉,功专养血和营,缓急镇痛,敛阴平肝。主治血虚寒热,脘腹疼痛,胁痛,肢体痉挛疼痛,痛经,月经不调,崩漏,自汗,盗汗,下痢泄泻,头痛眩晕等症。两药皆有补血作用,而白芍能活血补血,生地黄又能凉血补血。两药相配为伍,参合而用,共奏养血、凉血、活血之功效。

【临证应用】　用于胁痛、积聚、臌胀等症,证属阴虚内热型者(见于肝硬化等)。该药对配伍大黄、水蛭、桃仁、虻虫、干漆等同用,医圣张仲景《金匮要略》称之为"大黄䗪虫丸",以用治肝硬化等。

【常用剂量】　生地黄9~15克,白芍6~15克。

【服用方法】　水煎分服。

【注意事项】　凡脾虚泄泻、胃寒脘痞者,皆慎用。

三、水牛角　生地黄

【药对功效】　水牛角功效详见第169页,生地黄功效详见第168页。

【药对来源】　详见第四章第一节第168页。

【配伍效用】　详见第四章第一节第168页。

【临证应用】　用于斑疹、厥证等症,证属热入血分型者(见于肝性脑病等)。该药对配伍芍药、牡丹皮同用,类《外台秘要》引《小品方》之"犀角地黄汤"(犀角以水牛角代),该方临证加减,以用治热入血分之肝昏迷等。

【常用剂量】　生地黄9~15克,水牛角15~30克。

【服用方法】　水煎分服。

【注意事项】　凡脾虚泄泻、胃寒脘痞者,皆慎用。水牛角宜先煎3小时以上。

四、牡丹皮　赤芍

【药对功效】　牡丹皮、赤芍为临证常用的清热凉血、活血化瘀药对。牡丹皮功效详见第 20 页,赤芍功效详见第 77 页。

【药对来源】　牡丹皮、赤芍伍用,见于《金匮要略》之"桂枝茯苓丸"。

【配伍效用】　牡丹皮功专清热凉血、活血散瘀。主治温热病热入血分,发斑,吐衄,热病后期热伏阴分发热,骨蒸潮热,血滞经闭,痛经,痈肿疮毒,跌扑伤痛,风湿热痹等症。牡丹皮能泻阴中之火,使火退而阴生,所以入足少阴而佐滋补之用,较之黄柏不啻霄壤矣。赤芍味苦能泻,带酸入肝,功专清热凉血,活血祛瘀。主治温毒发斑,吐血衄血,肠风下血,目赤肿痛,痈肿疮疡,闭经,痛经,崩带淋浊,瘀滞胁痛,癥瘕积聚,跌仆损伤等症。牡丹皮、赤芍皆为清热凉血药,又皆有通络的作用,两药相配为伍,参合而用,共奏清热凉血、活血化瘀之功效。

【临证应用】　用于癥瘕、积聚等症,证属气滞血瘀、湿热瘀阻、热入血分型者(见于肝硬化,表现为脾大、肝大等症)。

【常用剂量】　牡丹皮 6～12 克,赤芍 6～12 克。

【服用方法】　水煎分服。

【注意事项】　凡血虚、血寒诸证,孕妇及妇女月经过多者,皆忌用;痈疽已溃者慎用。

五、青蒿　鳖甲

【药对功效】　青蒿、鳖甲为临证常用的滋阴清热、透邪外出药对。

1. 青蒿　为菊科植物黄花蒿的干燥地上部分。性寒,味苦、辛。归肝、胆经。具有清热解暑,除蒸,截疟的功效。

2. 鳖甲　为鳖科动物鳖的背甲。性微寒,味咸。归肝、肾经。具有滋阴潜阳,软坚散结,退热除蒸的功效。

【药对来源】　青蒿、鳖甲伍用,见于《卫生宝鉴》之"秦艽鳖甲散"。

【配伍效用】 青蒿乃芳香质轻之品,气芳香而化浊,质轻清而透邪,味苦而不伤阴,性寒而不碍湿,既能达于表,透发肌间郁热,以清热去暑,又能入于里,升发舒脾,泄热杀虫。功专清热、解暑、除蒸、截疟。主治暑热、暑湿、湿温,阴虚发热,疟疾,黄疸等症。鳖甲乃血肉有情之品,咸寒属阴,善入阴分养阴液,且鳖为蠕动之物,入络剔邪,功专滋阴潜阳,软坚散结,清骨间之邪热。主治阴虚发热,劳热骨蒸,热病伤阴,虚风内动,久疟,疟母,癥瘕,经闭,痈肿疮痔等症。两药相配为伍,参合而用,芳香走窜配以重镇至阴,一阴一阳,动静相宜,透热而不伤阴,养阴而不恋邪,清虚热、退伏邪的效力增强。又鳖甲先煎而青蒿后下,先入阴搜邪,后引邪出表,使厥阴邪气从少阳转出。正如吴鞠通所曰:"此方有先入后出之妙,青蒿不能直入阴分,有鳖甲领入也;鳖甲不能独出阳分,有青蒿领之出也。"

【临证应用】 用于阴虚发热、夜间盗汗,两颧发红等症,证属阴虚火旺型者(见于肝纤维化等)。青蒿、鳖甲配伍生地黄、知母、牡丹皮同用,《温病条辨》称之为"青蒿鳖甲汤",用治肝纤维化等,证属邪热内伏型者。

【常用剂量】 青蒿 6~12 克,鳖甲 9~24 克。

【服用方法】 水煎分服。

【注意事项】 凡脾胃虚寒、食少便溏及孕妇,皆忌用。青蒿:入煎剂宜后下;鳖甲宜先煎。

第二节　健脾消导类药对

一、白术　鸡内金

【药对功效】 白术功效详见第 86 页,鸡内金功效详见第 27 页。

【药对来源】 详见第五章第一节第 180 页。

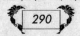

【配伍效用】　详见第五章第一节第 180 页。

【临证应用】　用于胁痛，臌胀等症，证属肝气郁结型者（见于肝硬化腹水等）。

1. 该药对配伍柴胡、香附、川楝子同用，主治肝气郁结所致之胁痛；配以苍术、厚朴、茯苓、郁金合用，以用治臌胀。

2. 该药对伍以黄芪、党参、白术、三棱、莪术等共用，以用治脾虚瘀滞所致之癥瘕积聚等证，方如《医学衷中参西录》之"理冲汤"。

3. 张锡纯先生喜用鸡内金、白术组方以用治脾虚诸证。鸡内金与白术各等份并用，为消化瘀积之要药，更为健补脾胃之妙品。其"益脾饼"：白术、鸡内金皆用生，合干姜、熟枣肉，以用治脾胃湿寒，饮食减少，常作泄泻，完谷不化；又以"资生汤"：该药对合生山药、玄参、牛蒡子，以用治劳瘵羸弱已甚，饮食减少，喘促咳嗽，身热脉虚数者，亦治女子血枯不月；以"健脾化痰丸"：生白术、生鸡内金，以用治脾胃虚弱，不能运化饮食，以致生痰；以"鸡胵茅根汤"：该药对生用，合鲜白茅根，治水臌、气臌并病，兼治单水臌胀，单气臌胀。

【常用剂量】　白术 6～15 克，鸡内金 3～10 克。

【服用方法】　水煎分服。

【注意事项】　凡阴虚火旺、实邪内壅者，皆忌用。

二、大腹皮　瓜蒌仁

【药对功效】　大腹皮、瓜蒌仁为临证常用行气利水、润肠通便药对。大腹皮功效详见第 125 页，瓜蒌功效详见第 59 页。

【药对来源】　大腹皮、瓜蒌仁伍用，见于《理瀹骈文》。

【配伍效用】　大腹皮功善行气导滞，宽中除胀，且性善下行，兼能利水消肿，适用于湿阻气滞、脘腹痞闷胀满、大便不爽及水肿、脚气等症。瓜蒌仁味甘性寒，质润多油脂，具有润肺通便的功效，适用于津液不足，肠燥便秘等症。两药同走手足阳明经，大腹皮之性主降，下气宽中力胜，瓜蒌仁质润，润燥滑肠效优，两药相配为伍,参合而用,一温一寒,既可相互制约,又能相辅相成,共奏行气利水、润肠通便之功效。

【临证应用】 用于脘腹痞闷胀满,水肿等症,证属气滞水壅型者(见于肝硬化腹水等)。大腹皮、瓜蒌仁配伍茯苓皮、陈皮、桑白皮同用,以用治气滞水壅,脘腹痞闷胀满,水肿等症。

【常用剂量】 大腹皮 3～10 克,瓜蒌仁 10～15 克。

【服用方法】 水煎分服。

【注意事项】 脾虚便溏者忌用。瓜蒌反乌头,临证配伍时应予注意。

三、鸡内金 丹参

【药对功效】 详见第二章第三节第 27 页。

【药对来源】 详见第二章第三节第 27 页。

【配伍效用】 详见第二章第三节第 27 页。

【临证应用】 用于食欲缺乏,胁下结块,痞硬腹胀,癥瘕积聚等症,证属脾虚血瘀型者(见于早期肝硬化,表现为肝、脾大等症)。

1. 两药伍用能化瘀通经,以用治癥瘕积聚等症,多与黄芪、山药、三棱、莪术相伍同用,方如《医学衷中参西录》之"理冲汤"。

2. 近代名中医施今墨老先生用治肝、脾大,宜与合欢皮、白蒺藜、三棱、莪术合用。施老认为鸡内金是一味健脾益胃、消食化积、去瘀生新之佳品。根据进化论的观点,凡动物弱于齿者,必强于胃。故鸡的胃消化力甚强,可谓无物不消,无物不化也。鸡内金入药,有生、炒之分。施老习用生品。因为生者入药一则个破坏或少破坏其有效成分,二则取其生发之性而养胃阴、生胃津、助消化、去癖滞,用于用治胃、十二指肠溃疡,以及病后胃阴受伤,以致胃口不开,甚则毫无食欲者,屡获良效(引自《施今墨对药》)。

【常用剂量】 鸡内金 3～10 克,丹参 6～15 克。

【服用方法】 水煎分服。

【注意事项】　凡无瘀血或有出血倾向的患者,皆慎用。脾虚无积者,慎用鸡内金。丹参反藜芦,组方时应予注意。

四、鸡内金　麦芽

【药对功效】　鸡内金功效详见第 27 页,麦芽功效详见第28 页。

【药对来源】　详见第二章第三节第 28 页。

【配伍效用】　详见第二章第三节第 28 页。

【临证应用】　用于胁痛、腹胀、腹大水肿等症,证属脾虚积滞型者(见于肝硬化,表现为腹胀、腹水等症)。

1. 治肝硬化腹水,该药对配伍茯苓、黄芪、防己共用。

2. 现代名中医夏德馨教授用治肝硬化腹胀,喜用鸡内金、麦芽两味作为基本方,鸡内金用量 9～15 克,麦芽用量 30～60 克,具有消积运脾的功效,而无克伐之弊端。取熟附片、黄芩、淡吴茱萸、黄连、川厚朴、炒麦芽、炙鸡内金、炒白术、砂仁、枳实、火麻仁、全瓜蒌、车前子合用,以用治肝硬化腹胀,食入更甚,朝轻暮重,畏寒乏力,舌苔薄质淡红,脉细小弦,重按无力等症,疗效满意(引自《实用对药》)。

【常用剂量】　鸡内金 3～10 克,麦芽 10～15 克。

【服用方法】　水煎分服。

【注意事项】　麦芽有回乳作用,妇女哺乳期忌用。

第三节　和解、理气、降逆类药对

一、柴胡　茯苓

【药对功效】柴胡功效详见第 36 页,茯苓功效详见第 29 页。

【药对来源】　详见第二章第四节第 40 页。

【配伍效用】　详见第二章第四节第 40 页。

【临证应用】 用于胸胁胀痛,头痛目眩,口燥咽干,神疲食少等症,证属肝郁血虚脾弱型者(见于肝硬化等)。

1. 治肝郁脾弱证,表现为两胁作痛,头痛目眩,口燥咽干,神疲食少,或月经不调,乳房胀痛,脉弦而虚等症,常取该药对配伍炙甘草、当归、白芍、白术等同用,方如《太平惠民和剂局方》之"逍遥散"。

2. 治腹胀、消瘦、不下食等症,以该药对配伍枳实、白术、人参、麦冬、生姜等共用,方如《普济方》之"柴胡茯苓汤"。

【常用剂量】 柴胡 3～9 克,茯苓 9～15 克。

【服用方法】 水煎分服。

【注意事项】 凡阴虚阳亢,肝风内动,阴虚火旺、气机上逆及虚寒精滑者,皆忌用或慎用。忌生冷、油腻、小豆、黏食、桃、李、醋物、雀肉。柴胡解表退热宜生用,且用量宜稍重;疏肝解郁宜醋炙;升阳可生用或酒炙;其用量皆宜稍轻。

二、枳实 白术

【药对功效】 枳实功效详见第 39 页,白术功效详见第 86 页。

【药对来源】 详见第五章第二节第 186 页。

【配伍效用】 详见第五章第二节第 186 页。

【临证应用】 用于食积、便秘、泄泻、水肿等症,证属脾胃气滞型者(见于肝硬化,表现为肝、脾大等症)。

1. 治脾虚不运,寒热互结,饮食停聚所致之胃脘痞满,不思饮食,倦怠乏力,大便失调等症,宜选该药对配伍益气健脾、辛温苦寒之品,如配加人参、干姜、黄连等同用,方如"枳实消痞丸"。

2. 治中气大虚,肝、脾大,内脏弛缓无力等症,宜重用白术,配以黄芪、升麻等合用,以益气升阳。

【常用剂量】 枳实 3～10 克,白术 3～15 克。

【服用方法】 水煎分服,或入丸、散剂。

294

【注意事项】　忌桃、李、雀肉等食物。

第四节　化湿利水类药对

一、赤小豆　茯苓

【药对功效】　赤小豆、茯苓为临证常用的清热利湿、利水消肿药对。赤小豆功效详见第 244 页,茯苓功效详见第 29 页。

【药对来源】　赤小豆、茯苓伍用,见于《外台秘要·卷四》引《深师方》之"赤小豆茯苓汤"。

【配伍效用】　赤小豆、茯苓皆为临证常用的清热利湿、利水消肿之品。然赤小豆利水湿而兼能健脾胃,且赤小豆性善下行,既能清热利湿、行血消肿、通利小便,令湿热从小便而出。用于水肿、脚气;单用煮粥食,治产妇缺乳;胃痛、肠痈或肠毒下血;跌打肿痛、痈肿初起、痄腮、乳痈;丹毒、烂疮;湿热黄疸、消渴、热淋等症。茯苓又能健脾,因脾弱则生湿,脾健则湿不内生,实有标本兼顾之效。再者,茯苓先升后降,上行清心火、生津液、开腠理、滋水源,下降利小便,引热外出。两药相配为伍,参合而用,皆能利水渗湿,且能健脾,相须为用,上下调达,相互促进,其功益彰,共奏清热利湿、利尿排脓之功效。

【临证应用】　用于腹水、小便不利等症,证属湿热内蕴、水湿内停型者(见于晚期肝硬化等)。

1. 该药对相须为用,功善清热利湿,利尿排脓,为用治湿热内蕴、水湿内停之要药,常配伍车前子、猪苓、泽泻、薏苡仁等同用,以清利下焦湿毒,用治湿热内蕴型水肿,小便不利等;如热象较盛,可酌配金银花、黄芩、柴胡、青蒿等共用;如小便见血,可伍以墨旱莲、小蓟、白茅根等合用。

2. 治黄疸轻症,证属湿热者,可与麻黄、连翘、桑白皮等合用,以清热利湿,解毒退黄。

【常用剂量】　赤小豆10～30克,茯苓10～15克。

【服用方法】　水煎分服。

【注意事项】　凡阴虚津伤或无湿热、虚寒滑精、气虚下陷者,皆慎用。

二、茯苓　猪苓

【药对功效】　茯苓功效详见第29页,猪苓功效详见第189页。

【药对来源】　详见第五章第三节第189页。

【配伍效用】　详见第五章第三节第189页。

【临证应用】　用于水肿、小便不利、泄泻等症,证属水湿内停型者(见于肝硬化腹水等)。

1.该药对茯苓、猪苓相须为用,利水渗湿之功更强,为用治水湿内停所致之各种水湿证的要药。如以该药对与泽泻、白术、桂枝相配为伍组成"五苓散",为医圣张仲景所创,见于《伤寒论》及《金匮要略》,主治表邪不解,水湿内停之膀胱蓄水证及水肿、小便不利等症。

2."五苓散"是公认的利水基础方,被称为"逐内外水饮之首剂"。"茵陈五苓散"出自《金匮要略》,即"五苓散"加入倍量之茵陈,适用于湿多热少,小便不利之湿热黄疸证;"五苓散"去桂枝,即为《明医指掌》之"四苓散",功专淡渗利水,主治内伤饮食有湿,脾虚湿盛之水肿、泄泻等症。

【常用剂量】　茯苓10～30克,猪苓10～15克。

【服用方法】　水煎分服。

【注意事项】　凡阴虚而无湿热、虚寒滑精、气虚下陷者,皆慎用。

三、茯苓　泽泻

【药对功效】　茯苓功效详见第29页,泽泻功效详见第45页。

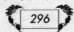

【药对来源】　详见第二章第五节第 67 页。

【配伍效用】　详见第二章第五节第 67 页。

【临证应用】　用于水肿、小便不利等症,证属水湿内停型者(见于肝硬化腹水等)。

1. 茯苓、泽泻相须为用,利水渗湿,健脾清热之功更强,为用治水湿内停所致各种水湿证之要药。如以该药对与猪苓、白术、桂枝相配为伍组成"五苓散",为医圣张仲景所创立,见于《伤寒论》及《金匮要略》,主治表邪不解,水湿内停之膀胱蓄水证及水肿、小便不利。"五苓散"是公认的利水基础方,被称为"逐内外水饮之首剂"。

2. 治湿多热少,小便不利之湿热黄疸,方选《金匮要略》之"茵陈五苓散",即"五苓散"加入倍量之茵陈。

3. 治内伤饮食有湿,脾虚湿盛之水肿、泄泻等症,方选《明医指掌》之"四苓散",即"五苓散"去桂枝,功专淡渗利水。

4. 茯苓、泽泻两药相须为用,具有利水渗湿之功,常伍以猪苓、薏苡仁、车前子、白术等同用。广泛用于湿困脾胃证,表现为脘腹痞满、食欲缺乏、泛恶欲吐、口淡不渴、腹痛、泄泻、头身困重、舌苔白腻、脉象濡缓等症。

【常用剂量】　茯苓 10～30 克,泽泻 10～15 克。

【服用方法】　水煎分服。

【注意事项】　凡阴虚而无湿热、虚寒滑精、气虚下陷者,皆慎用。

四、茯苓　薏苡仁

【药对功效】　茯苓功效详见第 29 页,薏苡仁功效详见第 191 页。

【药对来源】　详见第五章第三节第 191 页。

【配伍效用】　详见第五章第三节第 191 页。

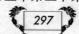

【临证应用】 用于水肿、腹胀等症,证属脾虚湿盛、水湿内停型者(见于肝硬化腹水等)。该药对茯苓、薏苡仁相须为用,功善利水消肿,渗湿健脾,为用治脾虚湿盛、水湿内停之要药,常配伍党参、黄芪、炒苍术、炒白术、猪苓、泽泻等同用,具有淡渗甘补的作用,既利水消肿,又健脾补中,以用治脾虚湿盛之水肿腹胀等症;若病久兼见肾虚较甚者,可与熟地黄、山茱萸等合用;如热象较盛,可配加金银花、黄芩、柴胡、青蒿等共用;如小便见血者,可配以墨旱莲、小蓟、白茅根等伍用。

【常用剂量】 茯苓 10～30 克,薏苡仁 10～30 克。

【服用方法】 水煎分服。

【注意事项】 凡阴虚而无湿热、虚寒滑精、气虚下陷者及孕妇,皆慎用。

五、黄芪　防己

【药对功效】 黄芪功效详见第 69 页,防己功效详见第 195 页。

【药对来源】 详见第五章第三节第 195 页。

【配伍效用】 详见第五章第三节第 195 页。

【临证应用】 用于水肿等症,证属风水表虚型者(见于肝硬化腹水等)。

1. 黄芪、防己配伍白术、茯苓、泽泻、薏苡仁同用,以用治气虚脾弱、水不化气所致之身面水肿、小便不利等症。

2. 用治风水或风湿证,表现为脉浮身重,汗出恶风,小便不利等症者,方选《金匮要略》之"防己黄芪汤":防己一两、黄芪一两(去芦)、甘草半两、炒白术七钱半,上锉麻豆大,每炒五钱匕,生姜四片,大枣一枚,水盏半,煎八分,去滓温服,良久再服。服后当如虫行皮中,以腰下如冰,后坐被上,又以一被绕腰以下,温令微汗,瘥。

【常用剂量】 黄芪 10～30 克,防己 4.5～9 克。

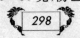

【服用方法】 水煎分服。

【注意事项】 凡表实邪盛、湿阻气滞、肠胃积滞、阴虚阳亢、痈疽初起或溃后热毒尚盛、食欲缺乏及阴虚无湿热者,皆禁用。

六、佩兰 泽兰

【药对功效】 佩兰、泽兰为临证常用活血化瘀、利水消肿药对。

1. 佩兰 详见第二章第五节第71页。

2. 泽兰 为唇形科植物毛叶地瓜儿苗的干燥地上部分,性微温,味苦、辛。归肝、脾经。具有活血化瘀,行水消肿的功效。

【药对来源】 佩兰、泽兰伍用,见于《中医临证常用对药配伍》。

【配伍效用】 佩兰擅长解暑化湿,又能醒脾开胃、辟秽和中,是临证常用解暑化湿辟秽之品。李时珍曰:"兰草(佩兰)走气道,故能利水道,除痰癖,杀虫辟恶,而为消渴良药;泽兰走血分,故能治水肿,涂痈毒,破瘀血,消积聚,而为妇人要药。"张秉成之《本草便读》云:"泽兰治水之性为优,佩兰理气之功为胜。"血不利则为水,瘀血阻滞,气机失调,水液运行障碍,导致水湿内停,而水湿内停又不利于瘀血的消散,佩兰与泽兰相伍,皆具辛散之性,一入血分,一入气分,活血化瘀,利水消肿,对瘀血兼有水湿之患,其疗效尤为明显。

【临证应用】 用于腹水、小便不利等症,证属湿阻血瘀型者(见于肝硬化腹水等)。该药对配伍当归、芍药、川芎、茯苓、白术等同用,可用治湿阻血瘀型腹水。佩兰、泽兰配以茯苓、泽泻、益母草共用,以用治水肿,小便不利等症。

【常用剂量】 佩兰5～10克,鲜品加倍;泽兰10～15克。

【服用方法】 水煎分服。

【注意事项】 无瘀滞者,慎用。

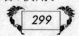

七、泽泻　白术

【药对功效】　泽泻、白术是临证常用的健脾燥湿、利水除饮药对。泽泻功效详见第45页,白术功效详见第86页。

【药对来源】　泽泻、白术伍用,见于《金匮要略》之"泽泻汤"。

【配伍效用】　泽泻、白术皆有利水的功效。然泽泻甘淡而寒,归肾、膀胱经,擅长渗湿利水,能补能泻,通浊气而和脾。主治小便不利,热淋涩痛,水肿胀满,泄泻,痰饮眩晕,遗精等症。白术甘温补中,苦温燥湿,擅长补脾益气升清,燥湿利水。主治脾胃气虚,食少腹胀,大便溏薄,肢软神疲,痰饮,水肿,小便不利,湿痹酸痛,气虚自汗,气虚胎动不安等症。两药皆能用治水湿病证。脾虚运化水湿功能失职则水液停聚,白术与泽泻相伍,白术健脾燥湿,使脾能运化水湿,杜绝水湿变生之源,泽泻渗利小便,使水湿从小便而泄,两药相使为用,能健脾益气,利水除饮,标本兼顾,升清之中重在涤饮,泄浊之中不忘升清,一升一降,一寒一温,攻补兼施,相辅相成,大大增强了泽泻利水除湿之功效。正如程云来所曰:"白术之甘苦以补脾,则痰不生;泽泻之甘咸以入肾,则饮不蓄,小剂以治支饮之轻者。"

【临证应用】　用于水肿、小便不利等症,证属水湿内盛型(见于肝硬化腹水等)。

1. 泽泻、白术配伍车前子、茯苓皮、猪苓同用,主治水肿,小便不利等症。

2. 泽泻、白术配伍猪苓、茯苓、桂枝共用,即《伤寒论》之"五苓散",其主治有三:蓄水证,小便不利,头痛,烦渴欲饮,甚则水入即吐,舌苔白,脉浮;水湿内停水肿,泄泻,小便不利,以及霍乱等;痰饮,脐下动悸,吐涎沫而头眩,或短气而咳者。该方剂现常用于肾炎、肝硬化所引起之水肿等,证属水湿内盛型者。

【常用剂量】　泽泻5~10克,白术10~15克。

【服用方法】 水煎分服。

【注意事项】 凡阴虚内热或津液亏耗者,皆慎用。

八、泽泻 泽兰

【药对功效】 泽泻、泽兰为临证常用活血化瘀、行水消肿药对。泽泻功效详见第 45 页,泽兰功效详见第 299 页。

【药对来源】 泽泻、泽兰伍用,见于《常用中药药对分析与应用》。

【配伍效用】 泽泻甘淡性寒,归肾、膀胱经,甘能入脾,寒能清能渗利,升而复降,既能入脾健脾利水,又能入肾泻肾浊而升清气,功善利水渗湿,泄热通淋。主治小便不利,热淋涩痛,水肿胀满,泄泻,痰饮眩晕,遗精等症。泽兰气香而温,味辛而散,是阴中之阳药,入足太阴脾经与足厥阴肝经,功能活血化瘀、行而不峻,为妇产科血脉不调,瘀血阻滞症之常用药,又能行水消肿,对血瘀气滞而见水肿者尤为适宜。两药相配为伍,参合而用,寒温并施,一者擅长行水,一者偏于活血,共奏活血化瘀、行水消肿之功效,对于"血不利则为水"之水气病,尤为适宜。

【临证应用】 用于水肿、臌胀兼有血瘀等症,证属水肿瘀血型者(见于肝硬化腹水等)。泽泻、泽兰配伍当归、赤芍、茯苓、泽泻等同用,主治水肿、臌胀兼有血瘀者。

【常用剂量】 泽泻 5～10 克,泽兰 10～15 克。

【服用方法】 水煎分服。

【注意事项】 无瘀滞者,慎用。

第五节 理血、止咳、化痰类药对

一、赤芍 白芍

【药对功效】 赤芍功效详见第 77 页,白芍功效详见第 32 页。

【药对来源】 详见第二章第七节第 77 页。

【配伍效用】 详见第二章第七节第 77 页。

【临证应用】 用于胸腹疼痛等症,证属血热型或血虚型者(见于肝硬化等)。

1. 用治肝郁血滞之胸胁疼痛,腹痛坚积等症,可与柴胡、郁金、川芎、延胡索等伍用。

2. 近代名中医施今墨先生惯以炒赤芍、炒白芍伍用,善入阴分,一补一泻,以达相辅相成的功效。白芍敛阴,赤芍凉血,两药相合,而退血分之热(敛阴凉血而不邪恋)。白芍柔肝,赤芍行血,两药参合伍用,镇痛之功益彰。故凡腹痛坚积,经闭目赤,因于积热者其效更著。若营卫不和,气血不调,络道不畅,肢体疼痛者,可与柴胡、桂枝伍用,其效更佳。

【常用剂量】 赤芍 10～15 克,白芍 10～15 克。

【服用方法】 水煎分服。

【注意事项】 阳衰虚寒者,忌用。赤芍、白芍皆反藜芦。

二、大黄　土鳖虫

【药对功效】 大黄、土鳖虫为临证常用的破血逐瘀、消癥散结药对。

1. 大黄 详见第二章第三节第 25 责。

2. 土鳖虫 古人称䗪虫,为鳖蠊科昆虫地鳖或冀地鳖雌虫的全体。性寒,味咸,有小毒。归肝经。具有破血逐瘀,通经散结,续筋接骨的功效。

【药对来源】 大黄、土鳖虫伍用,见于《伤寒论》之"大黄䗪虫丸"。

【配伍效用】 大黄性寒苦泄,通行血闭,泻热凉血,破积导滞,荡涤瘀血,推陈出新。主治热结便秘,胃肠积滞,湿热痢疾,血热妄行,瘀血证,黄疸,淋证,热毒疮疡,烧、烫伤等。土鳖虫味咸性寒,有小毒,能破坚逐瘀,疗伤镇痛,破而不峻,能行能和,既能去死血,又能祛瘀血。两药相配为伍,参合而用,相使相助,并入于血分,大黄偏于泻,土鳖虫偏于通,一通一泻,取"通以去其闭,虫以动其瘀"之意,共奏破血逐瘀,通经镇痛,消癥散结之功效。

【临证应用】　用于癥瘕、积聚,舌紫黯或有瘀点、瘀斑,苔少或无等症,证属瘀血阻滞型者(见于肝硬化等)。用于癥瘕、积聚等症,可与桃仁、红花、当归、地黄、三棱、莪术等配伍而用。

【常用剂量】　大黄3～10克,土鳖虫3～6克;亦可入丸、散剂,大黄与土鳖虫用药比例约为2:3。

【服用方法】　水煎分服,或入丸、散剂。

【注意事项】　孕妇忌用。

三、丹参　墨旱莲

【药对功效】　丹参功效详见第27页,墨旱草功效详见第173页。

【药对来源】　详见第四章第三节第174页。

【配伍效用】　详见第四章第三节第174页。

【临证应用】　用于吐血、便血等症,证属阴虚血热、瘀血阻滞型者(见于肝硬化,表现为门脉压过高,食管静脉破裂出血等症)。用于阴虚血热所致之吐血,便血等多种出血病症,可与仙鹤草、白及、地榆、白茅根、三七、茜草等伍用。

【常用剂量】　丹参5～15克,墨旱莲9～15克。

【服用方法】　水煎分服。

【注意事项】　孕妇慎用。不宜与藜芦配伍。

四、丹参　三七

【药对功效】　丹参、三七为临证常用的活血化瘀、通络镇痛药对。丹参功效详见第27页,三七功效详见第81页。

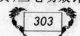

【药对来源】　丹参、三七伍用,见于《施今墨对药》。

【配伍效用】　丹参既能活血化瘀,又能凉血消肿,养心安神,具有化瘀而不伤气血之特点。主治妇女月经不调,痛经,经闭,产后瘀滞腹痛,心腹疼痛,癥瘕积聚,热痹肿痛,跌打损伤,热入营血,烦躁不安,心烦失眠,痈疮肿毒等症。三七祛瘀止血,消肿定痛,具有止血而不留瘀的特点。主治各种出血证,跌仆瘀肿,胸痹绞痛,癥瘕,血瘀经闭,痛经,产后瘀阻腹痛,疮痈肿痛等症。两药相配为伍,参合而用,一寒一温,相辅相成,共奏活血化瘀、通络镇痛之功效。

【临证应用】　用于癥瘕积聚,舌质紫黯或有瘀点、瘀斑等症,证属瘀血内阻型者(见于血瘀性肝硬化等)。用于瘀血所致之癥瘕积聚等症,常与川芎、降香、葛根、桃仁、红花、三棱、莪术等配伍而用。

【常用剂量】　丹参10~15克,三七3~10克,三七研末冲服,每次1~3克。

【服用方法】　水煎分服。

【注意事项】　该药对配伍后偏温,故阴虚口干者慎用。丹参反藜芦,组方时应予注意。

五、丹参　茜草

【药对功效】　丹参、茜草为临证常用的凉血活血、祛瘀止血药对。

1. 丹参　详见第二章第三节第27页。

2. 茜草　为茜草科多年生草本植物茜草的干燥根及根茎。性寒,味苦。归肝经。具有凉血止血,祛瘀通经的功效。

【药对来源】　丹参、茜草伍用,见于《施今墨对药》。

【配伍效用】　丹参祛瘀活血,祛瘀力量大于补血,但祛瘀而能生新,其性寒又能凉血而消痈,活血又可调经镇痛,入心经可清心除烦以安神。茜草既能凉血止血,又能活血散瘀通经,止血而无留瘀之弊，活血而无妄行之忧。用于吐血、衄血、尿血、便血、崩漏；妇女血瘀经闭，经行腹痛；风湿痹痛，跌打损伤，瘀滞肿痛；瘀热黄疸；慢性气管炎之咳嗽痰喘等症。两药相配为伍，参合而用，使滞气行，瘀血走，凉血活血而祛瘀，止血而又不留邪。

【临证应用】　用于各种瘀血症，证属气滞血瘀型、血热瘀滞型者（见于肝硬化等）。用于各种瘀血症，当癥瘕积聚时，常配伍三棱、莪术等同用，以祛瘀消癥。

【常用剂量】　丹参5～15克，茜草5～10克。

【服用方法】　水煎分服。

【注意事项】　孕妇忌用；脾胃虚寒者，慎用。应用时应注意，丹参反藜芦。茜草止血炒炭用，活血通经生用或酒炒。

六、丹参　王不留行

【药对功效】　丹参、王不留行为临证常用的活血化瘀通络药对。

1. 丹参　详见第二章第三节第27页。

2. 王不留行　为石竹科植物买蓝菜的干燥成熟种子。性平，味苦。归肝、胃经。具有活血通经，下乳消痈，利尿通淋的功效。

【药对来源】　丹参、王不留行伍用，见于《东轩产科方》。

【配伍效用】　丹参既能通行血中之滞，又能凉散血中之热，并能清心阴安心神，祛瘀而生新，其活血祛瘀甚佳。王不留行善行血脉，专于通利，能通经下乳，活血消痈，利尿通淋。主治血瘀经闭，产后乳汁不下及乳痈等证；热淋、血淋、石淋等症。两药皆善通利血脉，丹参擅长行血散瘀，王不留行则擅长通经活血。两药相配为伍，参合而用，使得血脉中瘀血去，滞血通，共奏活血祛瘀之功效。

【临证应用】　用于癥瘕、积聚，舌质紫黯或有瘀点、瘀斑等症，证属瘀血阻滞型者（见于肝硬化等）。用于癥瘕、积聚等症，常配伍三棱、莪术之类而用。

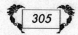

【常用剂量】 丹参 5～15 克，王不留行 5～10 克。

【服用方法】 水煎分服。

【注意事项】 孕妇慎用。丹参反藜芦，应用时应予注意。

七、三棱 莪术

【药对功效】 三棱、莪术为临证常用的破血祛瘀、行气消积镇痛药对。

1. 三棱 为黑三棱科植物黑三棱的块茎。性平，味辛、苦。归肝、脾经。具有破血行气，消积镇痛的功效。

2. 莪术 为姜科植物莪术或温郁金、广西莪术的根茎。性温，味辛、苦。归肝、脾经。具有破血行气，消积镇痛的功效。

【药对来源】 三棱、莪术伍用，见于《经验良方》之"三棱丸"。

【配伍效用】 三棱、莪术虽功效相仿，然各有所偏。三棱为血中之气药，擅长破血中之气，破血之力大于破气。主治癥瘕痞块，瘀滞经闭，痛经，食积胀痛，跌仆伤痛等症。莪术为气中之血药，擅长破气中之血，破气之力大于破血。主治血气心痛，食积，脘腹胀痛，血滞经闭，痛经，癥瘕痞块，跌打损伤等症。两药相配为伍，一气一血，相须为用，气血双治，共奏破血祛瘀，行气消积、镇痛之功效。

【临证应用】 用于腹中包块，肝、脾大诸症，证属瘀血积滞型者（见于肝硬化，表现为肝、脾大者等）。

治癥瘕积聚等，该药对常与"金铃子散""失笑散""膈下逐瘀汤"等合用，以增强行气祛瘀的功效。近代名中医张锡纯先生曰："三棱、莪术，若治陡然腹胁疼痛，由于气血凝滞者，可单用三棱、莪术，不必以补药佐之；若治瘀血积久过坚者，原非数剂所能愈，必以补药佐之；方能久服无弊。或用黄芪 18 克，三棱、莪术各 10 克，或减黄芪 10 克，加野台党参 10 克，其补破之力皆可相敌，不但气血不受伤损，瘀血之化亦较速，盖人之气血壮旺，愈能驾驭药力以胜病也。"

【常用剂量】 三棱 5～10 克，莪术 5～10 克。

【服用方法】 水煎分服,醋制后可加强祛瘀镇痛作用。

【注意事项】 该药对属破血消伐之品,有损伤元气之虞,故实证者最宜,虚证慎用;孕妇及月经过多者,皆忌用。

八、陈皮　桑白皮

【药对功效】 陈皮、桑白皮为临证常用的清热化痰、止嗽平喘药对。

1. 陈皮 详见第二章第四节第 42 页。

2. 桑白皮 为桑科植物桑的干燥根皮。性寒,味甘。归肺经。具有泻肺平喘,行水消肿的功效。

【药对来源】 陈皮、桑白皮伍用,见于《华氏中藏经》之"五皮散"。

【配伍效用】 陈皮擅长理气,健脾燥湿,调中快膈,降逆止呕,又善行肺经气滞,用治咳嗽,以疗湿痰、寒痰咳嗽,常作为主要药物使用。桑白皮味甘性寒,入于肺经,善走肺中气分,能清肺热、泻肺火、清痰止嗽、下气平喘,用治肺热咳喘、痰多而黄;又能下气行水、利尿消肿,用治水肿属皮水者。两药参合相伍,桑白皮入走手太阴肺经,作用在肺;陈皮入脾、肺经,但作用重在中焦脾胃。桑白皮得陈皮之助,则脾气健而痰无以生;陈皮得桑白皮之助,清肺气则肺气降喘自止。两药相配合用,脾肺同治,寒温并用,异气相使,兼顾治疗,使脾气运而痰自化,气机畅则喘自消,共奏清热化痰,止嗽平喘之功效。另外,桑白皮甘寒久服伤胃,配陈皮以和胃、护胃,减轻药物不良反应,体现中医"温药和之"的理论。

【临证应用】 用于面肿肢胀,小便不利等症,证属痰饮型者(见于肝硬化,表现为下肢水肿等症)。

【常用剂量】 陈皮 3～9 克,桑白皮 6～12 克。

【服用方法】 水煎分服,研末入丸、散剂吞服。

【注意事项】 陈皮、桑白皮行水宜生用,平喘止咳宜炙用。《雷公炮炙论》曰:桑白皮"恶铁并铅"。

第九章　胆囊炎

胆囊炎在临床上分为急性胆囊炎与慢性胆囊炎,前者以胆囊壁的充血、水肿,胆囊扩张,严重时甚至化脓、坏死为其病理特点。而后者则因胆囊运动功能障碍及感染,胆固醇的代谢失常及胆囊壁的血管病变,导致胆囊黏膜的损害,造成黏膜扁平、萎缩,胆囊壁增厚并纤维化。两者都以右上腹疼痛,功能性消化不良为主要临床表现。胆囊炎属中医学中"胁痛、胆胀"等病证范畴。

中医学认为,胆囊炎是由于肝胆气滞,湿热壅阻,影响肝脏的疏泄和胆腑的通降功能而发病,与饮食不节,寒温不适等因素有关。急性发作期以实证为主,慢性或缓解期以本虚、标实为主。湿可从热化,亦可以从寒化。

1. 饮食偏嗜,多食油腻厚味炙煿之物,伤及脾胃,气机壅塞,升降失常,土壅木郁,肝胆疏泄失职,而成胆胀;或酿生湿热,阻于肝胆,使肝失疏泄,胆失通降,而成胆胀、胁痛。

2. 忧思暴怒,肝气郁结,疏泄失常,胆失通降,久郁蕴热,而成胆胀,甚或黄疸等。

3. 寒温不适,易感外邪,使胆之疏泄通降失常,而致胆胀、胁痛。

4. 素体湿热内蕴,阻于肝胆,使肝失疏泄,胆失通降而致胆胀,胆汁流出不畅,胆管淤塞不通,胆汁外溢,可致黄疸。肝胆之热郁久化火,酿成热毒炽盛,致热深厥深,而危及生命。

总而言之,本病病位在肝胆、脾胃、肾,而病理因素则是湿、热、气滞、血瘀、气虚、毒盛。

第一节 清热、解毒类药对

一、黄芩 半夏

【药对功效】 黄芩功效详见第 36 页,半夏功效详见第 19 页。

【药对来源】 详见第三章第一节第 104 页。

【配伍效用】 详见第三章第一节第 104 页。

【临证应用】 用于口苦、咽干、恶心、呕吐、反酸等症,证属邪居少阳或寒热互结型者(见于胆囊炎等)。用治胆胃气逆证,表现为下利腹痛,身热口苦,恶心呕吐,纳少,舌红苔黄,脉沉弦等症,两药配伍芍药、甘草、生姜、大枣同用,组成《金匮要略》之"黄芩加半夏生姜汤",以清热和中、降逆止呕。

【常用剂量】 黄芩 6～10 克,半夏 6～10 克。

【服用方法】 水煎分服,或入丸、散剂。

【注意事项】 凡一切血证及孕妇,皆忌用。半夏反乌头。

二、柴胡 薄荷

【药对功效】 柴胡功效详见第 36 页,薄荷功效详见第 105 页。

【药对来源】 详见第三章第一节第 105 页。

【配伍效用】 详见第三章第一节第 105 页。

【临证应用】 用于寒热往来,胸胁苦满,口干、口苦等症,证属邪在少阳型者(见于慢性胆囊炎等)。

【常用剂量】 柴胡 3～10 克,薄荷 6～10 克。

【服用方法】 水煎分服,薄荷宜后下。

【注意事项】 凡肝阳上亢,肝风内动,阴虚火旺及气机上逆者,皆忌用或慎用。

三、焦栀子　竹茹

【药对功效】　焦栀子功效详见第 106 页,竹茹功效详见第 33 页。

【药对来源】　详见第三章第一节第 106 页。

【配伍效用】　详见第三章第一节第 106 页。

【临证应用】　用于心烦泛恶,胸胁疼痛等症,证属痰热蕴结型者;或口干、口苦等症,证属肝胃郁热型者(见于胆囊炎等)。

1. 用于痰热蕴结之心烦,泛恶,胁痛,小便短赤等症,常取该药对配伍"黄连温胆汤"或"栀子豉汤"加减(黄连、半夏、陈皮、茯苓、甘草、枳实、淡豆豉等药)而治。

2. 用于肝胃郁热之口苦,胃脘灼痛,烦躁易怒,舌红苔黄,脉弦或数等症,常取该药对配伍"化肝煎"加减(陈皮、青皮、白芍、牡丹皮、黄连、吴茱萸、黄芩等药)而治。

【常用剂量】　焦栀子 6~9 克,竹茹 6~12 克。

【服用方法】　水煎分服。

【注意事项】　焦栀子苦寒伤胃,凡脾虚便溏、食少者,皆忌用。

四、蒲公英　败酱草

【药对功效】　蒲公英功效详见第 16 页,败酱草功效详见第 17 页。

【药对来源】　详见第二章第一节第 17 页。

【配伍效用】　详见第二章第一节第 17 页。

【临证应用】　用于腹痛、黄疸等症,证属毒热瘀滞型者(见于慢性胆囊炎等)。

【常用剂量】　蒲公英 9~15 克,败酱草 6~15 克。

【服用方法】　水煎分服。

【注意事项】　凡脾胃虚弱、气血不足者,无实热瘀滞者,皆忌用。

五、焦栀子 黄芩

【药对功效】 焦栀子、黄芩为临证常用清热解毒、泻火燥湿药对。栀子功效详见第106页,黄芩功效详见第36页。

【药对来源】 焦栀子、黄芩伍用,见于《外台秘要》之"黄连解毒汤"。

【配伍效用】 栀子苦寒,善清三焦之火,炒焦入血分,清血分郁热又能止血。主治热病心烦,肝火目赤,头痛,湿热黄疸、淋证,吐血衄血,血痢尿血,口舌生疮,疮疡肿毒,扭伤肿痛等症。黄芩味苦性寒,偏于清上、中二焦之火,酒炒后偏入气分,清降肺中之热。主治肺热咳嗽,热病高热神昏,肝火头痛,目赤肿痛,湿热黄疸,泻痢,热淋,血热吐衄,崩漏,胎热不安,痈肿疔疮等。两药相配参合,相须为用,降泄同施,气血并治。且黄芩得栀子以助,使清肺之伏火之力增强,栀芩合用,能清三焦、肺热,止血热妄行。《本草汇言》说:"上焦之火,栀子可降,然舍黄芩不能上清头目……"故两药相须为用,共奏清热解毒、泻火燥湿之功效。

【临证应用】 用于黄疸,胁痛,口干、口苦等症,证属湿热型者(见于胆囊炎等)。对于肝胆实火、胁痛、口苦、目赤等症,常与龙胆草、柴胡等配伍同用,方如"龙胆泻肝丸"。对因湿热引起的胆囊炎等,该药对常与茵陈、金钱草配伍共用,以清利肝胆湿热。

【常用剂量】 焦栀子6~10克,黄芩6~10克。

【服用方法】 水煎分服,研末入散剂服。

【注意事项】 脾虚便溏者,慎用。

六、半夏 黄连

【药对功效】 半夏功效详见第19页,黄连功效详见第18页。

【药对来源】 详见第二章第一节第19页。

【配伍效用】 详见第二章第一节第19页。

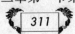

【临证应用】　用于心下痞满、脘腹胀痛等症,证属痰热内扰、湿热内阻型者(见于慢性胆囊炎等)。

用治慢性胆囊炎等,该药对常与干姜、党参、大枣、炙甘草等配伍共用,医圣张仲景称之为"黄连汤"。

【常用剂量】　半夏3～9克,黄连2～5克。

【服用方法】　水煎分服。

【注意事项】　凡阴虚燥咳、津伤口渴、血证及燥痰者,皆禁用;脾虚泄泻、五更肾泻、孕妇,皆慎用。

七、生地黄　白芍

【药对功效】　生地黄功效详见第168页,白芍功效详见第32页。

【药对来源】　详见第八章第一节第287页。

【配伍效用】　详见第八章第一节第287页。

【临证应用】　用于胸胁疼痛,黄疸,口干、口渴等症,证属阴虚内热型者(见于慢性胆囊炎等)。

【常用剂量】　生地黄9～15克,白芍6～15克。

【服用方法】　水煎分服。

【注意事项】　凡脾虚泄泻、胃寒脘痞者,皆慎用。

第二节　健脾、消导、泻下类药对

一、白术　鸡内金

【药对功效】　白术功效详见第86页,鸡内金功效详见第28页。

【药对来源】　详见第五章第一节第180页。

【配伍效用】　详见第五章第一节第180页。

【临证应用】　用于脘腹胀满,胃脘隐痛,全身乏力,疲惫不堪,纳食减少等症,证属脾胃虚弱、运化无力型者;或用于胸胁疼痛,嗳气不舒等症,证属肝气郁结型者(见于胆囊炎等)。该药对配伍柴胡、香附、川楝子同用,主治肝气郁结所致之胁痛等。

【常用剂量】 白术6~15克,鸡内金3~10克。

【服用方法】 水煎分服。

【注意事项】 凡阴虚火旺、实邪内壅者,皆忌用。

二、炒枳壳 焦神曲

【药对功效】 详见第二章第三节第24页。

【药对来源】 详见第二章第三节第25页。

【配伍效用】 详见第二章第三节第25页。

【临证应用】 用于胸腹痞满,食滞中阻,胸膈不舒,胁肋疼痛等症,证属肝胃气滞型者(见于胆囊炎等)。

【常用剂量】 枳壳3~10克,神曲6~15克。

【服用方法】 水煎分服。

【注意事项】 凡脾阴虚、胃火盛者,皆忌用;孕妇慎用。神曲宜包煎。

三、大黄 附子

【药对功效】 大黄、附子为临床常见的温下药对。大黄功效详见第25页,附子功效详见第85页。

【药对来源】 大黄、附子伍用,见于《金匮要略》之"大黄附子汤"。

【配伍效用】 大黄气味重浊,苦寒沉降,功专荡涤泻下,推陈出新,导积滞从大肠而解。主治热结便秘,胃肠积滞,湿热痢疾,血热妄行,瘀血证,黄疸,淋证,热毒疮疡,烧、烫伤等。附子大辛大热,温肾壮阳,大补真火,温脾阳以散寒凝,止疼痛。主治亡阳欲脱,肢冷脉微,阳痿宫冷,心腹冷痛,虚寒吐泻久痢,阴寒水肿,阳虚外感,风寒湿痹,阴疽疮疡等症。两药相配为伍,参合而用,一寒一热,相互制约,相互为用,通腑气荡积滞之功甚著。大黄苦寒,走而不守,得附子之热,则寒性散而走泄之性存,温攻合施,最为得法,主治寒积里实证。张璐在《古今名中医方论》中亦赞云:"大黄附子汤,用细辛佐附子,以攻胁下寒结,即兼大黄之寒导而下之。此圣法昭然,不可思议者也。"

【临证应用】 用于阳虚寒积诸证,表现为胁下或腰胁偏痛等症,证属肾阳虚阴寒内盛、寒凝食滞型者(见于慢性胆囊炎等)。医圣张仲景以大黄、附子配伍细辛同用,即《金匮要略》之"大黄附子汤",以用治寒积里实证,表现为腹痛便秘,胁下偏痛,发热,脉紧弦等症。

【常用剂量】 大黄3～10克,附子3～15克。

【服用方法】 水煎分服。

【注意事项】 大黄、附子配伍为温下药对,宜于寒实病证,故凡实热便秘者、阴虚阳亢者及孕妇,皆忌用。附子反半夏、瓜蒌、贝母、白及、白蔹,临证配伍时需禁忌。附子有毒,应制用,附子宜先煎30～60分钟,至口尝无麻辣感为度,勿服过量,否则可引起中毒。大黄煎煮时宜后下。

四、大黄 芒硝

【药对功效】 大黄、芒硝为临证常用的泻热通便、攻下积滞药对。

1. 大黄 详见第二章第三节第25页。

2. 芒硝 为含硫酸钠的天然矿物经精制而成的结晶体。性寒,味苦、咸。归胃、大肠经。具有泻下,软坚,清热的功效。

【药对来源】 大黄、芒硝伍用,见于《伤寒论》之"大承气汤"。

【配伍效用】 大黄、芒硝皆为临证常用泻下通便之品。然大黄气味重浊,苦寒沉降,功专荡涤泻下,推陈出新,导积滞从大便而解。主治热结便秘，胃肠积滞，湿热痢疾，血热妄行，瘀血证，黄疸，淋证，热毒疮疡，烧、烫伤等。芒硝咸寒软坚，擅长润燥通便，清热泻火，荡涤内热实积、停痰宿食。主治胃肠道实热积滞，大便秘结，腹胀痞痛，目赤翳障，咽喉肿痛，口疮，肠痈，乳痈，丹毒等。两药皆为苦寒之品，同走手足阳明二经，相配为伍，同气相求，相须为用，相互促进，共奏泻热导滞、攻下破积、通便除满之功效。

【临证应用】　用于黄疸，胁痛，口干、口苦等症，证属湿热型者（见于急、慢性胆囊炎等）。

【常用剂量】　大黄3～10克，芒硝10～15克。

【服用方法】　水煎分服，或研末外敷，亦可加温水行保留灌肠。芒硝也可对入药汁内，或开水溶化后分服。

【注意事项】　凡年老体虚，阴津亏虚，孕妇，皆忌用。大黄宜后下。

五、大黄　甘草

【药对功效】　大黄、甘草为临证常用泻热去实、通腑和胃药对。大黄功效详见第25页，甘草功效详见第16页。

【药对来源】　大黄、甘草伍用，见于《金匮要略》之"大黄甘草汤"。

【配伍效用】　大黄清泄胃中积热，降胃中浊气上逆，力猛善行，荡涤肠胃浊气宿结，理胃中清浊升降；甘草味甘性平，既能补脾益气，养心润肺，缓急镇痛，清热解毒，又可调和药味毒性，与大黄配伍，既可缓和大黄峻猛之泻下，又能补益正气，和中急，以免大黄苦寒伤正，使之调中有补，促病向愈。大黄走而不守，甘草守而不走，两药参合相伍，动静结合，攻补兼施，攻邪而不伤正，扶正而不碍邪，共奏泻热去实，通腑和胃之功效。需要指出的是，两药配伍用于实热阻滞中焦，腑气不通呕吐证，非一般所言胃热气逆之呕，临床当见大便不通，腹胀，口臭苔黄等见症者。

【临证应用】　用于胁痛,口苦、口干、口渴,嗳气,心烦,大便干结等症,证属胃热气逆型者(见于胆囊炎等)。

【常用剂量】　大黄9～12克,甘草3～6克。

【服用方法】　水煎分服。

【注意事项】　该药对适用于火热炽盛之胃热证及痈、疽、疔、疖诸症;气血虚弱者,不可用。甘草反大戟、芫花、甘遂、海藻,临证配伍时应予注意。

六、鸡内金　麦芽

【药对功效】　鸡内金功效详见第27页,麦芽功效详见第28页。

【药对来源】　详见第二章第三节第28页。

【配伍效用】　详见第二章第三节第28页。

【临证应用】　用于黄疸、胁痛、腹胀、纳呆等症,证属食积停滞型者(见于胆囊炎等)。用治食欲缺乏、功能性消化不良、食积停滞等症,该药对配伍神曲、山楂、莱菔子等消食药合用。用治脘腹疼痛、纳呆、大便秘结等症,该药对配伍山楂、郁李仁、火麻仁同用。用治湿热黄疸、胁痛等症,该药对伍以茵陈、金钱草等利湿退黄药共用。

【常用剂量】　鸡内金3～10克,麦芽10～15克。

【服用方法】　水煎分服。

【注意事项】　麦芽有回乳作用,妇女哺乳期忌用。

七、焦山楂　焦神曲

【药对功效】　焦山楂功效详见228页,焦神曲功效详见第24页。

【药对来源】　详见第六章第二节第229页。

【配伍效用】　详见第六章第二节第229页。

【临证应用】　用于暴饮暴食所致之胁肋疼痛、胸脘痞满、食滞纳呆等症,证属食积停滞型者(见于胆囊炎等)。该药对配伍陈皮、莱菔子共用,可用治饮食不慎,暴饮暴食,腹胀,呕吐等症,方如《丹溪心法》之"保和丸":山楂、神曲、半夏、茯苓、陈皮、连翘、莱菔子,主治食积停滞,胸脘痞满,腹胀时痛,嗳腐吞酸,恶食,或呕吐泄泻,脉实有力等症。

【常用剂量】　山楂 6～10 克,神曲 6～10 克。

【服用方法】　水煎分服,神曲宜包煎。

【注意事项】　若久病体虚之人出现食滞腹泻之症,应慎用。

八、神曲　鸡内金

【药对功效】　神曲功效详见第 23 页,鸡内金功效详见第 27 页。

【药对来源】　详见第二章第三节第 29 页。

【配伍效用】　详见第二章第三节第 29 页。

【临证应用】　用于食欲缺乏,食滞纳呆,脘腹痞满等症,证属胃气不舒,食滞内停型者(见于胆囊炎等)。神曲、鸡内金配加山楂、麦芽、生地黄、沙参等同用,可用治久病之后胃气不舒,食滞内停之胃口不开,食欲缺乏、不饥少纳等症。

【常用剂量】　神曲 6～15 克,鸡内金 3～10 克。

【服用方法】　水煎分服,或入丸、散剂,神曲宜包煎。

【注意事项】　脾虚无积滞者,慎用。

第三节　和解、理气、降逆类药对

一、苍术　香附

【药对功效】　苍术功效详见第 21 页,香附功效详见第 35 页。

【药对来源】　详见第二章第四节第 36 页。

【配伍效用】 详见第二章第四节第 36 页。

【临证应用】 用于胸闷胁痛、脘腹痞满、嗳气呕恶、食少倦怠等症，证属痰湿内阻、肝脾气滞型者（见于胆囊炎等）。

1. 用治湿郁、气郁。苍术配伍香附为行气化湿之常用药对，凡因气滞湿郁而见胸闷胁痛，脘腹痞满，嗳气呕恶，食少倦怠，大便溏泄，或周身疼痛身重，头昏等症，非行气解郁、燥湿健脾不能奏效者，宜以该药对用治。

2. 偏于气郁者，常与木香、橘红等行气药同用，方如《证治准绳》之"气郁汤"：苍术、香附、橘红、半夏、贝母、茯苓、川芎、紫苏叶、栀子、甘草、木香、槟榔、生姜，以用治气郁证，症见胸满胁痛，脉沉而涩者。

3. 偏于湿郁者，常与白术、厚朴、茯苓等祛湿药合用，方如《证治准绳》之"湿郁汤"：苍术、香附、白术、橘红、厚朴、半夏、茯苓、川芎、羌活、独活、甘草、生姜，以用治湿盛困脾，脾胃不和所致之肝脾郁结诸证，症见身重而痛，倦怠嗜卧，脘痞腹胀，食欲缺乏，呕吐，泄泻，遇阴天或寒冷则发，脉沉而细缓者。

4. 若随证加味，可用治气、血、痰、火、湿、食六郁所致之胸膈痞满、脘腹胀痛、呕吐吞酸、饮食不化等症，方如《丹溪心法》之"越鞠丸"：苍术、香附、川芎、神曲、炒栀子。

【常用剂量】 苍术 6～10 克，大剂量可用至 20～30 克，香附 6～10 克，醋炙镇痛力增强。

【服用方法】 水煎分服。

【注意事项】 服药期间，忌生冷、辛辣食物。凡气虚无滞、阴虚血热者，皆忌用。

二、柴胡　黄芩

【药对功效】 详见第二章第四节第 36 页。

【药对来源】 详见第二章第四节第 37 页。

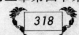

【配伍效用】　详见第二章第四节第 37 页。

【临证应用】　用于黄疸初起,寒热往来、胸胁苦满、口苦、咽干等症,证属邪踞少阳、湿热内蕴型者(见于急、慢性胆囊炎等)。

1. 用治少阳证　柴胡配加黄芩为用治少阳证之要药,用于寒热往来、胸胁苦满、口苦、咽干、目眩等症,常与半夏、甘草等合用,以清半表半里之热,共收和解少阳之功,方如《伤寒论》之"小柴胡汤"。现临床多用于肝、胆、胃、胰之疾病,表现为少阳证者。

2. 用治黄疸　黄疸初起,湿热内蕴,肝胆失疏所致者,表现为面目身黄,寒热往来,厌食呕恶等症,可配伍茵陈、栀子等清热退黄药同用,以和解退黄,有助于黄疸的消退。

【常用剂量】　柴胡 3～9 克,解表退热宜生用,且用量宜稍重;疏肝解郁宜醋炙,升阳可生用或酒炙,其用量皆宜稍轻;黄芩 3～10克,清热多生用,安胎多炒用,清上焦热可酒炙用,止血可炒炭用。

【服用方法】　水煎分服。

【注意事项】　柴胡其性升散,古人有"柴胡劫肝阴"之说,故凡阴虚阳亢,肝风内动,阴虚火旺及气机上逆者,皆忌用或慎用。此外,两药配伍,性苦寒,易伤阳,故脾胃虚寒、食少便溏者,皆忌用。

三、柴胡　白芍

【药对功效】　柴胡功效详见第 36 页,白芍功效详见第 32 页。

【药对来源】　详见第二章第四节第 38 页。

【配伍效用】　详见第二章第四节第 38 页。

【临证应用】　用于胸胁胀痛、急躁易怒、嗳气不舒等症,证属肝胆气郁、肝脾(或胆胃)不和型者(见于胆囊炎等)。

1. 治肝郁气滞证　该药对常与香附、川芎配伍同用,以用治胸胁或少腹胀痛,胸闷善太息,情志抑郁易怒,或嗳气,脉弦等症,方如《景岳全书》之"柴胡疏肝散"。

2. 治肝脾气郁证　该药对常伍以枳实、炙甘草等共用,以用治胸胁胀闷,脘腹疼痛,泄利,脉弦下重,脉弦等症。

【常用剂量】　柴胡3～9克,解表退热宜生用,且用量宜稍重;疏肝解郁宜醋炙,升阳可生用或酒炙,其用量皆宜稍轻;白芍5～15克,特殊治疗可用至15～30克,平肝敛阴多生用,养血调经多炒用或酒炒用。

【服用方法】　水煎分服。

【注意事项】　两药配伍,凡阳衰虚寒证,真阴亏损,肝阳上升者,皆忌用。另外,白芍反藜芦。

四、柴胡　枳实

【药对功效】　柴胡功效详见第36页,枳实功效详见第39页。

【药对来源】　详见第二章第四节第39页。

【配伍效用】　详见第二章第四节第39页。

【临证应用】　用于胸胁胀满,脘腹疼痛,食欲缺乏,倦怠乏力等症,证属肝脾不调型者(见于慢性胆囊炎等)。用治肝脾气郁,阳郁厥逆,胁肋胀闷,脘腹疼痛,手足不温,或腹痛,或泄利下重,脉弦等症,方如"四逆散"。

【常用剂量】　柴胡3～9克,解表退热宜生用,疏肝解郁宜醋炙,升阳可生用或酒炙;枳实3～9克,大量可用至30克。

【服用方法】　水煎分服。

【注意事项】　该药对疏肝理气之力较为峻猛,故凡一般气郁轻证或兼阴血不足者、肝风内动、气机上逆者及孕妇,皆应忌用或慎用。

五、柴胡　防风

【药对功效】　柴胡功效详见第36页,防风功效详见第22页。

【药对来源】　详见第二章第四节第41页。

【配伍效用】　详见第二章第四节第42页。

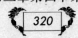

【临证应用】　用于发热恶寒、头身疼痛等症，证属风寒、风热型者（见于急、慢性胆囊炎等）。

1. 治风热证，该药对配伍栀子、甘草、桔梗、薄荷等同用，诸药各等份，方如《普济方》引《指南方》之"柴胡防风汤"。

2. 治发热恶寒，常取柴胡一至三钱，防风一钱配伍陈皮一钱半，白芍二钱，甘草一钱，生姜三五片。水一盅半，煎七、八分，热服。方如《景岳全书》之"正柴胡饮"。

【常用剂量】　柴胡 3～9 克，防风 4.5～9 克。

【服用方法】　水煎分服。

【注意事项】　凡阴虚阳亢，肝风内动，阴虚火旺、气机上逆以及阴血亏虚、热病动风者，皆忌用或慎用。柴胡解表退热宜生用，且用量宜稍重；疏肝解郁宜醋炙；升阳可生用或酒炙；其用量皆宜稍轻。

六、川楝子　郁金

【药对功效】　川楝子、郁金为临证常用的行气解郁、活血镇痛药对。川楝子功效详见第 62 页，郁金功效详见第 63 页。

【药对来源】　川楝子、郁金伍用，见于《临证指南医案·卷四》之"噎膈反胃篇"以及《临证指南医案·卷八》之"胃脘痛篇"。

【配伍效用】　川楝子具有行气镇痛之功效。主治脘腹胁肋疼痛，疝气疼痛，虫积腹痛，头癣等。郁金味辛、苦，性寒，味辛能行能散，既能活血，又能行气。故两药相配为伍，参合而用，在活血镇痛的同时，使行气解郁之功倍增。

【临证应用】　用于胃脘疼痛等症，证属气滞血瘀型者（见于胆囊炎等）。

【常用剂量】　川楝子 4.5～9 克，郁金 5～12 克，研末服 2～5 克。

【服用方法】　水煎分服。川楝子外用适量，炒用其寒性减低。

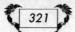

【注意事项】 脾胃虚寒者,慎用。另外,川楝子有毒,不宜过量或持续服用,以免中毒。此外,郁金畏丁香。

七、佛手 香橼

【药对功效】 佛手功效详见第 63 页,香橼功效详见第 234 页。

【药对来源】 详见第六章第三节第 234 页。

【配伍效用】 详见第六章第三节第 234 页。

【临证应用】 用于胸腹胀痛,嗳气不舒等症,证属肝郁气滞、肝气犯胃型者(见于胆囊炎等)。用治胸、腹胀痛等症,证属肝郁气滞,肝气犯胃,升降功能失调型者。

【常用剂量】 佛手 3～9 克,香橼 3～9 克。

【服用方法】 水煎分服。

【注意事项】 肝胆实火者,慎用。

八、香附 紫苏梗

【药对功效】 香附功效详见第 35 页,紫苏梗功效详见第 134 页。

【药对来源】 详见第三章第三节第 134 页。

【配伍效用】 详见第三章第三节第 134 页。

【临证应用】 用于脘腹胀满不舒,胁肋胀痛,心烦、嗳气等症,证属肝郁气滞及肝气犯胃型者(见于胆囊炎等)。用治肝郁气滞,气血不调,胸腹胀满不舒,胁肋胀痛,食少等症。若胀满痞塞,胸胁不舒,心烦、嗳气明显者,可配加香附、川芎、栀子等疏肝理气之品同用;若兼见心烦身热,口干喜热饮,大便秘,小便黄者,可伍加大黄、黄连、厚朴、枳实共用;若饮食积滞而见嗳腐食臭,舌苔黄腻者,可配加神曲、莱菔子、槟榔伍用;若素有脾胃虚弱之症者,可配加砂仁、白术、黄芪合用。

【常用剂量】　香附 5～10 克,紫苏梗 5～10 克。

【服用方法】　水煎分服,或入丸、散剂。

【注意事项】　凡气虚无滞,阴虚内热者,皆慎用香附。

九、延胡索　川楝子

【药对功效】　详见第二章第四节第 62 页。

【药对来源】　详见第二章第四节第 62 页。

【配伍效用】　详见第二章第四节第 62 页。

【临证应用】　用于之胸胁疼痛,心烦嗳气等症,证属肝郁气滞型者(见于胆囊炎等)。用治肝气郁滞,肝郁化火,气血凝滞之胸、腹、胃脘、胁肋一切疼痛等症,方如《袖珍方》之“金铃子散”,以酒调下,以助药力直达病所。对于肝胃不和者,可配加柴胡、白芍、枳实共用。

【常用剂量】　延胡索煎汤 3～10 克,研末 1.5～3 克,川楝子煎汤 3～10 克,研末适量。

【服用方法】　水煎分服,或研末入丸、散剂。

【注意事项】　延胡索、川楝子皆不宜大剂量使用。凡孕妇,体虚者,脾胃虚寒者,皆禁用。忌用铁器煮、炒。

第四节　化湿利水类药对

一、苍术　白术

【药对功效】　苍术功效详见第 21 页,白术功效详见第 86 页。

【药对来源】　详见第三章第四节第 139 页。

【配伍效用】　详见第三章第四节第 140 页。

【临证应用】　用于胸脘满闷、功能性消化不良、食欲缺乏、恶心呕吐等症,证属脾胃虚弱、痰食不运、湿阻中焦、气机不利、纳运无常型者(见于胆囊炎等)。

【常用剂量】　苍术 6～10 克,白术 10～15 克。

【服用方法】　水煎分服。

【注意事项】　凡阴虚内热,气虚多汗、津液亏耗者,皆慎用。

二、苍术　厚朴

【药对功效】　苍术功效详见第 21 页,厚朴功效详见第 48 页。

【药对来源】　详见第二章第五节第 65 页。

【配伍效用】　详见第二章第五节第 65 页。

【临证应用】　用于脘腹胀闷,呕恶食少,吐泻乏力等症,证属湿阻中焦,脾失健运型者(见于胆囊炎等)。该药对相须为用,与陈皮、甘草等配伍同用,方如《太平惠民和剂局方》之"平胃散",主治湿阻脾胃,脘腹胀满,嗳气吞酸,怠惰嗜卧,呕吐泄泻者,收燥湿运脾,行气和胃之功效。若舌苔黄腻,口苦咽干,但不甚渴饮,乃湿热俱盛之证,宜配伍黄芩、黄连等共用,使湿热两清;若兼食滞,而又腹胀,大便秘结者,宜配加槟榔、莱菔子、枳壳等合用,以消导积滞、消胀除满、下气通便;若兼脾胃寒湿,脘腹胀痛,畏寒喜热,可配加干姜、肉桂伍用,以温化寒湿;若呕吐明显者,可配加半夏同用,以和胃止呕;若兼外感而见恶寒发热者,则配加藿香、紫苏叶、白芷等共用,以解表化浊。

【常用剂量】　苍术 6～10 克,厚朴 6～10 克。

【服用方法】　水煎分服。

【注意事项】　凡气虚、阴虚内热、津伤血枯者及孕妇,皆慎用。

三、海浮石　海金沙

【药对功效】　海浮石、海金沙为临证常用的化石通淋、利尿镇痛药对。

1. 海浮石　详见第二章第十节第 99 页。

2. 海金沙　为海金沙科多年生攀缘蕨类植物海金沙的成熟

孢子。生于叶上,色黄如金,质细如沙,轻撒于水上,能浮于水面,振摇之则下沉,故称为"海金沙"。性寒,味甘、淡。归膀胱、小肠经。具有清热解毒,利尿通淋的功效。

【药对来源】　海浮石、海金沙伍用,见于《施今墨对药》。

【配伍效用】　海浮石体轻上浮,专走上焦,寒能降火,咸以软坚,既能清肺化痰,又能软坚散结。肺为水之上源,肺气清肃,则水道通利。海浮石又可清肺经痰热而疏通水之上源,故可通利水道、散结消石。用于痰热咳嗽,痰黏难咳;瘰疬、瘿瘤;砂淋、石淋、血淋,小便涩痛;消渴;外用治目赤翳障,聍耳流脓等症。海金沙寒可清热,甘淡利尿,具有清热解毒、利尿通淋的功效。其性下降,入于小肠、膀胱血分,以分利小肠,清化小肠、膀胱之湿热,而通利水道,尤止尿道疼痛,为用治诸淋涩痛之重要药物。用于热淋、血淋、砂淋等诸种淋病;湿盛肿满,小便不利等症。两药相配为伍,一上一下,相使为用,上下并治,相得益彰,功增效宏,共奏化石通淋、利尿镇痛之功效。

【临证应用】　用于黄疸、胁痛、恶心、呕吐等症,证属肝胆湿热型者(见于胆囊炎等)。用治胆囊炎,证属肝胆湿热型者,可配伍金钱草、鸡内金、大黄、茵陈、枳实、牡丹皮等同用,具有良好的排石、溶石作用,能促进胆汁的排泄,使胆热得清、湿毒得去、腑气通畅、气机调和。

【常用剂量】　海浮石 10～15 克,海金沙 10～15 克。

【服用方法】　水煎分服。

【注意事项】　凡虚寒咳嗽、肾阴亏虚者,皆慎用。海浮石宜打碎先煎,海金沙布包煎服。

四、金钱草　海金沙

【药对功效】　金钱草、海金沙为临证常用的清热利尿、通淋排石药对。

1. 金钱草 为报春花科多年生草本植物过路黄的干燥全草。性微寒,味甘、咸。归肝、胆、肾、膀胱经。具有清热利湿,通淋消肿的功效。

2. 海金沙 详见第九章第四节第 324 页。

【药对来源】 金钱草、海金沙伍用,见于《日用本草》之"荸荠三金粥"。

【配伍效用】 金钱草、海金沙皆为临证常用的利尿通淋之品。金钱草能利尿排石,清化湿热,通淋镇痛。用于湿热黄疸;湿热蕴结下焦所致之淋证;痈肿,丹毒,跌打损伤,毒蛇咬伤;水肿,腹水等症。海金沙甘淡利尿,寒可清热,其性下降,善泻小肠、膀胱经血分伏热,功专利水通淋镇痛,为用治诸淋、尿道疼痛之要药。两药参合配伍,性味相近,且皆走膀胱经,然金钱草擅长通淋排石,清热利湿退黄;海金沙则长于通淋镇痛,尤善止尿道疼痛,两药相配为伍,相须为用,相辅相成,大大增强了清热利尿,通淋排石之力道。

【临证应用】 用于黄疸,胁痛,口干、口苦等症,证属湿热型者(见于胆囊炎等)。金钱草、海金沙配伍鸡内金、姜黄、姜半夏、郁金等同用,以主治胆囊炎。痛甚者,配加白芍、甘草共用。

【常用剂量】 金钱草 30～60 克,鲜品加倍;海金沙 6～15 克。

【服用方法】 水煎分服。

【注意事项】 肾阴亏虚者,慎用。海金沙宜布包水煎。

五、茵陈 金钱草

【药对功效】 茵陈、金钱草为临证常用清热利湿退黄药对。茵陈功效详见第 110 页,金钱草功效详见第 326 页。

【药对来源】 茵陈、金钱草伍用,见于《施今墨对药》。

【配伍效用】 茵陈、金钱草皆为临证常用除湿退黄之品。茵陈苦泄下降,寒能清热,善清利脾胃肝胆湿热,使之从小便排出,为用治黄疸之要药。主治黄疸,小便不利,湿疮瘙痒等症。金钱草具有良好的利湿退黄及排石通淋的作用,善治肝胆结石及黄疸,并有清热解毒的功效,可用于热毒疮疡及毒蛇咬伤等症。两药相配为伍,同入肝、胆二经,皆能祛湿热,利小便,除黄疸,茵陈退黄效优,金钱草清化湿热、利尿排石力胜,两药参合配伍,相须为用,相互促进,相辅相成,其清利肝胆及排石的作用则大大增强。

【临证应用】　用于黄疸,胁痛,口干口渴,腹胀纳呆,恶心呕吐,大便干结,小便黄赤等症,证属湿热蕴结型者(见于胆道感染等)。用治湿热熏蒸而发生的黄疸,表现为发热口渴、腹胀纳呆、恶心呕吐、大便干结、小便黄赤、有灼热感、身黄如橘子色、舌苔黄腻、舌质黯红、脉弦数等症者,可用该药对大剂量煎汤内服,亦可配伍大黄、栀子等合用。用治肝胆结石,常与鸡内金共用,如《急腹症方药新解》之"利胆排石汤",即是以该药对与柴胡、大黄、鸡内金等为主组成。

【常用剂量】　茵陈6～15克,金钱草30～60克,鲜品加倍。

【服用方法】　水煎分服。

【注意事项】　凡蓄血发黄及血虚萎黄者,皆慎用。

第五节　补益、止咳、化痰、平喘类药对

一、白芍　附子

【药对功效】　白芍功效详见第32页,附子功效详见第85页。

【药对来源】　详见第二章第八节第85页。

【配伍效用】　详见第二章第八节第85页。

【临证应用】　用于胸胁疼痛,脘腹冷痛等症,证属络脉闭阻型者(见于慢性胆囊炎等)。《卫生宝鉴》将该药对配伍吴茱萸、肉桂、炙甘草等同用,以用治脾阳不振、阴寒内盛之脘腹冷痛等症。

【常用剂量】　附子6～10克,白芍10～15克。

【服用方法】　水煎分服。

【注意事项】 附子有毒,用量不能过大,用量若超过15克,宜先煎升小时为宜。白芍中含苯甲酸,大量服用可增加肝脏的解毒负担,故对肝功能不良者,不宜长期大量服用;孕妇忌用。

二、半夏　陈皮

【药对功效】 半夏功效详见第19页,陈皮功效详见第42页。

【药对来源】 详见第二章第九节第95页。

【配伍效用】 详见第二章第九节第95页。

【临证应用】 用于痰湿之证,表现为胸闷恶心,脘腹胀满,呕吐呃逆,苔腻脉滑等症,证属脾胃不和、痰湿内停、胃失和降型者(见于急、慢性胆囊炎)。

1. 对于脾胃不和,胃气上逆之证,表现为恶心、呕吐、反胃、呃逆、胸闷、上腹部胀满等症者,两药合用又擅长理气和胃降逆,具有较好的疗效。随证加味可用于多种原因所致之胃气上逆之证:若外感寒湿所致者,可配伍藿香、紫苏叶、白芷、厚朴等同用,方如"藿香正气散";若痰湿内阻者,可配伍茯苓、甘草共用,以组成"二陈汤"用治;若内伤食积者,可配加麦芽、神曲、莱菔子等伍用,以组成"保和丸"用治;若脾虚湿阻者,可配加"四君子汤"而成"六君子汤"以用治;若肺胃虚弱,寒痰停积者,可伍以生姜共用,以组成《太平惠民和剂局方》之"橘皮半夏汤"而治。

2. 含该药对的古方还有很多,如《丹溪心法》之"保和丸"、《三因极一病证方论》之"温胆汤"、《症因脉治》之"香芎二陈汤"、《小儿药证直诀》之"异功散"、《太平圣惠方》之"半夏散"、《济生方》之"导痰汤"等。对因痰而致之各种病证,可视兼夹证的不同,酌情加减而用。

【常用剂量】 陈皮3～9克,半夏3～9克。

【服用方法】 水煎分服。

【注意事项】 该药对性温燥,故热痰、燥痰之证及妊娠期,皆不宜使用。陈皮的单体成分如橙皮苷、甲基查耳酮、陈皮油等有一定的毒性。陈皮油乳剂胆道给药后,个别病例有腹痛、呕吐、发热等不良反应。

三、麦冬 半夏

【药对功效】 麦冬功效详见 74 页,半夏功效详见第 19 页。

【药对来源】 详见第二章第九节第 97 页。

【配伍效用】 详见第二章第九节第 97 页。

【临证应用】 用于呕吐等证,表现为呕吐反复发作,或时干呕、恶心等症,证属胃阴亏损者(见于慢性胆囊炎等)。

1. 用治呕吐呃逆,热病后期,余热未清,气津两伤,胃气不和,或胃阴不足,气逆反胃之呕吐、呃逆之症,可选用该药对而治,并根据病、证之不同,酌配其他药物同用。如热病伤阴,胃气不和,呕吐呃逆,口渴,身倦乏力等症者,可与竹叶、石膏、人参等共用,组成《伤寒论》之"竹叶石膏汤":竹叶、生石膏、半夏、麦冬、人参、甘草、粳米。

2. 用治气阴两虚,呕哕吐食等证。若烦热者,可与陈皮、茯苓、枇杷叶相伍,组成《太平圣惠方》之"麦门冬散":麦冬、半夏、陈皮、茯苓、甘草、枇杷叶、人参、生姜、大枣。

【常用剂量】 麦冬 6～12 克,半夏 3～9 克。

【服用方法】 水煎分服。

【注意事项】 妊娠期慎用。半夏与乌头相反。

四、紫苏子 莱菔子

【药对功效】 详见第三章第七节第 163 页。

【药对来源】 详见第三章第七节第 163 页。

【配伍效用】 详见第三章第七节第 163 页。

【临证应用】 用于胸腹胀闷,嗳气不舒,呃逆反胃等症,证属痰气互阻型者(见于胆囊炎等)。

【常用剂量】 紫苏子3～9克,莱菔子4.5～9克。

【服用方法】 水煎分服,或入丸、散剂吞服。

【注意事项】 体虚气弱之人,尚无痰气互结者,皆慎用。莱菔子生者多服可致恶心呕吐,除用于引吐风痰、食积者外,一般都炒用。《日华子本草》曰:"不可以地黄同食。"

第十章 胆石症

胆石症是胆道系统的常见病。本病的病因和发病机制尚未完全明了,一般分为胆固醇结石及胆色素结石两种。胆固醇结石发病部位多在胆囊,胆色素结石发病部位多在肝胆管,以胁下疼痛为主要临床表现者,常伴有胆囊炎。严重时可引起急性化脓性胆管炎、或胆管出血、急性胰腺炎、败血症等并发症,以发作性胆绞痛、功能性消化不良,易合并黄疸与感染为本病的主要特点。胆石症属中医学中"胆胀、胁痛、腹痛、黄疸"等范畴。

中医学认为,胆石症是由于脾胃虚弱,酿生痰湿,壅阻气机,瘀血内停,郁而化热,煎熬胆汁,以致痰浊、瘀血相互交结而成结石。一般认为与情志失调,饮食不节,外邪内侵,中焦湿热,虫积及瘀血阻滞等因素有关,多因情绪波动、寒温不适、饮食不节(过食油腻)而诱发。故其病理基础以中焦虚弱为本,痰湿内盛为标。

1. 情志失调,肝郁气滞 长期或持久的精神刺激、情志抑郁或暴怒伤肝,会致肝失条达,气机不畅,肝胆疏泄不利,导致湿、痰、热、食、血随之而郁,胆腑以通降下行为顺,疏泄失常,则影响胆汁的分泌与排泄,胆汁壅阻,湿热内生,日久结聚而成石。

2. 饮食不节,痰湿困脾 暴饮暴食、过食肥甘、酒食无度,以及思虑过度、劳倦太过或久居湿地,或涉水冒雨,皆可损伤脾胃。脾失健运,水湿不化,积湿成痰,阻于肝胆,肝失疏泄,使胆汁排泄不畅而发病;或湿郁化热,湿热相搏,阻滞中焦,熏蒸肝胆,肝失疏泄,胆汁郁积久而成石。

3. 外邪内侵,寒温失调 感受六淫之邪,尤其外感湿热,入里化热,或侵脾胃,或侵肝胆,肝胆为邪热所犯,气机不畅。胆腑之清汁,被邪热侵袭煎灼,日久成石。

4. 虫积 肠道蛔虫,进入胆腑,影响胆的"中清"和"通降",阻碍肝胆气机,使胆汁郁滞,日久而成结石。

5. 瘀血阻滞 气为血帅,若肝气郁结,气机不畅,则血行瘀阻或湿热壅滞肝胆,日久则热与血结,最终可成积或聚;而胆石形成后又可导致瘀血之症,互为因果。

综上所述,胆石绝非一种因素所形成,而是多种因素长期反复作用的结果,病情多由气及血,痰瘀交裹难化而缠绵难愈。肝胆气郁与胆汁壅阻、痰浊瘀积之间,病理上相互促进,互因果,导致结石的不断形成和增大,造成肝胆功能的不断损害和恶化,形成恶性循环,胆腑郁闭,湿热愈炽而变生百症。

第一节　清热、解毒类药对

一、焦栀子　黄芩

【药对功效】　焦栀子功效详见第 106 页,黄芩功效详见第 36 页。

【药对来源】　详见第九章第一节第 311 页。

【配伍效用】　详见第九章第一节第 311 页。

【临证应用】　用于黄疸,胁痛,口干、口苦,小便色黄短少等症,证属肝经郁热型者(见于胆石症等)。用于湿热黄疸(胆石症等)。对因湿热引起的胆石症等,该药对常与茵陈、金钱草配伍共用,以清利肝胆湿热。

【常用剂量】　焦栀子 6～10 克,黄芩 6～10 克。

【服用方法】　水煎分服,研末入散剂服。

【注意事项】　脾虚便溏者,慎用。

二、生地黄　白芍

【药对功效】　生地黄功效详见 168 页,白芍功效详见第 32 页。

【药对来源】 详见第八章第一节第 287 页。

【配伍效用】 详见第八章第一节第 287 页。

【临证应用】 用于胁痛,积聚,口干、口渴等症,证属阴虚内热型者(见于胆石症等)。该药对配伍牡蛎、桂心同用,药王孙思邈《备急千金要方》称之为"白芍汤",以用治腹中拘急痛等症。

【常用剂量】 生地黄 9～15 克,白芍 6～15 克。

【服用方法】 水煎分服。

【注意事项】 凡脾虚泄泻、胃寒脘痞者,皆慎用。

第二节 健脾、消导、泻下类药对

一、大黄 附子

【药对功效】 附子功效详见第 85 页,大黄功效详见第 25 页。

【药对来源】 详见第九章第二节第 313 页。

【配伍效用】 详见第九章第二节第 313 页。

【临证应用】 用于阳虚寒积诸证,表现为胁下或腰胁偏痛,大便秘结等症,证属肾阳虚阴寒内盛、寒凝食滞型者(见于胆石症等)。医圣张仲景取大黄、附子配加细辛同用,即《金匮要略》之"大黄附子汤",以用治寒积里实证,表现为腹痛便秘,胁下偏痛,发热,脉紧弦等症。现代还用治胆结石等,证属阳虚寒结型者。

【常用剂量】 大黄 3～10 克,附子 3～15 克。

【服用方法】 水煎分服。

【注意事项】 大黄、附子配伍为温下药对,宜于寒实病证,故凡实热便秘者、阴虚阳亢者及孕妇,皆忌用;附子反半夏、瓜蒌、贝母、白及、白蔹,临证配伍时需禁忌;附子有毒,应制用,附子宜先煎 30～60 分钟,至口尝无麻辣感为度,勿服过量,否则引起中毒。大黄煎煮时宜后下。

二、大黄　芒硝

【药对功效】　大黄功效详见第 25 页，芒硝功效详见第
314 页。

【药对来源】　详见第九章第二节第 314 页。

【配伍效用】　详见第九章第二节第 314 页。

【临证应用】　用于胸胁疼痛，大便秘结，小便短赤等症，证属
热毒炽盛型者（见于胆石症等）。

【常用剂量】　大黄 3～10 克，芒硝 10～15 克。

【服用方法】　水煎分服，或研末外敷，亦可加温水作保留灌
肠。芒硝也可对入药汁中，或开水溶化后分服。

【注意事项】　凡年老体虚，阴津亏虚，孕妇，皆忌用。大黄宜
后下。

三、大黄　甘草

【药对功效】　大黄功效详见第 25 页，甘草功效详见第 16 页。

【药对来源】　详见第九章第二节第 315 页。

【配伍效用】　详见第九章第二节第 315 页。

【临证应用】　用于胸胁疼痛，食入即吐，水药难进，口苦、口
干、口渴、口臭、心烦不安，大便干结等症，证属胃热气逆型者（见于
胆石症等）。

1.《金匮要略》之"大黄甘草汤"，以大黄、甘草配伍合用，以用
治实热呕吐，病属胃肠实热，腑气不通，胃气不得通降，反而上逆所
致，火性急迫，故得食旋即尽吐。

2. 治拒药反应，即服中药即吐者，可用大黄三分、甘草二分，
煎成一小杯，慢慢吞下（《百家配伍用药经验采菁》）。现代名中医
焦树德教授经验：把汤药煎好后先用大黄、甘草各 1 克，水煎一小
杯，慢慢喝下，服后约过 15 分钟如不吐，再服原来的汤药。

【常用剂量】 大黄9～12克,甘草3～6克。

【服用方法】 水煎分服。

【注意事项】 该药对适用于火热炽盛之胃热证及痈疽疔疖,但气血虚弱者不可用。甘草反大戟、芫花、甘遂、海藻,临证配伍时应予注意。

四、鸡内金 芒硝

【药对功效】 鸡内金、芒硝为临证常用的健脾消食、软坚散结、清热化石药对。鸡内金功效详见第27页,芒硝功效详见第314页。

【药对来源】 鸡内金、芒硝伍用,见于《施今墨对药》。

【配伍效用】 鸡内金,具有健胃,消食积,化结石的作用,力宏效显,善治泌尿系结石及胆结石。芒硝气薄味厚,沉而降泄,润燥软坚,泻火消肿,泻下通便,软化结石。主治胃肠道实热积,大便秘结,腹胀痞痛,目赤翳障,咽喉肿痛,口疮,肠痈,乳孔痈,丹毒,各类结石等。两药相配为伍,鸡内金以补为主,芒硝以泻为要,一补一泻,消补兼施,相互制约,相互为用,共奏健脾消食,软坚散结,清热化石之功效。

【临证应用】 用于胸胁疼痛,口干、口苦,大便秘结,小便短黄等症,证属热毒蕴结肝胆型者(见于肝、胆结石症)。用治胆石症,该药对常与“大柴胡汤”合用,痛甚者,可配加川楝子、延胡索同用。

【常用剂量】 鸡内金,水煎分服3～10克,研末服1.5～3克,芒硝10～15克。

【服用方法】 鸡内金水煎或研细末服,芒硝冲入药汁内或开水溶化后服。

【注意事项】 孕妇忌用。鸡内金不宜久煎,以免影响疗效。

第三节　和解、理气、降逆类药对

一、苍术　香附

【药对功效】　苍术功效详见第 21 页,香附功效详见第 35 页。

【药对来源】　详见第二章第四节第 36 页。

【配伍效用】　详见第二章第四节第 36 页。

【临证应用】　用于胸闷胁痛、脘腹痞满、嗳气呕恶、食少倦怠等症,证属痰湿内阻、肝脾气滞型者(见于胆石症等)。

【常用剂量】　苍术 6～10 克,大剂量可用至 20～30 克,香附 6～10 克,醋炙镇痛力增强。

【服用方法】　水煎分服。

【注意事项】　服药期间,忌生冷、辛辣食物。凡气虚无滞、阴虚血热者,皆忌用。

二、柴胡　白芍

【药对功效】　柴胡功效详见第 36 页,白芍功效详见第 32 页。

【药对来源】　详见第二章第四节第 38 页。

【配伍效用】　详见第二章第四节第 38 页。

【临证应用】　用于胸胁或少腹胀痛,烦躁易怒,嗳气胸闷等症,证属肝胆气郁、肝脾(或胆胃)不和型者(见于胆石症等)。用治肝郁气滞证该药对常与香附、川芎配伍同用,以用治胸胁或少腹胀痛,胸闷善太息,情志抑郁易怒,或嗳气,脉弦等症,方如《景岳全书》之"柴胡疏肝散"。

【常用剂量】　柴胡 3～9 克,解表退热宜生用,且用量宜稍重;疏肝解郁宜醋炙,升阳可生用或酒炙,其用量皆宜稍轻;白芍 5～15 克,特殊治疗可用至 15～30 克,平肝敛阴多生用,养血调经多炒用或酒炒用。

【服用方法】 水煎分服。

【注意事项】 两药配伍,凡阳衰虚寒证,真阴亏损,肝阳上升者,皆忌用。另外,白芍反藜芦。

三、柴 胡 茯 苓

【药对功效】 柴胡功效详见第36页,茯苓功效详见第29页。

【药对来源】 详见第二章第四节第40页。

【配伍效用】 详见第二章第四节第40页。

【临证应用】 用于胸胁胀痛,纳食减少,全身乏力,疲倦不堪等症,证属肝郁血虚脾弱型者(见于胆石症等)。用治肝郁脾弱证表现为两胁作痛,头痛目眩,口燥咽干,神疲食少,脉弦而虚等症,常取该药对配伍炙甘草、当归、白芍、白术等同用,方如《太平惠民和剂局方》之"逍遥散"。

【常用剂量】 柴胡3~9克,茯苓9~15克。

【服用方法】 水煎分服。

【注意事项】 凡阴虚阳亢,肝风内动,阴虚火旺、气机上逆及虚寒精滑者,皆忌用或慎用。忌生冷、油腻、小豆、黏食、桃、李、醋物、雀肉。柴胡解表退热宜生用,且用量宜稍重;疏肝解郁宜醋炙;升阳可生用或酒炙;其用量皆宜稍轻。

四、川楝子 郁 金

【药对功效】 川楝子功效详见第62页,郁金功效详见第63页。

【药对来源】 详见第九章第三节第321页。

【配伍效用】 详见第九章第三节第321页。

【临证应用】 用于胃脘疼痛、胸胁胀痛等症,证属气滞血瘀型者(见于胆石症等)。

【常用剂量】 川楝子4.5~9克,郁金5~12克,研末服2~5克。

【服用方法】 水煎分服,或研末吞服。川楝子外用适量,炒用寒性减低。

【注意事项】 脾胃虚寒者,慎用。川楝子有毒,不宜过量或持续服用,以免中毒。此外,郁金畏丁香。

五、延胡索 川楝子

【药对功效】 详见第二章第四节第62页。

【药对来源】 详见第二章第四节第62页。

【配伍效用】 详见第二章第四节第62页。

【临证应用】 用于胸胁胀痛等症,证属肝郁气滞型者(见于胆石症等)。用治肝气郁滞,肝郁化火,气血凝滞之胸、腹、胃脘、胁肋一切疼痛等症,方如《袖珍方》之"金铃子散",以酒调下,以助药力直达病所。对于证属肝胃不和型者,可配加柴胡、白芍、枳实同用。

【常用剂量】 延胡索煎汤3~10克,研末1.5~3克,川楝子煎汤3~10克,研末适量。

【服用方法】 水煎分服,或研末入丸、散剂。

【注意事项】 延胡索、川楝子皆不宜大剂量使用。凡孕妇,体虚者,脾胃虚寒者,皆禁用。忌用铁器煮、炒。

第四节 化湿利水类药对

一、海浮石 海金沙

【药对功效】 海浮石功效详见第99页,海金沙功效详见324页。

【药对来源】 详见第九章第四节第325页。

【配伍效用】 详见第九章第四节第325页。

【临证应用】 用于证属肝胆湿热型者,该药对可配伍金钱草、鸡内金、大黄、茵陈、枳实、牡丹皮等同用,具有良好的排石、溶石之作用,能促进胆汁排泄,使胆热得清、湿毒得去、腑气通畅、气机调和。

【常用剂量】 海浮石10~15克,海金沙10~15克。

【服用方法】 水煎分服。

【注意事项】 凡虚寒咳嗽、肾阴亏虚者，皆慎用。海浮石宜打碎煎服，海金沙宜布包煎服。

二、金钱草 海金沙

【药对功效】 金钱草功效详见第 326 页，海金沙功效详见第 324 页。

【药对来源】 详见第九章第四节第 326 页。

【配伍效用】 详见第九章第四节 326 页。

【临证应用】 用于胸胁胀痛，黄疸，小便短黄等症，证属湿热型者(见于胆道结石等)。该药对配伍鸡内金，习称"三金"，是用治结石的常用药物。金钱草、海金沙配伍鸡内金、姜黄、姜半夏、郁金等同用，主治胆石症等，痛甚者配加白芍、甘草共用。

【常用剂量】 金钱草 30～60 克，鲜品加倍；海金沙 6～15 克。

【服用方法】 水煎分服。

【注意事项】 肾阴亏虚者，慎用；海金沙宜布包水煎。

三、茵陈 金钱草

【药对功效】 茵陈功效详见第 110 页，金钱草功效详见第 326 页。

【药对来源】 详见第九章第四节 326 页。

【配伍效用】 详见第九章第四节 326 页。

【临证应用】 用于胸胁胀痛，黄疸，大便干结，小便短黄等症，证属湿热蕴结型者(见于胆石症等)。近代名中医施今墨先生用治结石症，常取茵陈、金钱草伍用。当用治胆结石时，常与"大柴胡汤"合用。引自《施今墨对药》。

【常用剂量】 茵陈 6～15 克，金钱草 30～60 克，鲜品加倍。

【服用方法】 水煎分服。

【注意事项】 凡蓄血发黄及血虚萎黄者，皆慎用。

第十一章 脂肪肝

脂肪肝是一种肝组织脂肪积蓄过多所致的肝脏疾病。一般来说,正常肝脏中脂肪含量占肝湿重 4%～7%。在某种病因作用下,如果肝内脂肪占肝湿重达到或超过 10% 时,即为脂肪肝。在临床上,轻度病者,可无症状或仅觉肝区闷胀感。中、重度病者,则有肝区闷胀,甚或疼痛、疲乏无力、功能性消化不良等,并肝大、腹部饱满、肝功能异常、高脂血症等。有 6%～8% 的患者可转化为肝纤维化、肝硬化,部分患者可并发糖耐量异常、高黏血症、高血压症、冠心病等病症。脂肪肝,当属于中医学中的"积聚"等范畴。

中医学认为,脂肪肝属于中医"积证"正如《内经》所说:"肝之积,曰肥气",故也称之肥气病,系指体内肥脂之气过多地蓄积于肝脏。认为由于过食油腻肥甘饮食,食而不运,脂膏留积于肝,从而导致肝脏功能失调,疏泄不利的一系列病症。主要病因如下。

1. 饮食不节 暴饮暴食,喜食油腻肥甘或酒酪之品,胃纳过盛,超过运化能力,以致肥脂湿浊内停,积于肝内,肥气积盛,酿成斯疾。

2. 气郁湿阻 七情所伤,气机不畅,或外感湿浊或湿邪内蕴,气郁湿阻,正常肥脂之气转运欠畅,遂积成形而发病。

3. 瘀血内阻 外伤或久病瘀血内停,瘀血阻于肝经,气机不畅,肥脂湿邪内蕴,与瘀血相搏,有形之物,阻于肝脏。

4. 脏腑虚衰 不论外感风寒湿邪,抑或内伤饮食,房室不节,都可损伤正气,引起脏腑功能失调。尤其是脾肾亏虚,脾虚水湿运化乏力,聚湿成痰,肾虚气化失司,水湿蓄积,气机不畅,痰湿瘀血诸物,均可内停于肝而发病。

总之,脂肪肝系由于过食油腻,酒酪不节,外感湿浊,或脏腑虚损等原因,以致肥气脂膏过多地积蓄于肝。本病病位在肝,以脾虚、肾虚为本,以气郁、食滞、痰、瘀、湿、热、寒为标。临床多呈本虚标实,虚实兼夹,寒热错杂之证。

第一节　清热、解毒类药对

一、蒲公英　败酱草

【药对功效】　蒲公英功效详见第 16 页,败酱草功效详见第 17 页。

【药对来源】　详见第二章第一节第 17 页。

【配伍效用】　详见第二章第一节第 17 页。

【临证应用】　用于腹痛、胀闷不适等症,证属毒热瘀滞型者(见于脂肪肝等)。

【常用剂量】　薄公英 9～15 克,败酱草 6～15 克。

【服用方法】　水煎分服。

【注意事项】　凡脾胃虚弱、气血不足者、无实热瘀滞者,皆忌用。

二、生地黄　白芍

【药对功效】　生地黄功效详见第 168 页,白芍功效详见第 32 页。

【药对来源】　详见第八章第一节第 287 页。

【配伍效用】　详见第八章第一节第 287 页。

【临证应用】　用于胁痛、积聚等症,证属阴虚内热型者(见于脂肪肝等)。该药对配伍大黄、水蛭、桃仁、虻虫、干漆等同用,医圣张仲景《金匮要略》称之为“大黄䗪虫丸”,以用治脂肪肝等。

【常用剂量】　生地黄 9～15 克,白芍 6～15 克。

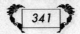

【服用方法】 水煎分服。

【注意事项】 凡脾虚泄泻、胃寒脘痞者,皆慎用。

三、牡丹皮 赤芍

【药对功效】 牡丹皮、赤芍为临证常用的清热凉血、活血化瘀药对。牡丹皮功效详见第20页,赤芍功效详见第77页。

【药对来源】 牡丹皮、赤芍伍用,见于《金匮要略》之"桂枝茯苓丸"。

【配伍效用】 牡丹皮功专清热凉血,活血化瘀。主治温热病热入血分,发斑,吐衄,热病后期热伏阴分发热,骨蒸潮热,血滞经闭,痛经,痈肿疮毒,跌扑伤痛,风湿热痹等症。赤芍味苦能泻,带酸入肝,功专清热凉血,活血祛瘀。主治温毒发斑,吐血衄血,肠风下血,目赤肿痛,痈肿疮疡,闭经,痛经,崩带淋浊,瘀滞胁痛,疝瘕积聚,跌扑损伤等症。牡丹皮、赤芍皆为清热凉血之品,又皆有通络之功,两药相配为伍,参合而用,共奏清热凉血、活血化瘀之功效。

【临证应用】 用于胸胁胀闷不适、癥瘕积聚等症,证属气滞血瘀、湿热瘀阻、热入血分型者(见于脂肪肝等)。

【常用剂量】 牡丹皮6～12克,赤芍6～12克。

【服用方法】 水煎分服。

【注意事项】 凡血虚、血寒诸证,孕妇及妇女月经过多者,皆忌用;痈疽已溃者,慎用。

第二节 健脾、消导类药对

一、鸡肉金 丹参

【药对功效】 详见第二章第三节第27页。

【药对来源】 详见第二章第三节第27页。

【配伍效用】 详见第二章第三节第27页。

【临证应用】 用于胁下结块，痞硬腹胀等症；或用于癥瘕、积聚等症，证属脾虚积滞型者(见于脂肪肝等)。用治脂肪肝，宜与合欢皮、白蒺藜、三棱、莪术共用。鸡内金是一味健脾益胃、消食化积、祛瘀生新之佳品。根据进化论的观点，凡动物弱于齿者，必强于胃。故鸡的胃消化力甚强，可谓无物不消，无物不化也。鸡内金入药，有生、炒之分。临证最好用生品。因为生者入药一则不破坏或少破坏其有效成分，二则取其生发之性而养胃阴、生胃津、助消化、去瘀滞，用于用治胃、十二指肠溃疡，以及病后胃阴受伤，以致胃口不开，甚则毫无食欲者，屡获良效(《施今墨对药》)。

【常用剂量】 鸡内金 3～10 克，丹参 6～15 克。

【服用方法】 水煎分服。

【注意事项】 凡无瘀血或有出血倾向患者，皆慎用。脾虚无积者，慎用鸡内金。丹参反藜芦，组方时应予注意。

二、鸡内金　麦芽

【药对功效】 鸡内金功效详见第 27 页，麦芽功效详见第 28 页。

【药对来源】 详见第二章第三节第 28 页。

【配伍效用】 详见第二章第三节第 28 页。

【临证应用】 用于胁痛、腹胀、食滞纳呆等症，证属脾虚食积型者(见于脂肪肝等)。

【常用剂量】 鸡内金 3～10 克，麦芽 10～15 克。

【服用方法】 水煎分服。

【注意事项】 麦芽有回乳作用，妇女哺乳期忌用。

第三节　和解、理气、降逆类药对

一、柴胡　防风

【药对功效】 柴胡功效详见第 36 页，防风功效详见第 21 页。

343

【药对来源】 详见第二章第四节第 40 页。

【配伍效用】 详见第二章第四节第 40 页。

【临证应用】 用于胁痛、积聚、发热、畏寒等症,证属风寒、风热型者(见于乙醇性脂肪肝等)。

【常用剂量】 柴胡 3～9 克,防风 4.5～9 克。

【服用方法】 水煎分服。

【注意事项】 凡阴虚阳亢,肝风内动,阴虚火旺、气机上逆及阴血亏虚、热病动风者,皆忌用或慎用。柴胡解表退热宜生用,且用量宜稍重;疏肝解郁宜醋炙;升阳可生用或酒炙;其用量皆宜稍轻。

二、柴胡 枳壳

【药对功效】 柴胡功效详见第36页,枳壳功效详见第123页。

【药对来源】 详见第三章第三节第 123 页。

【配伍效用】 详见第三章第三节第 123 页。

【临证应用】 用于胸胁胀痛、脘腹胀满、黄疸不退等症,证属肝脾不调、肝气郁结型者(见于脂肪肝等)。该药对可用治肝脾不调,气机逆乱之胸胁胀满,黄疸胁痛,腹胀痞满等症。该药对可用治肝气郁结,气机不利,阳郁于里而见四末厥逆等症。

【常用剂量】 柴胡 3～9 克,枳壳 3～9 克,大剂量可用至 30 克。

【服用方法】 水煎分服。

【注意事项】 两药配伍,有散有破,易损正气,非邪实胀满者,则不宜使用,孕妇忌用。柴胡解表退热宜生用,且用量宜稍重;疏肝解郁宜醋炙;升阳可生用或酒炙;其用量皆宜稍轻。

三、海藻 昆布

【药对功效】 海藻、昆布为临证常用的消痰破积、软坚散结药对。

1. 海藻 为马尾藻科植物海蒿子(大叶海藻)和羊栖菜(小叶海藻)的全草。性寒,味咸。归肝、胃、肾经。具有消痰软坚,利水的功效。

2. 昆布 为昆布科植物海带和翅藻科植物昆布的叶状体。味咸,性寒。归肝、胃、肾经。具有消痰软坚,利水的功效。

【药对来源】 海藻、昆布伍用,见于《证治准绳》之"二海丸"。

【配伍效用】 海藻与昆布,同为咸寒之品,咸能软坚,寒能清热,而皆有软坚散结、清热消痰的功效。历代皆视该药对为用治瘿瘤瘰疬之要药。临床常将两药相须配对同用,在增强消痰软坚之药方中起到了协同的作用,以提高临床疗效。如用治瘿瘤、瘰疬的"海藻玉壶汤"(《医宗金鉴》)、"昆布丸"(《外台秘要》)、"破结散"(《三因极一病证方论》)等专方中,皆选用了该药对。据有关报道,昆布及海藻中皆含有丰富的碘质,内服后能促进病理产物和炎性渗出之吸收,并能使病态组织崩溃和溶解。碘又为甲状腺素的主要成分,故用以用治缺碘引起的单纯性地方甲状腺肿,纠正缺碘所引起的甲状腺功能不足,疗效皆可靠有效。

【临证应用】 用于胸胁胀闷不适、积聚等症,证属气滞痰结型者(见于脂肪肝等)。

【常用剂量】 海藻 10～15 克,昆布 6～12 克。

【服用方法】 水煎分服。

【注意事项】 海藻反甘草。

四、枳实 白术

【药对功效】 枳实功效详见第 39 页,白术功效详见第 86 页。

【药对来源】 详见第五章第二节第 186 页。

【配伍效用】 详见第五章第二节第 186 页。

【临证应用】 用于食积不消、积聚等症,证属脾胃气滞型者(见于脂肪肝等)。

【常用剂量】 枳实 3～10 克,白术 3～15 克。

【服用方法】 水煎分服,或入丸、散剂。

【注意事项】 该药对忌桃、李、雀肉等物。

第四节 化湿利水、理血类药对

一、苍术 白术

【药对功效】 苍术功效详见第 86 页，白术功效详见第 21 页。

【药对来源】 详见第三章第四节第 139 页。

【配伍效用】 详见第三章第四节第 140 页。

【临证应用】 用于功能性消化不良、胸脘满闷、食欲缺乏、恶心呕吐等症，证属脾胃虚弱、痰食不运、湿阻中焦、气机不利、纳运无常型者（见于脂肪肝等）。

1. 苍术、白术相须为用，与"二陈汤"相合，即为《张氏医通》之"二术二陈汤"，主治脾虚痰食不运。对于以上诸症表现为脾胃虚弱、纳运失职、脘腹胀满、恶心呕吐，甚或下肢微肿者，效果甚著；若午后腹胀较甚者，与"小乌附汤"（乌药、香附）参合而用，则行气消胀之力益彰，尚无耗散正气之弊。

2. 近代名中医施今墨先生临证处方时，苍术、白术习惯用炒品，一则可去其燥，二则能增强健脾之功。两药之运用，颇有法度。

3.《本草崇原》曰："凡欲补脾，则用白术，凡欲运脾，则用苍术，欲补运相兼，则相袭而用，如补多运少，则白术多而苍术少，运多补少，则苍术多而白少。"

【常用剂量】 苍术 6~10 克，白术 10~15 克。

【服用方法】 水煎分服。

【注意事项】 凡阴虚内热，气虚多汗、津液亏耗者，皆慎用。

二、苍术 厚朴

【药对功效】 苍术功效详见第 21 页，厚朴功效详见第 48 页。

【药对来源】 详见第二章第五节第 65 页。

346

【配伍效用】 详见第二章第五节第 65 页。

【临证应用】 用于脘腹胀闷,呕恶食少等症,证属湿阻中焦,脾失健运型者(见于脂肪肝等)。该药对相须为用,与陈皮、甘草等配伍同用,方如《太平惠民和剂局方》之"平胃散",主治湿阻脾胃,脘腹胀满,嗳气吞酸,怠惰嗜卧,呕吐泄泻者,收燥湿运脾,行气和胃的功效。若舌苔黄腻,口苦咽干,但不甚渴饮,是湿热俱盛之证,宜配合黄芩、黄连等同用,使湿热两清;若兼食滞,而又腹胀,大便秘结者,宜配加槟榔、莱菔子、枳壳等共用,以消导积滞、消胀除满、下气通便;若兼脾胃寒湿,脘腹胀痛,畏寒喜热,可配加干姜、肉桂合用,以温化寒湿;若呕吐明显者,配加半夏伍用,以和胃止呕;若兼外感而见恶寒发热者,可配加藿香、紫苏叶、白芷等同用,以解表化浊。

【常用剂量】 苍术 6～10 克,厚朴 6～10 克。

【服用方法】 水煎分服。

【注意事项】 凡气虚、阴虚内热、津伤血枯者及孕妇,皆慎用。

三、大黄　土鳖虫

【药对功效】 大黄功效详见第 25 页,土鳖虫功效详见第 302 页。

【药对来源】 详见第八章第五节第 302 页。

【配伍效用】 详见第八章第五节第 302 页。

【临证应用】 用于胸胁胀痛,癥瘕积聚等症,证属瘀血阻滞型者(见于脂肪肝等)。用于癥瘕积聚等症,可与桃仁、红花、当归、地黄、三棱、莪术等配伍而用。

【常用剂量】 大黄 3～10 克,土鳖虫 3～6 克;亦可入丸、散剂,大黄与土鳖虫用药比例约为 2∶3。

【服用方法】 水煎分服,或入丸、散剂。

【注意事项】 孕妇忌用。

第十二章　胰腺炎

急性胰腺炎系由胰酶的自身消化引起，即胰酶在胰腺内被激活而发生胰腺的化学性炎症。临床症状轻重不一，多数患者为单纯水肿型，表现为急性剧烈上腹痛、恶心呕吐等症状；少数患者为出血坏死型，可出现休克、呼吸衰竭或腹膜炎，甚至多脏器功能衰竭等表现。重型急性坏死性胰腺炎是猝死的原因之一。

依据其急性上腹部疼痛的临床表现，本病属中医学中的"心胃痛、腹痛、结胸、胰瘅"等范畴。

中医学一般认为，本病病位在肝、胆、脾、胃。其发生与发展，既有内因，又有外因。一为外因所致：多因六淫之邪，疫疠之气，湿热之贼，乘机体之虚，由肌腠内侵，肌腠者脾胃主之。脾胃受伤，移邪于胰，胰受邪扰，则精津化液不能施泄于外，引起胰液内蓄，温运之气不能达于外，脾运失助而发。二为本气自病：胰之气化不通，胰津不能外泄，经络不畅，胰液久蓄，必横犯于胆，而发胆胀。三是先病于胆，胆气受损，胆汁不能通降于小肠，反逆行于胰；二者相结，导致经气不畅，络血不行，而发生该病。四为情志不畅，则脾气受抑，中焦不行，胰液受阻，引起中焦气化不能通泄于外，反结于内，致使清者不升，浊者不降，清浊相扰，发为郁滞而病发作。五为误治失治，使郁气留连于内，潜伏募原。募原者，内连于脏腑，外通经络肌腠。故邪气必乘脾，损伤胰的经络，则胰液不得宣泄于外，脾气受阻，胃气受累，致中焦气化不通，水津不利而生湿，湿遏中阳必化热，湿热交阻，阻塞中焦不通而成。六为长期饮酒不解，脾胰受损，肝胆受伤。酒乃大热大毒之品，久则堵热穿肠透脾，侵及于胰，胰为邪伤，则中焦气化郁滞，引起胃不腐熟，脾不运化而发生本病。七者多为小肠受病,不能济泌别汁,邪结在内,不能下导大肠,反逆行于脾胰之器,津血不畅而发生本病。

第一节 清热、解毒、燥湿类药对

一、蒲公英 败酱草

【药对功效】 蒲公英功效详见第 16 页,败酱草功效详见第 17 页。

【药对来源】 详见第二章第一节第 17 页。

【配伍效用】 详见第二章第一节第 17 页。

【临证应用】 用于腹痛,发热等症,证属毒热瘀滞型者(见于急、慢性胰腺炎等)。

【常用剂量】 蒲公英 9~15 克,败酱草 6~15 克。

【服用方法】 水煎分服。

【注意事项】 凡脾胃虚弱、气血不足者、无实热瘀滞者,皆忌用。

二、半夏 黄连

【药对功效】 半夏功效详见第 19 页,黄连功效详见第 18 页。

【药对来源】 详见第二章第一节第 19 页。

【配伍效用】 详见第二章第一节第 19 页。

【临证应用】 用于心下痞满、脘腹胀痛等症,证属痰热内扰、湿热内阻型者(见于慢性胰腺炎等)。

1. 用于"痰热互结于心下胃脘部,按之则痛"之结胸证,该药对与瓜蒌伍用,医圣张仲景称之为"小陷胸汤",用以清热涤痰开结。临证加减,可用治急性胰腺炎等。

2. 该药对与其他药味配伍共用,还见于清·王孟英《霍乱论》之"蚕矢汤""金元四大家"李杲《脾胃论》之"升阳益胃汤"等方剂之中,这些方剂都是临床用治痰热证、湿热证的常用方剂。

【常用剂量】 半夏3～9克,黄连2～5克。

【服用方法】 水煎分服。

【注意事项】 凡阴虚燥咳、津伤口渴、血证及燥痰者,皆禁用;凡脾虚泄泻、五更泻、孕妇,皆慎用。

第二节 健脾、消导、泻下类药对

一、炒枳壳 焦神曲

【药对功效】 详见第二章第三节第24页。

【药对来源】 详见第二章第三节第25页。

【配伍效用】 详见第二章第三节第25页。

【临证应用】 用于胸腹痞满,食滞中阻,胸膈不舒,腹痛、胁痛等症,证属肝胃气滞型者(见于急性胰腺炎等)。用治急性胰腺炎,该药对常配伍柴胡、黄芩、半夏、川楝子、黄连、木香、厚朴等同用。

【常用剂量】 枳壳3～10克,神曲6～15克。

【服用方法】 水煎分服。

【注意事项】 凡脾阴虚、胃火盛者,皆不宜服用;孕妇慎用。神曲宜包煎。

二、大黄炭 神曲

【药对功效】 大黄炭功效详见第170页,神曲功效详见第23页。

【药对来源】 详见第四章第二节第170页。

【配伍效用】 详见第四章第二节第170页。

【临证应用】 用于腹痛等症,证属肠胃湿热积滞型者(见于急性胰腺炎等)。大黄炭、神曲配伍柴胡、黄芩、半夏、枳壳、川楝子等同用,以用治腹痛等症。

【常用剂量】　大黄炭 5～10 克,神曲 6～10 克。

【服用方法】　水煎分服,神曲宜包煎,或入丸、散剂。

【注意事项】　凡脾胃虚弱者,气血虚弱,无积滞、瘀血者忌用;
孕妇慎用。

三、大黄　芒硝

【药对功效】　大黄功效详见第 25 页,芒硝功效详见第
314 页。

【药对来源】　详见第九章第二节第 314 页。

【配伍效用】　详见第九章第二节第 314 页。

【临证应用】　用于积食不下,腹痛,痞满拒按,壮热,神昏谵
语,苔黄燥起芒刺,脉滑数或沉实有力等症,证属胃肠实热积滞型
者(见于急性胰腺炎等)。该药对乃医圣张仲景所创制,临证配伍
厚朴、枳实同用,以用治痞、满、燥、实俱备之阳明腑实重证。若水
热互结而致结胸,心下痛、按之石硬、大便不通者,则配以甘遂,以
泻热逐水散结。若时行热病,壮热口渴,抽搐谵妄者,与栀子、黄
芩、连翘合用。其燥、实较甚者,益以甘草,能缓硝、黄的寒峻之性
使之不伤胃气,方如《伤寒论》之"调胃承气汤"。

【常用剂量】　大黄 3～10 克,芒硝 10～15 克。

【服用方法】　水煎分服,或研末外敷,亦可加温水行保留灌
肠。芒硝也可兑入药汁中,或开水溶化后分服。

【注意事项】　凡年老体虚,阴津亏虚,孕妇,皆忌用。大黄宜
后下。

四、大黄　甘草

【药对功效】　大黄功效详见第 25 页,甘草功效详见第 16 页。

【药对来源】　详见第九章第二节第 315 页。

【配伍效用】　详见第九章第二节第 315 页。

【临证应用】　用于胃脘部灼热,腹痛,食入即吐,水药难进,口苦、口干、口渴、口臭,心烦,便干等症,证属胃热气逆型者(见于急性胰腺炎等)。《金匮要略》之"大黄甘草汤",取大黄、甘草配伍同用,以用治实热呕吐。病属胃肠实热,腑气不通,胃气不得通降,反而上逆所致,火势急迫,故得食旋即尽吐。

【常用剂量】　大黄9～12克,甘草3～6克。

【服用方法】　水煎分服。

【注意事项】　该药对适用于火热炽盛之胃热证及痈疽疔疖,但气血虚弱者不可用。甘草反大戟、芫花、甘遂、海藻,临证配伍时应予注意。

五、焦山楂　焦神曲

【药对功效】　焦山楂功效详见第228页,焦神曲功效详见第24页。

【药对来源】　详见第六章第二节第228页。

【配伍效用】　详见第六章第二节第228页。

【临证应用】　用于暴饮暴食所致之功能性消化不良,胃胀腹痛,胁痛等症,证属饮食积滞型者(见于胰腺炎等)。

【常用剂量】　山楂6～10克,神曲6～10克。

【服用方法】　水煎分服,神曲宜包煎。

【注意事项】　若久病体虚之人出现食滞腹泻之症,则应慎用。

第三节　和解、理气、降逆类药对

一、柴胡　黄芩

【药对功效】　详见第二章第四节第36页。

【药对来源】　详见第二章第四节第37页。

【配伍效用】　详见第二章第四节第37页。

【临证应用】 用于胸胁苦满、口苦、咽干等症,证属邪踞少阳、湿热内蕴型者(见于胰腺炎等,证属少阳失疏型者)。柴胡配伍黄芩为用治少阳证之要药,用于胸胁苦满、口苦、咽干等症,常与半夏、甘草等合用,以清半表半里之热,共收和解少阳之功,方如《伤寒论》之"小柴胡汤"。现代临床用于肝、胆、胃、胰之疾患,表现为少阳证者。

【常用剂量】 柴胡3~9克,解表退热宜生用,且用量宜稍重;疏肝解郁宜醋炙,升阳可生用或酒炙,其用量皆宜稍轻;黄芩3~10克,清热多生用,安胎多炒用,清上焦热可酒炙用,止血可炒炭用。

【服用方法】 水煎分服。

【注意事项】 柴胡其性升散,古人有"柴胡劫肝阴"之说,故凡阴虚阳亢,肝风内动,阴虚火旺及气机上逆者,皆忌用或慎用。此外,两药配伍,其性苦寒,易于伤阳,故凡脾胃虚寒、食少便溏者,皆忌用。

二、柴胡 白芍

【药对功效】 柴胡功效详见第36页,白芍详见第32页。

【药对来源】 详见第二章第四节第38页。

【配伍效用】 详见第二章第四节第38页。

【临证应用】 用于胸胁胀痛、急躁易怒等症,证属肝胆气郁、肝脾(或胆胃)不和型者(见于急性胰腺炎等)。

1. 用治肝郁气滞证 该药对常与香附、川芎配伍同用,以用治胸胁或少腹胀痛,胸闷善太息,情志抑郁易怒,或嗳气,妇女月经失调,痛经,脉弦等症者,方如《景岳全书》之"柴胡疏肝散"。

2. 用治肝郁血虚脾弱证 该药对常配伍当归、白术、茯苓等同用,以用治胁肋作痛,头晕目眩,口燥咽干,神疲食少,或妇女月经不调,乳房胀痛,脉弦而虚等症者,方如《太平惠民和剂局方》之"逍遥散"。

3. 用治肝脾气郁证 该药对常配伍枳实、炙甘草等共用,以用治胸胁胀闷,脘腹疼痛,泄利,脉弦等症。

【常用剂量】 柴胡3～9克,解表退热宜生用,且用量宜稍重;疏肝解郁宜醋炙,升阳可生用或酒炙,其用量皆宜稍轻;白芍5～15克,特殊用治可用至15～30克,平肝敛阴多生用,养血调经多炒用或酒炒用。

【服用方法】 水煎分服。

【注意事项】 两药配伍,凡阳衰虚寒证,真阴亏损,肝阳上升者,皆忌用。白芍反藜芦。

三、柴胡　枳实

【药对功效】 柴胡功效详见第36页,枳实功效详见第39页。

【药对来源】 详见第二章第四节第39页。

【配伍效用】 详见第二章第四节第39页。

【临证应用】 用于胸胁胀满,脘腹疼痛,嗳气不舒,食欲缺乏,全身倦怠等症,证属肝脾不调型者(见于胰腺炎等)。

【常用剂量】 柴胡3～9克,解表退热宜生用,疏肝解;郁宜醋炙,升阳可生用或酒炙;枳实3～9克,大剂量可用至30克。

【服用方法】 水煎分服。

【注意事项】 该药对疏肝理气之力较峻猛,故凡一般气郁轻证或兼阴血不足者、肝风内动、气机上逆者及孕妇,皆应忌用或慎用。

四、柴胡　防风

【药对功效】 柴胡功效详见第36页,防风功效详见第21页。

【药对来源】 详见第二章第四节第41页。

【配伍效用】 详见第二章第四节第41页。

【临证应用】 用于发热、头痛、全身不适等症,证属风寒、风热型者(见于胰腺炎等)。用治风热证,该药对配伍栀子、甘草、桔梗、薄荷等合用,上述诸药各等份,水煎分服,方如《普济方》引《指南方》之"柴胡防风汤"。

【常用剂量】　柴胡 3～9 克,防风 4.5～9.0 克。

【服用方法】　水煎分服。

【注意事项】　凡阴虚阳亢,肝风内动,阴虚火旺、气机上逆及阴血亏虚、热病动风者,皆忌用或慎用。柴胡解表退热宜生用,且用量宜稍重;疏肝解郁宜醋炙;升阳可生用或酒炙;其用量皆宜稍轻。

五、陈皮　大腹皮

【药对功效】　陈皮功效详见第 42 页,大腹皮功效详见第 125 页。

【药对来源】　详见第三章第三节第 125 页。

【配伍效用】　详见第三章第三节第 125 页。

【临证应用】　用于脘腹胀闷,嗳气吞酸,大便秘结等症,证属胃肠气滞型者(见于慢性胰腺炎等)。用治湿阻气滞胃肠,脘腹胀闷,大便不爽等症,该药对常与藿香、厚朴等合用。用治食积气滞之脘腹痞胀,嗳气吞酸,大便秘结或泻而不爽等症,该药对常与山楂、麦芽、枳壳等共用,方如清·吴瑭之"加减正气散"。

【常用剂量】　陈皮 3～9 克,大腹皮 4.5～9.0 克。

【服用方法】　水煎分服。

【注意事项】　凡内有实热、舌赤少津者;脘腹虚胀者,皆不宜使用。另外,大腹皮一般情况下使用无明显不良作用,但曾有大腹皮复方汤剂引起过敏性休克及严重荨麻疹的报道。

六、陈皮　砂仁

【药对功效】　陈皮功效详见第 42 页,砂仁详见第 44 页。

【药对来源】　详见第二章第四节第 44 页。

【配伍效用】　详见第二章第四节第 44 页。

【临证应用】 用于脘腹胀痛,呕吐痞闷,全身乏力,饮食减少等症,证属脾胃气虚、痰阻气滞型者(见于急、慢性胰腺炎等)。

【常用剂量】 陈皮3～9克,砂仁3～6克。

【服用方法】 水煎分服。

【注意事项】 砂仁与陈皮皆属辛温香燥之品,凡内有实热或舌赤少津者,皆不宜使用。砂仁入散剂较佳,入汤剂宜后下。

七、川楝子 郁金

【药对功效】 川楝子功效详见第62页,郁金功效详见第63页。

【药对来源】 详见第九章第三节第321页。

【配伍效用】 详见第九章第三节第321页。

【临证应用】 用于胃脘胀痛、胁痛等症,证属气滞血瘀型者(见于慢性胰腺炎等)。

【常用剂量】 川楝子4.5～9.0克,郁金5～12克,研末服2～5克。

【服用方法】 水煎分服。川楝子炒用寒性减低。

【注意事项】 脾胃虚寒者,慎用。川楝子有毒,不宜过量或持续服用,以免中毒。此外,郁金畏丁香。

八、佛手 香橼

【药对功效】 佛手功效详见第63页,香橼功效详见第234页。

【药对来源】 详见第六章第三节第234页。

【配伍效用】 详见第六章第三节第234页。

【临证应用】 用于胸腹胀痛,嗳气不舒等症,证属肝郁气滞型者(见于慢性胰腺炎等)。用治胸、腹胀痛等症,证属肝郁气滞,肝气犯胃,升降功能失调者。

【常用剂量】　佛手 3～9 克,香橼 3～9 克。

【服用方法】　水煎分服。

【注意事项】　肝胆实火者,慎用。

九、木香　黄连

【药对功效】　木香功效详见第 51 页,黄连功效详见第 18 页。

【药对来源】　详见第二章第四节第 55 页。

【配伍效用】　详见第二章第四节第 55 页。

【临证应用】　用于脘腹胀痛等症,证属中焦气滞型者(见于慢性胰腺炎等)。用治胃痞、胃脘疼痛证,凡胃脘痛、胃脘胀闷、腹胀腹痛等症,证属胃肠气滞兼有热象者,可以该药对伍用,以清热行气。

【常用剂量】　木香 6～10 克,黄连 3～10 克。

【服用方法】　水煎分服,研末入丸、散剂吞服。

【注意事项】　凡胃虚呕恶,脾虚泄泻,五更肾泻,舌苔白滑,脉迟而缓者,皆应慎用黄连。木香煎服宜后下。两药配伍,痢疾早期忌用。因木香性温而升,有收敛止涩之功,而痢疾早期切忌止涩,宜选"枳实导滞丸",后用"香连丸"效佳。《本草经集注》:"黄连恶菊花、芫花、玄参、白鲜皮;畏款冬。"《药性论》:"黄连恶白僵蚕,忌猪肉。"《蜀本草》:"黄连畏牛膝。"

第四节　化湿利水类药对

一、苍术　白术

【药对功效】　苍术功效详见第 21 页,白术功效详见第 86 页。

【药对来源】　详见第三章第四节第 139 页。

【配伍效用】　详见第三章第四节第 140 页。

【临证应用】　用于功能性消化不良、胸脘满闷、食欲缺乏、恶心呕吐诸症,证属脾胃虚弱、痰食不运、湿阻中焦、气机不利、纳运无常型者(见于胰腺炎等)。

1. 苍术、白术常相须为用,与"二陈汤"相合,即为《张氏医通》之"二术二陈汤",主治脾虚痰食不运。对于以上诸症表现为脾胃虚弱、纳运失职、脘腹胀满、恶心呕吐,甚或下肢微肿者,效果甚著;若午后腹胀较甚者,参合"小乌附汤"(乌药、香附),则行气消胀之力益彰,尚无耗散正气之弊。

2. 近代名中医施今墨老先生临证处方之时,苍术、白术习惯用炒品,一则可去其燥,二则能增强健脾之功。两药运用,颇有法度。《本草崇原》曰:"凡欲补脾,则用白术,凡欲运脾,则用苍术,欲补运相兼,则相兼而用,如补多运少,则白术多而苍术少,运多补少,则苍术多而白术少。"

【常用剂量】 苍术 6～10 克,白术 10～15 克。

【服用方法】 水煎分服。

【注意事项】 凡阴虚内热,气虚多汗、津液亏耗者,皆慎用。

二、苍术 厚朴

【药对功效】 苍术功效详见第 21 页,厚朴功效详见第 48 页。

【药对来源】 详见第二章第五节第 65 页。

【配伍效用】 详见第二章第五节第 65 页。

【临证应用】 用于脘腹胀闷,呕恶食少,吐泻乏力等症,证属湿阻中焦,脾失健运型者(见于胰腺炎等)。该药对相须为用,与陈皮、甘草等配伍共用,方如《太平惠民和剂局方》之"平胃散",主治湿阻脾胃,脘腹胀满,嗳气吞酸,怠惰嗜卧,呕吐泄泻者,收燥湿运脾,行气和胃的功效。若古苔黄腻,口苦咽干,但不甚渴饮,此乃湿热俱盛证,宜配伍黄芩、黄连等同用,使湿热两清;若兼食滞,而又腹胀,大便秘结者,宜配加槟榔、莱菔子、枳壳等合用,以消导积滞、消胀除满、下气通便;若兼脾胃寒湿,脘腹胀痛,畏寒喜热者,可配加干姜、肉桂伍用，以温化寒湿；若呕吐明显者，可配加半夏同用，以和胃止呕；若兼外感而见恶寒发热者，可配加藿香、紫苏叶、白芷等共用，以解表化浊。

【常用剂量】　苍术 6～10 克，厚朴 6～10 克。

【服用方法】　水煎分服。

【注意事项】　凡气虚、阴虚内热、津伤血枯者及孕妇，皆慎用。

第十三章　反流性食管炎

反流性食管炎是由于食管下端括约肌功能失调,或幽门括约肌的关闭功能全,胃和(或)十二指肠内容物反流进入食管,引起食管黏膜充血、水肿,甚至糜烂等炎性改变,以及食管功能障碍的疾病。本病的好发部位在食管中、下段,以下段最为多见。反流性食管炎的临床表现以胸骨后或剑突下烧灼样疼痛、咽下困难、胃食管反流为特点,严重者可出现食管黏膜糜烂而出血。根据反流性食管炎的临床特征,本病当属于中医学中的"噎膈、胸痛、吐酸"等病证范畴。

中医学认为,食管属胃,胃为水谷之海,与脾互为表里,一升一降,共司受纳、消化、运转和输布功能,而脾胃运化与肝疏泄有关,故食管炎病位虽在食管,但病理机制与肝、脾、胃关系密切。情志不畅、饮食失调、劳累过度或久病伤脾均可发病。

1. 情志不畅,忧郁恼怒,肝失疏泄,横逆脾胃,气机升降失调,胃气上逆;或肝郁化火,火灼胃阴,胃失润降,食管干涩。两者均可损伤食管。

2. 饮食不节,过食辛辣、热烫之物,或烟酒过度,或服用了对食管有损伤的药物,损伤脾胃,气机阻滞,胃失和降,胃气上逆。

3. 劳累过度,或久病伤脾,脾气虚弱,运化失职,痰湿内生,阻滞气机,痰气交阻,胃失和降,胃气上逆。

综上所述,本病的主要发病机制是胃气上逆,升降失司,从而产生胸骨后或剑突下烧灼感或痛,反酸、吞咽不顺等症。

第一节 清热燥湿、理气降逆类药对

一、半夏 黄连

【药对功效】 半夏功效详见第19页，黄连功效详见第18页。

【药对来源】 详见第二章第一节第19页。

【配伍效用】 详见第二章第一节第19页。

【临证应用】 用于心下痞满、脘腹胀痛等症，证属痰热内扰、湿热内阻型者（见于反流性胃炎等）。

1. 用于"痰热互结于心下胃脘部，按之则痛"之结胸证，该药对与瓜蒌伍用，医圣张仲景称之为"小陷胸汤"，用以清热涤痰开结。临证加减，可用治咳嗽、哮喘、胃脘痛（慢性胃炎）、胸痹（心绞痛）、急性腺炎、胆道蛔虫、幽门梗阻、梅核气等。

2. 该药对与其他药物配伍同用，还见于清·王孟英《霍乱论》之"蚕矢汤""金元四大家"李杲《脾胃论》之"升阳益胃汤"等方剂之中，这些方剂都是临床用治痰热证、湿热证的常用方剂。

【常用剂量】 半夏3～9克，黄连2～5克。

【服用方法】 水煎分服。

【注意事项】 凡阴虚燥咳、津伤口渴、血证及燥痰者，皆禁用；凡脾虚泄泻、五更肾泻、孕妇，皆慎用。

二、枳实 竹茹

【药对功效】 枳实功效详见第39页，竹茹功效详见第33页。

【药对来源】 详见第二章第三节第64页。

【配伍效用】 详见第二章第三节第64页。

【临证应用】 用于食滞纳呆、呕恶不止等症，证属脾胃气滞、痰浊内阻型者（见于反流性食管炎等）。

用治胃失和降，气逆于上，表现为恶心、呕吐痰涎、脘痞嗳气、

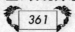

食少纳呆等胃肠道症状。属胃实有热者,与黄连、石膏、半夏合用;属胃虚有热者,配加橘皮、生姜、人参同用。

【常用剂量】 枳实 3～10 克,竹茹 6～10 克。

【服用方法】 水煎分服,或入丸、散剂。

【注意事项】 凡脾胃虚寒所致之呕吐、寒痰、湿痰者,皆不宜使用。

三、紫苏梗　藿香

【药对功效】 紫苏梗功效详见第 134 页,藿香功效详见第 70 页。

【药对来源】 详见第三章第三节第 139 页。

【配伍效用】 详见第三章第三节第 139 页。

【临证应用】 用于嗳气呕恶、腹满纳呆等症,证属湿滞中焦型者(见于反流性食管炎等)。该药对可用治脾胃不和,气机不畅,湿滞中阻之证,表现为胸腹满闷、纳食不化、嗳气呕吐等症。

【常用剂量】 紫苏梗 5～9 克,藿香 6～10 克。

【服用方法】 水煎分服,或入丸、散剂。

【注意事项】 藿香不宜久煎;阴虚火旺或中焦火盛者,皆禁用。《本经逢原》称藿香梗"能耗气,用者审之"。用治疾病时应中病即止,不可过用。

第二节　理血类药对

一、丹参　檀香

【药对功效】 丹参功效详见第 27 页,檀香功效详见第 79 页。

【药对来源】 详见第二章第七节第 79 页。

【配伍效用】 详见第二章第七节第 79 页。

【临证应用】 用于各种心腹疼痛等症,证属气滞血瘀型者(见于食管炎等）。用于气滞血瘀所致之多种心腹疼痛等症,该药对与砂仁组成"丹参饮"方,常用于胃炎、溃疡病、胃脘疼痛等的治疗。

【常用剂量】　丹参 10～15 克,檀香 3～6 克。

【服用方法】　水煎分服。

【注意事项】　该药对行气活血力大,不宜长期大量使用,否则易于耗伤气血。

二、桃仁　苦杏仁

【药对功效】　详见第二章第七节第 83 页。

【药对来源】　详见第二章第七节第 83 页。

【配伍效用】　详见第二章第七节第 83 页。

【临证应用】　用于胸腹疼痛等症,证属瘀血停滞型者(见于食管炎等)。在行气活血方药中配加该药对,用于瘀血停滞之胸腹疼痛等症,往往可收到较好的疗效。

【常用剂量】　桃仁 6～12 克,苦杏仁 6～10 克。

【服用方法】　水煎分服,宜捣碎用,或入丸、散剂。

【注意事项】　该药对有较强的润肠通便作用,阴虚咳喘及大便溏泄者,皆忌用。孕妇及婴儿,皆慎用。

三、延胡索　乌药

【药对功效】　延胡索功效详见第 62 页,乌药功效详见第 57 页。

【药对来源】　详见第二章第七节第 84 页。

【配伍效用】　详见第二章第七节第 84 页。

【临证应用】　用于胸腹诸痛症,证属寒凝气滞型者(见于食管炎等)。该药对配伍薤白、瓜蒌同用,以辛散温通、散寒镇痛,可用治寒凝气滞所致之胸腹诸痛。

【常用剂量】　延胡索 3～10 克,多醋制后用;乌药 3～10 克。

【服用方法】 水煎分服。

【注意事项】 凡产后血虚,或经血枯少不利,气虚作痛者,皆非所宜。

第三节 燥湿化痰、软坚化瘀类药对

一、半夏 陈皮

【药对功效】 半夏功效详见第19页,陈皮功效详见第42页。

【药对来源】 详见第二章第九节第95页。

【配伍效用】 详见第二章第九节第95页。

【临证应用】 用于痰湿诸证,表现为胸闷胸痛,恶心、呕吐,脘腹胀满,苔腻脉滑等症,证属脾胃不和,痰湿内停,胃失和降型者(见于食管炎等消化系统疾病)。

1. 用治痰湿证,半夏配加陈皮,其化痰湿之力颇强,善治湿痰之证,可作为化痰的基本方剂随证加味,善治一切痰嗽之证,常以两药为对,酌配其他药物组方而治。

2. 含有该药对的古方很多,如《丹溪心法》之"保和丸"、《三因极一病证方论》之"温胆汤"、《症因脉治》之"香苓二陈汤"、《小儿药证直诀》之"异功散"、《太平圣惠方》之"半夏散"、《济生方》之"导痰汤"等。对因痰而致的各种病证,可视兼夹证的不同,酌情加减应用。

【常用剂量】 半夏3～9克,陈皮3～9克。

【服用方法】 水煎分服。

【注意事项】 该药对性温燥,故热痰、燥痰证及妊娠期,皆不宜使用。陈皮的单体成分如橙皮苷、甲基查耳酮、陈皮油等有一定的毒性。陈皮油乳剂胆管给药后,个别患者有腹痛、呕吐、发热等不良反应。

二、海浮石 瓦楞子

【药对功效】 海浮石功效详见第 99 页，瓦楞子功效详见第 72 页。

【药对来源】 详见第二章第十节第 99 页。

【配伍效用】 详见第二章第十节第 99 页。

【临证应用】 用于胸痛、胃痛、反酸等症，证属痰火郁结型者（见于反流性食管炎等）。用治胸痛、胃痛吐酸等症，该药对伍加黄连、吴茱萸等同用，可制酸镇痛。

【常用剂量】 海浮石 10～15 克，瓦楞子 10～30 克。

【服用方法】 水煎分服，宜打碎先煎。

【注意事项】 瓦楞子化痰软坚宜生用，制酸宜煅用。

第十四章 便 秘

　　便秘是指由于大肠传导失常，导致大便秘结，排便周期延长；或周期不长，但粪质干结，排出艰难；或粪质不硬，虽有便意，但便而不畅的病证。便秘是临床上的常见症状，可出现于各种急慢性病证过程中。本节论述的是以便秘为主要表现的病证。临床上许多病证可以出现便秘的症状，如胃痛、腹痛、臌胀、黄疸等，此时的便秘不属本病证范畴，应参考有关章节论治。西医学中的功能性便秘、肠易激综合征、肠炎恢复期、直肠及肛门疾病所致之便秘、药物性便秘、内分泌及代谢性疾病所引起的便秘，以及肌力减退所致之排便困难等，均可参阅本节论治。

　　中医学认为，素体阳盛，或热病后余邪留恋，或肺热肺燥，下移大肠，或过食醇酒厚味、辛辣之物，或过服热药，均可致肠胃积热，耗伤津液，肠道干涩，粪质干燥，难于排出，即成"热秘"。忧愁思虑，脾伤气结；或抑郁恼怒，肝郁气滞；或久坐少动，气机不利，均可致腑气郁滞，通降失常，传导失职，糟粕内停，不得下行，或欲便不出，或出而不畅，或大便干结而成气秘。恣食生冷，凝滞胃肠；或外感寒邪，积聚肠胃；或过服寒凉，阴寒内结，均可导致阴寒内盛，凝滞胃肠，失于传导，糟粕不行而成冷秘。饮食劳倦，脾胃受损；或素体虚弱，阳气不足；或年老体弱，气虚阳衰；或久病产后，正气未复；或过食生冷，损伤阳气；或苦寒攻伐，伤阳耗气，均可致气虚阳衰，气虚则大肠传导无力，阳虚则肠道失于温煦，阴寒内结，导致便下无力，大便艰涩而成虚秘。素体阴虚，津亏血少；或病后产后，阴血虚少；或失血夺汗，伤津亡血；或年老体弱，阴血亏虚；或久用辛香燥热，损耗阴血，均可导致阴亏血少，血虚则大肠不荣，阴亏则大肠干涩,致大便干结,便下困难而成虚秘。以上各种原因常相兼为病,使病因复杂多变。如肠燥津亏者易被邪热侵扰,气虚阳衰者不耐寒凉饮食之伤,气机郁滞者常易化燥而伤津,大肠肠道无力,又是津凝、郁阻因虚致实的前因。热、实、冷、虚四种便秘的证候表现常有相兼或演变,如邪热蕴积与气机郁滞并存,阴寒积滞与阳气虚衰同在,气机郁滞,日久化热,而导致热结;热结日久,耗伤阴津,可导致阴虚。热秘、冷秘、气秘属实,阴阳气血不足的虚秘属虚。实秘病机为邪滞胃肠,壅塞不通;虚秘病机为肠失温润,推动无力。虚实二者常相转化,可由实转虚,可因虚致实,可虚实兼杂。

便秘的病位在大肠,与脾、胃、肺、肝、肾也有密切关系。胃与肠相连,胃热炽盛,下传大肠,燔灼津液,大肠热盛,燥屎内结;脾失健运,糟粕内停,则大肠失传导之功;肺与大肠相表里,肺热肺燥,下移大肠,则肠燥津枯;肝主气机,肝郁气滞,则腑气不通,气滞不行;肾司二便,肾阴不足,则肠失濡养,便干不行,肾阳不足,则大肠失于温煦,传运无力,大便不通。

第一节 健脾、消导、润肠、泻下类药对

一、大黄 荆芥穗

【药对功效】 大黄、荆芥穗为临证常用的清热通便药对。

1. 大黄 详见第二章第三节第25页。

2. 荆芥穗 为唇形科一年生草本植物荆芥的花穗。性微温,味辛。归肺、肝经。具有祛风解表,透疹消疮,止血的功效。发表透疹消疮宜生用,止血宜炒用。荆芥穗更擅长于祛风。

【药对来源】 大黄、荆芥穗伍用,见于《宣明论方》之"倒换散"。

【配伍效用】 大黄性重浊沉降,力猛善行,具有荡涤肠胃实热积滞作用,善清血分实热,并能活血祛瘀。主治热结便秘,胃肠积滞,湿热痢疾,血热妄行,瘀血证,黄疸,淋证,热毒疮疡,烧、烫伤等

症。荆芥味辛芳香,微温不燥,为轻扬之剂。用于外感表证;感冒咳嗽,咳痰不爽;头风疼痛;疮疡初起,局部红肿疼痛;小儿麻疹初起,透发不畅;风热瘾疹,皮肤瘙痒;出血诸证;瘰疬痰核,痔漏肿痛等症。其穗味辛,性温,气味轻扬,擅长升散,入手太阴、足厥阴气分,其擅长散邪发表,祛经络中风热。大黄以降为主,荆芥穗以升为要,两药相配为伍,参合而用,一升一降,相互制约,相互促进,升中有降,清中有散,清升浊降,表里双解,药虽苦寒而不呆滞,泻下通便,清热疏风,共奏清热通便之功效。

【临证应用】 用于大小便不通等症,证属脏腑实热型者(见于便秘等)。

1. 大黄、荆芥穗相伍为用,既可解表邪,又能泻里热,内外分消,为用治风热壅盛,表里俱实诸证之要药。对于风热疮疖、咽喉肿痛,可单用两药水煎服,方如《医方大成》之"荆黄汤",主治风热结滞,或生疮疖,风热上壅,脏腑实热,咽喉肿痛,大便秘结等症。

2. 若表里俱实之重证,须与防风、薄荷、石膏等合用,方如《宣明论方》之"防风通圣散":防风、荆芥、连翘、麻黄、薄荷、川芎、当归、白芍、栀子、大黄、芒硝、石膏、黄芩、桔梗、甘草、滑石、白术。用治外感风邪,内有蕴热,表里皆实,恶寒发热,头痛眩晕,口苦口干,咽喉不利,大便秘结,小便短赤,以及疮疡肿毒等症。

3.《宣明论方》之"倒换散",以大黄、荆芥穗相配伍用,用治新久癃闭,少腹急痛,肛门肿痛。若用治小便不通者,大黄减半;大便不通者,荆芥穗减半,两药混合研末,水煎代茶水饮用。

【常用剂量】 大黄 3～10 克,荆芥穗 6～10 克。

【服用方法】 水煎分服,大黄宜后下。

【注意事项】 非实热证者,不可服。

二、大黄 肉桂

【药对功效】 详见第二章第三节第 25 页。

【药对来源】 详见第二章第三节第 25 页。

【配伍效用】 详见第二章第三节第 26 页。

【临证应用】 用于脘腹冷痛,手足不温,大便秘结,舌苔黏腻,脉沉迟等症,证属脏腑寒凝积滞型者(见于习惯性便秘等)。用治老年人阳虚便秘,表现为大便秘涩,面白无华,精神疲惫,畏寒肢冷,腰膝酸软,舌质淡,脉沉细等症,治以温阳通便为法,可取该药对配伍"济川煎"而用。

【常用剂量】 大黄 3～12 克,肉桂 6～10 克。

【服用方法】 水煎分服,两药皆不宜久煎,宜后下。

【注意事项】 凡实热积滞便秘、虚寒性出血及孕妇,皆不可使用。肉桂:《得配本草》曰:"畏生葱、石脂。"

三、大黄 附子

【药对功效】 大黄功效详见第 25 页,附子功效详见第 85 页。

【药对来源】 详见第九章第二节第 313 页。

【配伍效用】 详见第九章第二节第 313 页。

【临证应用】 用于年老体弱、大便秘结、腹部疼痛、产后大便不通等症,证属阳虚寒积或寒实内结型者(见于便秘或产后便秘等)。

1. 医圣张仲景取大黄、附子配伍细辛同用,即《金匮要略》之"大黄附子汤",以用治寒积里实证,表现为腹痛便秘,胁下偏痛,发热,脉紧弦等症。

2. 大黄、附子配加干姜、人参、甘草共用,亦即《备急千金要方》之"温脾汤",以用治脾阳不足,寒积便秘等症。

【常用剂量】 大黄 3～10 克,附子 3～15 克。

【服用方法】 水煎分服。

【注意事项】 大黄、附子配伍为温下药对,宜用于寒实病证,故凡实热便秘、阴虚阳亢者及孕妇,皆忌用;附子反半夏、瓜蒌、贝母、白及、白蔹,临证配伍时,应予禁忌;附子有毒,应制用,附子宜先煎 30～60 分钟,至口尝无麻辣感为度,勿服过量,否则引起中毒。大黄煎煮时宜后下。

四、大黄　芒硝

【药对功效】　大黄功效详见第 25 页,芒硝功效详见第 314 页。

【药对来源】　详见第九章第二节第 314 页。

【配伍效用】　详见第九章第二节第 314 页。

【临证应用】　用于积食不下,腹痛,痞满拒按,壮热,神昏谵语,苔黄燥而起刺,脉滑数或沉实有力等症,证属胃肠实热积滞或热结型者(见于习惯性便秘等)。

1. 该药对系医圣张仲景所创制,配伍厚朴、枳实同用,以用治痞、满、燥、实俱备之阳明腑实重证。若水热互结所致之结胸证,心下痛、按之石硬、大便不通等症者,则配以甘遂共用,以泻热逐水散结。若时行热病,壮热口渴,抽搐谵妄等症者,可与栀子、黄芩、连翘共用。若其燥、实较甚者,益以甘草伍用,能缓硝、黄的寒峻之性使之不伤胃气,方如《伤寒论》之"调胃承气汤"。

2. 该药对配伍玄参、生地黄、麦冬同用,亦即"增液承气汤",以用治阳明温病,热结阴亏,燥屎不行,下之不通等症。

3. 该药对伍以火麻仁、苦杏仁、白芍、枳实共用,可用治内伤病,津伤热结之便秘证。

【常用剂量】　大黄 3～10 克,芒硝 10～15 克。

【服用方法】　水煎分服,或加温水行保留灌肠。芒硝也可对入药汁内,或开水溶化后分服。

【注意事项】　凡年老体虚,阴津亏虚,孕妇,皆忌用。大黄宜后下。

五、瓜蒌仁　郁李仁

【药对功效】　瓜蒌仁、郁李仁为临证常用的润肠通便药对。

1. 瓜蒌仁 为葫芦科植物瓜蒌的成熟果实的仁。性寒、味甘、微苦。归胃、大肠经。有止消渴、利大便的功效。

2. 郁李仁 为蔷薇科植物欧李或郁李的成熟种子。性平,味辛、苦、甘。归大肠、小肠经。具有润肠通便,利水消肿的功效。

【药对来源】 瓜蒌仁、郁李仁伍用,见于《常用中药药对分析与应用》。

【配伍效用】 瓜蒌仁,质润多油,擅长荡涤痰痈而导积滞,具有滑肠通便的功效。用于肺热咳嗽,尤其适宜于伴有胸痛之咳嗽痰多,咳痰不爽之证;热痰内阻,烦渴便秘;热证痈疡,肺痈、乳痈、肠痈等。郁李仁体润滑降,润燥通便,具有缓泻的功效,适用于津枯血少肠燥之便秘,又能利水消肿,用于水肿、小便不利。主治大肠气滞,肠燥便秘,水肿腹满,脚气,小便不利等症。两药皆入大肠经,瓜蒌仁兼入肺经,质润多油,擅长宣肺通便、润肺滑肠,郁李仁润下力强,兼行大肠之气滞。两药相配为伍,相须为用,能降,能润,更增强了润肠通便之功效。

【临证应用】 该药对擅长润肠通便,主要用于大便秘结,便闭不通等症,证属肠燥津枯型者,不论是实秘还是虚秘,皆可随证加减而用(见于功能性便秘、肠炎恢复期肠蠕动减弱引起的便秘、肌力减退所致的排便困难等)。

1. 治热秘,表现为腹胀腹痛,口干口臭,面红心烦,或有身热,小便短赤,舌红,苔黄燥,脉滑数等症,可与"麻子仁丸"合用。

2. 治气秘,表现为大便干结,欲便不得出,或便而不爽,肠鸣矢气,腹中胀痛,嗳气频作,纳食减少,胸胁痞满,舌苔薄腻,脉弦等症,可与"六磨汤"共用。

3. 治冷秘,表现为手足不温、呃逆呕吐等症,可与"温脾汤"同用。

4. 治肺失宣降,阴虚肺热所致之便秘,常与桑白皮、苦杏仁、紫苏子、枳壳共用,以达宣肺镇咳、启上通下之功效。

【常用剂量】　瓜蒌仁 6～15 克,郁李仁 6～12 克。

【服用方法】　水煎分服。

【注意事项】　体虚久病之人,不可久用。孕妇慎用。瓜蒌反乌头,临证配伍时,应予注意。

六、火麻仁　瓜蒌仁

【药对功效】　火麻仁、瓜蒌仁为临证常用的润肠通便药对。

1. 火麻仁　为大桑科植物大麻的种仁。性平,味甘。归脾、胃、大肠经。具有润肠通便的功效。

2. 瓜蒌仁　详见第十四章第一节第 371 页。

【药对来源】　火麻仁、郁李仁伍用,见于《常用中药药对分析与应用》。

【配伍效用】　火麻仁润燥滑肠,可随证配伍,用于多种大便秘结之证。瓜蒌仁味甘性寒,质润多油,擅长荡涤痰痫而导积滞,有滑肠通便的功效,在上者可降,在下者可行。两药皆味甘善补,同入手足阳明二经,火麻仁兼入脾,脾虚不能为胃行其津液者用之则宜。瓜蒌仁兼入肺经,肺燥兼便秘者,用之最为适宜,瓜蒌仁尚有降气的作用,火麻仁亦能活血,两药相配为伍,参合而用,气血俱调,肺、脾、大肠同治。脾气升则津液行,肺与大肠既得脾津之润,又得两药油脂之润,共奏润燥通便之功效。

【临证应用】　用于大便秘结等症,证属体质较为虚弱、津液不足、津血枯少之肠燥便秘型者(见于功能性便秘、肠炎恢复期肠蠕动减弱引起的便秘、肌力减退所致之排便困难等)。

1. 该药对擅长润肠通便,多用治虚证便秘,临证常与柏子仁、郁李仁等合用,并根据气血阴阳虚衰情况随证加减相应药物合用。

2. 治气虚证,表现为排便困难,用力努挣则汗出短气、便后乏力、肢倦懒言等症,可配伍黄芪、白术、党参、白蜜等共用。

3. 便秘偏于血虚者,可配加当归、生地黄、桃仁、柏子仁、枳壳等同用,方如"润肠丸"。

4. 便秘偏于阴虚者,可配加生地黄、麦冬、玄参、沙参、当归等共用,方如"增液汤"。

5. 便秘偏于阳虚者,可与肉苁蓉、附子、当归、升麻伍用,方如"济川煎"。

【常用剂量】　火麻仁 10～15 克,瓜蒌仁 10～15 克。

【服用方法】　水煎分服。

【注意事项】　凡脾虚便溏及湿痰者,皆忌用。

七、鸡内金　芒硝

【药对功效】　鸡内金功效详见第 27 页,芒硝功效详见第314 页。

【药对来源】　详见第十章第二节第335 页。

【配伍效用】　详见第十章第二节第335 页。

【临证应用】　用于腹胀、便秘等症,证属气秘型者(见于术后肠梗阻、肠胀气等)。

该药对配伍大黄、厚朴、甘草同用,可用治腹胀、便秘等症。

【常用剂量】　鸡内金水煎分服 3～10 克,研末服 1.5～3 克,芒硝 10～15 克。

【服用方法】　鸡内金水煎或研细末服,芒硝冲入药汁内或开水溶化后服。

【注意事项】　孕妇忌用。鸡内金不宜久煎,以免影响疗效。

八、肉苁蓉　黑芝麻

【药对功效】　肉苁蓉、黑芝麻为临证常用的滋补肝肾、润燥通便药对。

1. 肉苁蓉　为列当科一年生草本植物肉苁蓉的肉质茎。性温,味甘、咸。归肾、大肠经。具有补肾阳,益精血,润肠通便的功效。

2. 黑芝麻 为脂麻科植物脂麻的成熟种子。性平,味甘。归肝、肾、大肠经。具有补肝肾,益精血,润肠燥的功效。

【药对来源】 肉苁蓉、黑芝麻伍用,见于《常用中药药对分析与应用》。

【配伍效用】 肉苁蓉、黑芝麻皆为临证常用润燥滑肠之品。然肉苁蓉甘咸性温,在滑肠通便的同时兼具补肾阳、益精血、暖腰膝之功效。主治肾阳虚衰、精血阳痿,遗精,白浊,尿频余沥,腰痛脚弱,耳鸣目花,月经延期,宫寒不孕,肠燥便秘等症。黑芝麻性平甘润,入肝肾血分,具有补肝益肾,益精血,乌须发,明耳目的作用。因药力平和,香美可口且不伤脾胃,常单用作食疗药久服。又因其质润多脂,能泽枯润燥,滑肠通便,临证多用治便秘。两药皆为甘补之品,同入肾、大肠二经,相配为伍,相须为用,相互促进,大大增强了滋补肝肾、养血润燥、滑肠通便之功效。

【临证应用】 用于大便秘结不通等症,证属津枯血少型者(见于老年性便秘等)。该药对用治便秘,不论老人或病后、产后,凡津枯血少所致之便秘,皆有卓效,临证时多与火麻仁、当归同用。

【常用剂量】 肉苁蓉15~30克,黑芝麻10~30克。

【服用方法】 经捣碎后,水煎分服。

【注意事项】 凡相火偏旺、实热便结、大便溏泻者,皆不宜服用。肉苁蓉药力和缓,用量小则不效,故用量宜大。

九、生地黄　白术

【药对功效】 生地黄、白术为临证常用的健脾燥湿、清热通便止血药对。生地黄功效详见第168页,白术功效详见第86页。

【药对来源】 生地黄、白术伍用,见于《杂病源流犀烛》之"白术丸"。

【配伍效用】 生地黄养阴清热凉血,润肠通便,有润燥的功效,无滋腻之后患;其用在养不在通,为滋养之上品。白术芳香质柔,可升可降,守而不走,其用健脾益气,燥湿利水,止汗,安胎。白术止泻,缘其燥湿健脾,然重用本品,又有通便之效,其机制亦在其燥湿健脾之功,津液本为脾胃所生,湿气困脾,失健运,津液无从所生,肠道阴枯便结,今湿气一去,气得周流,胃强脾健,纳运相济,津液自无不生之理,肠润便自能通。生地黄、白术相配为伍,参合而用,一燥一润,阴阳并调,健脾与养阴共施,相制相济,并行不悖,阳运阴布,腑气调畅,肠道得润,便自能通。两药合用,亦可用治肠风、痔漏、便血,生地黄清热凉血,白术健脾燥湿,运气利血,两药配伍,一者清热凉血绝其出血之因,一者运气利血断其留瘀之患,可谓独具深义。

【临证应用】　用于大便不通等症,证属脾虚津液不行型者(见于便秘等)。用治脾虚津液不行而致便秘者,可重用生白术或与生地黄、升麻伍用,以运脾生津润肠;若脾肾虚寒,推动无力,大便秘结者,可与肉苁蓉、附子同施,以温肾暖脾润肠,方如《辨证录》之"暖阳汤";对于津枯肠燥者,可配伍当归、火麻仁、生何首乌等共用。

【常用剂量】　生地黄10～30克,白术30～60克,该药对小剂量止泻,大剂量通便。

【服用方法】　水煎分服。

【注意事项】　凡热病引起的实热便秘,皆忌用。

第二节　和解、理气、降逆、理血类药对

一、瓜蒌　枳实

【药对功效】　瓜蒌功效详见第59页,枳实功效详见第39页。

【药对来源】　详见第七章第二节第274页。

【配伍效用】　详见第七章第二节第274页。

【临证应用】　用于大便不通等症,证属痰热结胸型(见于结肠炎等所引起的便秘)。该药对可用治心下(胃脘)痞满、胀痛,纳呆,

大便不利、便秘等症。现代名中医岳美中教授认为：对于咳喘,胸闷痛,痰黄稠而难咳,用之有较好的疗效,伴大便秘结者尤为适宜。引自胥庆华《中药药对大全》。

【常用剂量】 瓜蒌 10～20 克,枳实 3～9 克。

【服用方法】 水煎分服。

【注意事项】 孕妇、脾虚虚弱者,皆慎用。

二、厚朴 枳实

【药对功效】 厚朴功效详见第 48 页,枳实功效详见第 39 页。

【药对来源】 详见第二章第四节 48 页。

【配伍效用】 详见第二章第四节 48 页。

【临证应用】 用于胸腹胀满、脘腹痞闷或喘满呕逆,或便结不通等症,证属气滞痰郁型者(见于便秘等)。无论寒热、痰湿所致之胸腹胀满、脘腹痞闷或喘满呕逆,或便结不通等症,皆可应用。诸如《伤寒论》之"大承气汤"中,用之助大黄、芒硝以下胃中实热;《济生方》之"橘核丸"方剂,用之行结水、破宿血,以疗癫病卵核肿胀偏有大小或坚硬如石。然该药对破气之峻猛、行气之疾速,非寻常之辈可比。气实者用之疗效确切,气虚阴弱者切不可轻用。

【常用剂量】 厚朴 3～10 克,或入丸、散剂;枳实 3～9 克,大量可用至 30 克,炒后性较平和。

【服用方法】 水煎分服。

【注意事项】 凡气虚或阴虚者,皆慎用。

三、枳实 白术

【药对功效】 枳实功效详见第 39 页,白术功效详见第 86 页。

【药对来源】 详见第五章第二节第 186 页。

【配伍效用】 详见第五章第二节第 186 页。

【临证应用】 用于腹胀满闷,食少纳呆,大便秘结等症,证属脾胃气滞型者(见于胃肠炎等)。用治脾虚气滞,宿食不消或痰饮停积胃脘所致之心腹满闷不快,大便不爽等症。偏于脾虚,表现为素体脾虚,或饮食难以消化等症,选取《脾胃论》之"枳术丸",重用白术,略配健胃消食之品,如麦芽、山楂等同用;偏于饮食失节,食积停聚,选取《金匮要略》之"枳术汤",重用枳实,并酌配行气导滞之品,如厚朴、莱菔子等共用;若食积化热,湿热互结,下痢泄泻,或便秘,小便短赤等症,可配加大黄、黄连、泽泻合用,如《内外伤辨惑论》之"枳实导滞丸"。

【常用剂量】 枳实 3~10 克,白术 3~15 克。

【服用方法】 水煎分服,或入丸、散剂。

【注意事项】 忌桃、李、雀肉等物。

四、桃仁　苦杏仁

【药对功效】 详见第二章第七节第 83 页。

【药对来源】 详见第二章第七节第 83 页。

【配伍效用】 详见第二章第七节第 83 页。

【临证应用】 用于口干、口渴,大便秘结不通等症,证属虚人津枯肠燥,肠中失濡型者(见于习惯性便秘等)。

【常用剂量】 桃仁 6~12 克,苦杏仁 6~10 克。

【服用方法】 水煎分服,宜捣碎用,或入丸、散剂。

【注意事项】 该药对有较强的润肠通便作用,凡阴虚咳喘及大便溏泄者,皆忌用;凡孕妇及婴儿,皆慎用。

第三节　补益类药对

一、当归　肉苁蓉

【药对功效】 当归、肉苁蓉为临证常用的温阳益精、润燥通便药对。当归功效详见第 245 页,肉苁蓉功效详见第 373 页。

【药对来源】 当归、肉苁蓉伍用,见于《景岳全书》之"济川煎"。

【配伍效用】 当归为补血之要药,既能补血、养血,又能柔肝镇痛、活血定痛,还能调经,质润多油,并能养血润燥、滑肠通便。肉苁蓉能除热补中,酸能入肝,咸能滋肾,有温和的补肾助阳的作用,其质柔润,并能润燥滑肠。两药相配为伍,参合而用,当归养血润燥,肉苁蓉温肾益精,润燥滑肠,两药相配伍用,补而不燥,滋而不腻,既可补血益血,又能润肠通便。有降下无伤阳气,温润不灼阴液之特点。故两药相须为用,相互促进,以补为通,共奏养血润燥、滑肠通便之功效。

【临证应用】 用于腰酸腿软,口干、口渴,大便秘结等症,证属肾气虚弱型者;或用于温热病后期,肠燥便秘,老年人、虚人、产后津液不足,大便秘结等症,证属血虚肠燥型者(见于习惯性便秘等)。该药对配伍火麻仁、生地黄、生何首乌、柏子仁等同用,可用治病后、产后阴血不足,津少血枯之肠燥便秘。

【常用剂量】 当归 10～15 克,肉苁蓉 15～60 克。

【服用方法】 水煎分服,研末入丸、散剂吞服。

【注意事项】 热盛出血患者,禁用;凡阴虚火旺、湿盛中满、大便溏泄、肠胃实热之大便秘结者,皆忌用。用于肾虚血弱证,应与其他补肾养血药合用,否则,一过不留,有泻无补。

二、生地黄 玄参

【药对功效】 生地黄、玄参为临证常用的清热凉血、养阴生津药对。

1. 生地黄 详见第四章第一节第 168 页。

2. 玄参 为玄参科植物玄参的干燥根。性微寒,味甘、苦、咸。归肺、胃、肾经。具有凉血滋阴,泻火解毒的功效。

【药对来源】 生地黄、玄参伍用,见于《温病条辨》之"增液汤"。

【配伍效用】 生地黄,性凉而不滞,质润而不腻,擅长清热泻火、生津止渴、凉血止血,具有止血而不留瘀的特点,其功偏凉血止血。玄参质润多液,色黑入肾,为泻无根浮游之火之圣药,功善凉血解毒。主治温热病热入营血,身热,烦渴,舌绛,发斑,骨蒸劳嗽,虚烦不寐,津伤便秘,目涩昏花,咽喉肿痛,瘰疬痰核,痈疽疮毒等症。两药同入血分,相须配用,清中有补,养中促清。《本草纲目》云:"肾水受伤,真阴失守,孤阳无根,发为火病,法宜壮水以制火,故玄参与地黄同功。"两药相配为伍,参合而用,共奏清热凉血,养阴生津之功效。

【临证应用】 用于心烦急躁,口干口渴,大便秘结,便闭不通等症,证属阴虚燥热型者(见于便秘等)。

凡温病后期,或阴虚内热所致的热结津枯之便秘,可用该药对施治。方如《温病条辨》之"增液汤":生地黄、玄参、麦冬,以用治阳明温病,津液不足,大便秘结。若燥结太甚,则宜再加芒硝、大黄同用,以软坚化燥,泻下通便。

【常用剂量】 生地黄 10～15 克,玄参 10～15 克。

【服用方法】 水煎分服,或研末入丸、散剂吞服。

【注意事项】 凡脾胃虚寒,食少便溏者,皆忌用。

三、天冬 麦冬

【药对功效】 天冬、麦冬为临证常用的清热养阴、润肺止咳药对。

1. 天冬 为百合科植物天冬的块根。性大寒,味甘、苦。归肺、肾、胃经。具有养阴润燥,清肺生津的功效。

2. 麦冬 详见第二章第六节第 74 页。

【药对来源】 天冬、麦冬伍用,见于《素问病机气宜保命集》之"天门冬丸"。

【配伍效用】 天冬擅长润燥滋阴,清肺降火。用于阴虚劳热,咳嗽痰血;肺热咳嗽、咽燥痰粘;津液亏耗,咽燥口渴;肠燥便秘;痈肿;乳腺增生病;乳房肿瘤等。麦冬擅长泻肺中之伏火,清胃中之热邪。主治肺燥干咳,肺痈,阴虚劳嗽,津伤口渴,消渴,心烦失眠,咽喉疼痛,肠燥便秘,血热吐衄等症。两药相配为伍,参合而用,清肺、心、胃、肾之虚热,用之补肺可防伤肾,滋肾又可助肺,也有甘寒清润,金水相生,畅利三焦之妙用。天冬、麦冬皆为甘寒清润之品,两药养阴润燥之功极为相似,故相须为用。又麦冬入于肺经,以养肺阴;天冬兼入肾经,以润肾燥,两药相配伍用,有金水相生之妙。

【临证应用】 用于腹胀憋闷,大便秘结等症,证属肠燥型者(见于习惯性便秘或产后便秘、老年人便秘等)。该药对配伍生地黄、熟地黄、当归、肉苁蓉等同用,方如《张氏医通》之"固本丸":天冬、麦冬、生地黄、熟地黄、人参,以用治老年人津血俱亏、咳逆便秘等症。

【常用剂量】 天冬 10～15 克,麦冬 10～15 克。

【服用方法】 水煎分服,或研末入丸、散剂吞服。

【注意事项】 凡脾胃虚寒,食少便溏者,皆忌用。

四、玄参 麦冬

【药对功效】 玄参、麦冬为临证常用滋阴润燥、生津止渴药对。玄参功效详见第 378 页,麦冬功效详见第 74 页。

【药对来源】 玄参、麦冬伍用,见于《重楼玉钥》之"养阴清肺汤"。

【配伍效用】 玄参具有滋阴降火,软坚散结,清热解毒,清利咽喉的作用。主治温热病热入营血,身热,烦渴,舌绛,发斑,骨蒸劳嗽,虚烦不寐,津伤便秘,目涩昏花,咽喉肿痛,瘰疬痰核,痈疽疮毒等症。麦冬具有清心润肺,养胃生津,解烦止渴的作用。主治肺燥干咳,肺痈,阴虚劳嗽,津伤口渴,消渴,心烦失眠,咽喉疼痛,肠燥便秘,血热吐衄等症。玄参色黑,偏于入肾;麦冬色白,侧重入肺,又兼走胃。两药相配为伍,参合而用,一肾一肺,金水相生,上下既济,养阴生津,润燥止渴甚妙。两药相须为用,养阴清热之力益加倍增。

【临证应用】　用于热病伤阴,腹胀憋闷,大便秘结不通等症,证属肠燥型者(见于便秘等)。用于热病伤阴,肠燥便秘,常与生地黄合用。

【常用剂量】　玄参 10～30 克,麦冬 10～15 克。

【服用方法】　水煎分服。

【注意事项】　凡脾胃虚寒,食少便溏者,皆忌用。

第十五章　功能性胃肠病

功能性胃肠病,曾称为"胃肠神经官能症、胃肠神经症、胃肠神经功能紊乱综合征、顽固性胃肠神经功能紊乱综合征"等是一组临床常见的慢性、顽固性疾病。临床上不仅有上腹部不适,畏食,腹胀,腹痛,腹泻,嗳气,吞酸,恶心,呕吐,便秘等消化道表现外,还常伴有全身性的神经症状,如失眠,多梦,健忘,身体疲倦,注意力不集中,心悸,胸闷,头痛,头晕,自汗,盗汗等。功能性胃肠病的发生常与精神因素有关,情志失调,思虑劳倦可引起该病的发生。虽然本病的显著特点是上述一系列胃肠功能紊乱的临床表现,但在病理、解剖等诸方面却无器质性改变。因此,现代检查手段都无法诊断或证实。西医学对本病尚未有肯定的疗效,只能做对症处理或辅助性治疗。

中医学根据其临床表现,将其归属于"郁证、嗳气、泄泻、便秘、胃脘痛、腹痛、呕吐"等范畴。

1. 病因　外感六淫、内伤七情、饮食劳倦均可导致胃肠疾病。《灵枢·小针解》曰:"寒温不适,饮食不节,而病生于肠胃。"李东垣在《脾胃论》中进一步指出:"饮食劳倦,喜怒不节"为脾胃病的主要病因,"饮食不节则胃病","形体劳役则脾病",可见胃肠病的成因较为复杂。

(1)六淫伤害:胃肠道是与体外相通的空腔器官,生理功能极易受到外界的影响。正如李东垣所曰:"肠胃为市,无物不受,无物不入,若风、寒、暑、湿、燥一气偏胜,亦能伤脾损胃。"

(2)饮食所伤:饮食不洁、饮食不节、饥饱失宜、饮食偏嗜等均为胃肠病重要的致病原因。

（3）情志失调：喜、怒、忧、思、悲、恐、惊是人类情志活动所产生的七种不同的感情变化，是机体对精神环境的改变而发生相应变化的一种生理适应性的活动，它和脏腑气血密切相关。过度（过激或过久）的七情变化，会引起脏腑气血的功能紊乱。当代"心身医学"将这种在发病原因上和情志变动密切相关的躯体疾病称为"心身疾病"。

（4）劳逸过度：过度劳累可耗损脾胃之气。《素问·举痛论》有"劳则气耗"之说；李东垣认为"形体劳役则脾病。脾即病，则其胃不能独行津液，故亦从而病焉。"可见体力劳动过度，是导致脾胃病发生的重要原因。脑力劳动过度亦可耗气伤脾，长期伏案工作，用脑过度，夜以继日，亦可使脾胃运化迟滞，气血运行失畅，出现四肢乏力，精神委顿，食欲减退等证。过度安逸，完全不参加体力劳动或体育活动，则"久卧伤气""久坐伤肉"，损伤脾胃之气，出现上述病证。故王孟英说"饥饱劳役，皆能致病"。

（5）他脏病变累及：脾胃大小肠病亦常由他脏病变累及所致。李东垣《脾胃论》中所说"至而不至者……心与小肠来乘脾胃也"，其中包括"火不生土"及"心火亢盛，乘于脾胃"两种情况。"肝木妄行。腹中急痛，此所不胜乘之也"；"肾水反来侮土，所胜者妄行也"，均指出心、肝、肾等脏的病变可波及脾胃而致病。李聪甫在东垣学说的基础上，更提出了心火亢盛，伤害脾胃；肺失清肃，浊气犯胃；肝气郁实，阻遏脾胃，肾水反侮，脾不制水；以及肺弱脾虚、肝郁脾虚、脾肾两虚、心脾两虚等由他脏病及脾胃的虚实不同证候。胆病亦可及于脾胃、大小肠而致病。如胆中胆汁不足，不能助脾胃运化；胆火犯胃，可使胃失和降，临床上胆囊炎、胆石症出现胃脘胀满、恶心呕吐等症或胆气不升，而胆病及脾，出现泄泻、肠澼等证。

2. 病机特点　胃肠的病机，是指功能性胃肠病的发生、发展与变化的机制，主要包括脾、胃、大小肠功能失常所导致的寒热、虚实、痰瘀以及气血、阴阳失调等不同病机。其病机主要有如下八个方面。

(1)气机阻滞:六腑以通为用,胃及大小肠皆属于腑,故均以通为顺。各种内外因作用于脾胃大小肠,皆可导致气机阻滞。张洁古曰:"(气机)阻滞也,谓肠胃隔绝,而传化失常。"《医学启源》指出了气机阻滞的结果是引起脾胃、大小肠之运化、受纳、传导功能失常而形成各种病症。风寒湿热等外邪侵犯胃肠,"外邪客于中焦则其气闭,气闭而气与邪争。"《医方辨难大成》记载,或实热、痰饮、宿食、湿浊、瘀血等病理产物中阻胃肠,皆可阻塞气机。或肺气郁逆,导致大肠腑气壅滞;或因情志因素,肝气郁滞,乘脾犯胃,均可使胃肠气机通降失司,气不能上下,而引起脘腹疼痛,肠鸣腹胀,呕逆嗳气,大便失调等症。可见胃肠病的疼痛、胀满等证候,皆与气机不通有关。《医学精要》云:"(胃脘痛)有因火、因寒、因食、因血、因痰之别,要之无不关乎气,盖火盛则气郁、寒留则气凝、食停、瘀血,痰饮蓄聚则气滞。所以治痛之要,无论虚实,皆可以理气为先也。"

(2)湿浊阻滞:湿为病理产物之一,胃肠病的形成与湿邪关系甚为密切。湿邪致病有内外之分。外湿由外受湿邪所引起;内湿有脾胃功能减退或失调,不能正常运化,以致湿从中生,困阻脾胃。内外湿邪相互关联,必致脾失健运;内湿停滞,又常易招致外湿侵袭。正如章虚谷先生所曰:"湿土之邪,同气相召,故湿热之邪,始虽外受,终归脾胃。"同时脾虚亦易感受外湿,即陈无择所谓"内外所感,皆由脾气虚弱而湿邪乘而袭之"。湿邪阻滞脾胃以后,由于人体脏腑功能不同,体质的差异,以及治疗之不当,而在病理上又可出现寒化和热化两种倾向。如素来脾胃虚寒,或过用寒凉者,则湿邪易于寒化,在临床上表现为寒湿证;如属胃肠积热或胃火炽盛,或妄加温燥者,则湿邪易于热化,在临床上表现为湿热证。由于脾恶湿,湿邪最易困脾,故寒湿阻滞,困遏脾阳,可致腹胀便溏,纳呆食少,身体困重,头重头蒙,舌苔白腻等症;湿热蕴结脾胃,脾运受阻,胃失和降,可致脘腹痞满,呕恶厌食,舌苔黄腻等症。湿邪尚可留滞于大小肠,湿热或寒湿下注大肠,可致泄泻不爽,腹中胀满,肠鸣腹痛、便秘等症;湿热或寒湿郁阻小肠,可致腹痛、腹胀、肠鸣、泄泻等症。

(3)痰饮内停:痰饮作为一类常见的病理产物,其生成与肺脾肾三脏功能失调有关,而以脾胃功能失调占主导地位。《医门法律》曰:"痰饮之患,未有不从胃起者也。"脾胃虚弱,升降失常,运化不健,气化无力,水谷不归正气,则水湿聚而为饮为痰。《诸病源候论》云:"劳伤之人,脾胃虚弱,不能克消水浆,故为痰饮也。"痰饮既成,不但可反过来阻遏脾胃气机,损伤脾胃功能,而且可变生多种疾病。如痰蕴脾胃,则可见纳食呆滞,恶心呕吐,脘痞不舒,或胃脘作痛,倦怠乏力,身重嗜卧,苔白腻等症;痰阻大小肠,可见腹痛、腹胀、大小便失调,或溏、或秘、或便而不爽。饮留于胃,可见心下胃脘痞满而疼痛,胃中有振水声,或水泛而心下悸,呕吐痰涎清水,水入即吐,口渴不欲饮,头目眩晕等症;饮留于肠,可见水走肠间,沥沥有声,腹满、便秘,苔腻等症。

(4)寒热不调:在胃肠病的病变过程中,寒热失调为其重要的病理变化,是胃肠病辨证论治的重要内容,如《素问·举痛论》曰:"寒气客于肠胃,厥逆上出,故痛而呕也。寒气客于小肠,小肠不得成聚,故后泄腹痛矣。"又如《灵枢·师传》云:"胃中,则消谷令人悬心善饥,脐以上皮热;肠中热,则出黄如糜,脐以下皮寒;胃中寒,则腹胀;肠中寒,则肠鸣飧泄。胃中寒,肠中热,则胀而且泄;胃中热、肠中寒,则疾饥,小腹胀痛。"指出胃中寒、胃中热、肠中寒、肠中热、胃肠寒热夹杂均可导致多种病证。

(5)升降逆乱:脾胃为气机升降之枢纽。脾主升,胃主降,脾气不升,不但不能助胃进一步消化,而且其吸收转输水谷精微和水液的功能亦发生障碍,同时其统摄、升提内脏的功能也就不能正常完成。胃气不降,则传化无由,壅滞成病,不但饮食不能顺利下行,而且经初步消化后的水谷精微物质亦不能正常移交小肠以供脾输转周身。故脾胃纳运升降运动一旦遭到破坏,既可导致消化系统功

385

能紊乱,发生种种胃肠病变,又可波及其他脏腑及全身。

(6)瘀血阻络:瘀血是由于血行失度或血脉运行不通而形成的一种病理产物。瘀血一旦形成,又可作为一种致病的因子,引起种种病证。胃肠病之瘀血多由气机郁滞进而波及血分所致,即所谓"初病在气,久必入血"(《临证指南医案》),"气结则血凝"(《血证论》)。同时,热邪内积肠胃,亦能引起瘀血,热邪灼伤阴血,血受熏灼则易于瘀塞,正如《医林改错》所曰:"血受热则煎熬成块。"此外,胃肠病之瘀血的形成常与脾胃功能受损有关。如脾胃气衰,无力推动血液运行,血必因之发生瘀阻;脾虚不摄,则血不循经而溢于脉外,离经之血不得消散,蓄而为瘀;脾胃阳虚,阳虚生寒,寒凝脉络,脉络拘急,血流不畅,涩而成瘀;脾胃阴虚,或肠道津亏,阴虚而生内热,热而煎熬津液,血质稠黏,难以流通而成瘀;脾胃受伤,运化失常,痰浊内生,气机失宣,阻于血络,血滞而成瘀等。

(7)阴阳失衡:脾体阴而用阳,胃体阳而用阴,若体用之间平衡失调,或不及,或太过,则成病。脾胃病机有阳虚、阴虚之分,吴鞠通曰:"(病邪)有伤脾阳,有伤脾阴,有伤胃阳,有伤胃阴,有两伤脾胃。"(《温病条辨》)脾阳主温运升发,是脾的运化过程中起温煦作用的阳气;脾阴主濡养滋润,是脾阳功能活动的物质基础,二者相辅相成,共同完成脾的运化、升清、统血等功能。

(8)病证传变:所谓传变是指脾胃大小肠的虚实病机转化及与其他脏腑之间的传变转化。李东垣《脾胃论》中首列"脾胃虚实传变论"进行详论。《素问·太阴阳明论》有"阳道实,阴道虚"之说,后世有"实则阳明,虚则太阴"之论,皆指出了阳明胃病多为实证,太阴脾病多为虚证的病理特点。因为阳明胃腑主降,推送糟粕下行外出,病则浊气不降糟粕不行,且阳明燥土,易于化热燥结,故病则多为实热证;太阴脾脏主运化、升清,病则水谷精微不能布运化生,清阳不长,且湿易伤脾阳,故病多虚寒证。以上是从脾胃病总的发病趋势而言,应该看到,脾病亦有实证,胃病亦有虚证。

第一节 消导、泻下类药对

一、炒枳壳 焦神曲

【药对功效】 详见第二章第三节第 24 页。

【药对来源】 详见第二章第三节第 25 页。

【配伍效用】 详见第二章第三节第 25 页。

【临证应用】 用于胸腹痞满,食滞中阻,胸膈不舒,腹痛、胁痛等症,证属肝胃气滞型者(见于功能性胃肠病等)。

【常用剂量】 枳壳 3～10 克,神曲 6～15 克。

【服用方法】 水煎分服。

【注意事项】 凡脾阴虚、胃火盛者,皆不宜服用;孕妇慎用。神曲宜包煎。

二、神曲 苍术

【药对功效】 神曲功效详见第 23 页,苍术功效详见第 21 页。

【药对来源】 详见第二章第三节第 30 页。

【配伍效用】 详见第二章第三节第 31 页。

【临证应用】 用于脘腹胀闷,食欲缺乏,嗳气呕逆,水泻等症,证属饮食内停,脾胃食滞型者(见于自主神经功能紊乱综合征、胃神经症等)。

1. 该药对配伍厚朴、陈皮、茯苓、泽泻同用,可用治脾胃湿滞,饮食内停,脘腹胀闷,食欲缺乏,嗳气呕逆,水泻等症。

2. 该药对善治湿郁、食郁。若用治六郁,须配伍香附、川芎、栀子共用,方如"越鞠丸",以用治气、血、痰、火、湿、食六郁所致之胸膈痞闷,脘腹胀痛,嗳腐吞酸,恶心呕吐,饮食不化等症。

3. 苍术配神曲为健脾开胃的常用药对。方如《杂病源流犀烛》之"苍术丸",苍术二份,神曲一份,炼蜜为丸,米汤送下,用治腹中冷痛不能食，食辄不消，羸弱生病者。又如《太平惠民和剂局方》之"曲术丸"，单取该药对等份研末，面糊为丸，米饮下，治时暴泻，及饮食所伤之胸膈痞闷，并能"壮脾温胃，进美饮食"。再如《丹溪心法》之"曲术丸"，较本方剂多用陈皮，且以生姜汁为丸，以用治中脘宿食留饮，酸蜇心痛或口吐清水，其燥湿运脾化滞之功更佳。若以脾虚为主证者，可用白术易苍术，酌加党参、茯苓伍用；若食积重者，配加山楂、麦芽、鸡内金同用；若痰湿者，配加半夏、茯苓共用。

【常用剂量】 神曲6～15克，苍术5～10克。

【服用方法】 水煎分服，神曲宜包煎。

【注意事项】 阴虚内热者，忌用；孕妇慎用。

第二节　和解、理气、降逆类药对

一、半夏　生姜

【药对功效】 半夏功效详见第19页，生姜功效详见第34页。

【药对来源】 详见第二章第四节第34页。

【配伍效用】 详见第二章第四节第35页。

【临证应用】 用于呕吐、胸胁胀满等症，证属痰湿气滞、情志郁结型者(见于胃神经症等，证属胃虚痰阻型者)。张仲景常用该药对治胸胁胀满之"小柴胡汤、柴胡桂枝汤"及"柴胡加芒硝汤"等，常与柴胡、黄芩、桂枝、白芍、芒硝配伍而用。用治心下痞，证属寒热互结型者，常取该药对与黄芩、黄连、干姜配伍应用，方如"半夏泻心汤"、"生姜泻心汤"等；心下痞，证属痰饮型者，该两药常同用，方如"小半夏汤"；心下痞，证属脾虚气滞型者，该药对常与人参、厚朴配伍共用，方如"厚朴生姜甘草人参汤"等；心下痞，证属胃虚痰阻型者，该药对常与旋覆花、赭石、人参等配伍而用，方如"旋覆代赭汤"等。

【常用剂量】 制半夏3～9克，生半夏可用至30～60克，生姜

3～9克。

【服用方法】　水煎分服。生半夏宜沸水先煎30分钟,一是减轻毒性;二是减少对胃、口腔及咽喉的刺激;三是将半夏有效成分完全释放出来,以提高疗效。

【注意事项】　该药对性温燥,凡对阴亏燥咳、血证、热痰等证,皆当忌用或慎用。生半夏有毒,用时必须煎熟,且不可多服、久服,以免中毒。孕妇忌用。误服生半夏中毒时,可给予姜汁、稀醋、浓茶或蛋等口服,必要时给氧或行气管切开术。另外,乌头、附子反半夏。

二、苍术　香附

【药对功效】　苍术功效详见第21页,香附功效详见第36页。

【药对来源】　详见第二章第四节第36页。

【配伍效用】　详见第二章第四节第36页。

【临证应用】　用于胸闷胁痛、脘腹痞满、嗳气呕恶、食少倦怠,大便溏泄等症,证属痰湿内阻、肝脾气滞型者(见于胃神经症等)。

1. 治湿郁、气郁　苍术配伍香附为行气化湿之常用药对,凡因气滞湿郁而见胸闷胁痛,脘腹痞满,嗳气呕恶,食少倦怠,大便溏泄,或周身疼痛身重,头昏等症,非行气解郁、燥湿健脾不能奏效者,宜用该药对用治。

(1)偏于气郁者,常与木香、橘红等行气药合用,方如《证治准绳》之“气郁汤”:苍术、香附、橘红、半夏、贝母、茯苓、川芎、紫苏叶、栀子、甘草、木香、槟榔、生姜,用治气郁,表现为胸满胁痛,脉沉而涩等症。

(2)偏于湿郁者,常与白术、厚朴、茯苓等祛湿药共用,方如《证治准绳》之“湿郁汤”:苍术、香附、白术、橘红、厚朴、半夏、茯苓、川芎、羌活、独活、甘草、生姜,用治湿盛困脾,脾胃不和所致之肝脾郁结诸证,表现为身重而痛,倦怠嗜卧,脘痞腹胀,食欲缺乏,呕吐、泄泻,遇阴天或寒冷则发,脉沉而细缓等症。

2. 治六郁　若随证加味,可用治气、血、痰、火、湿、食六郁所致之胸膈痞满、脘腹胀痛、呕吐吞酸、饮食不化等症,方如《丹溪心法》之"越鞠丸":苍术、香附、川芎、神曲、炒栀子。

3. 治阴虚气郁之发热　方如《医学入门》之"苍芍丸":白芍、香附、苍术、黄芩、甘草。

【常用剂量】　苍术 6~10 克,大剂量可用至 20~30 克,香附 6~10 克,醋炙镇痛力增强。

【服用方法】　水煎分服。

【注意事项】　服药期间,忌生冷、辛辣食物。凡气虚无滞、阴虚血热者,皆忌用。

三、柴胡　白芍

【药对功效】　柴胡功效详见第36页,白芍功效详见第32页。

【药对来源】　详见第二章第四节第38页。

【配伍效用】　详见第二章第四节第38页。

【临证应用】　用于胸胁或少腹胀痛、易怒等症;或用于手足不温、腹痛或泄利下重等症,证属肝胆气郁、肝脾(或胆胃)不和型者(见于功能性胃肠病等)。

1. 治肝郁气滞证　该药对常与香附、川芎配伍同用,以用治胸胁或少腹胀痛,胸闷善太息,情志抑郁易怒,嗳气,脉弦等症,方如《景岳全书》之"柴胡疏肝散"。

2. 治肝郁血虚脾弱证　该药对常配以当归、白术、茯苓等共用,以用治胁肋作痛,头晕目眩,口燥咽干,神疲食少,脉弦而虚等症,方如《太平惠民和剂局方》之"逍遥散"。

3. 治肝脾气郁证　该药对常配伍枳实、炙甘草等共用,以用治胸胁胀闷,脘腹疼痛,泄利,脉弦等症。

4. 治阳郁厥逆证　该药对常配伍枳实、炙甘草等合用,以用治手足不温,或腹痛,或泄利下重,脉弦等症。

【常用剂量】　柴胡 3～9 克,解表退热宜生用,且用量宜稍重;疏肝解郁宜醋炙,升阳可生用或酒炙,其用量皆宜稍轻;白芍 5～15 克,特殊用治可用至 15～30 克,平肝敛阴多生用,养血调经多炒用或酒炒用。

【服用方法】　水煎分服。

【注意事项】　两药配伍,凡阳衰虚寒证,真阴亏损,肝阳上升者,皆忌用。另外,白芍反藜芦。

四、柴胡　茯苓

【药对功效】　柴胡功效详见第 36 页,茯苓功效详见第 29 页。

【药对来源】　详见第二章第四节第 40 页。

【配伍效用】　详见第二章第四节第 40 页。

【临证应用】　用于胸胁胀痛,目眩头痛,神疲体倦,饮食减少等症,证属肝郁血虚脾弱型者(见于功能性胃肠病等)。

1. 用治肝郁脾弱证　表现为两胁作痛,头痛目眩,口燥咽干,精神疲惫,饮食减少,脉弦而虚等症,常取该药对配伍炙甘草、当归、白芍、白术等同用,方如《太平惠民和剂局方》之"逍遥散"。

2. 用治腹胀、消瘦、不下食　取该药对配伍枳实、白术、人参、麦冬、生姜等共用,方如《普济方》之"柴胡茯苓汤"。

【常用剂量】　柴胡 3～9 克,茯苓 9～15 克。

【服用方法】　水煎分服。

【注意事项】　凡阴虚阳亢,肝风内动,阴虚火旺,气机上逆及虚寒精滑者,皆忌用或慎用。忌生冷、油腻、小豆、黏食、桃、李、醋物、雀肉。柴胡解表退热宜生用,且用量宜稍重;疏肝解郁宜醋炙;升阳可生用或酒炙;其用量皆宜稍轻。

五、柴胡　枳壳

【药对功效】　柴胡功效详见第 36 页,枳壳功效详见第 123 页。

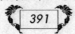

【药对来源】 详见第三章第三节第123页。

【配伍效用】 详见第三章第三节第123页。

【临证应用】 用于胸胁胀痛、脘腹胀满、泻痢下重,四肢厥逆等症,证属肝脾不调、肝气郁结型者(见于自主神经功能紊乱综合征等)。

【常用剂量】 柴胡3～9克,枳壳3～9克,大剂量可用至30克。

【服用方法】 水煎分服。

【注意事项】 两药配伍,有散有破,易损正气,非邪实胀满者不宜使用,孕妇忌用。柴胡解表退热宜生用,且用量宜稍重;疏肝解郁宜醋炙;升阳可生用或酒炙;其用量皆宜稍轻。

六、陈皮 枳实

【药对功效】 陈皮功效详见第42页,枳实功效详见第39页。

【药对来源】 详见第二章第四节第42页。

【配伍效用】 详见第二章第四节第42页。

【临证应用】 用于脘腹胀痛、胸胁胀痛等症,证属脾胃气滞型者(见于胃肠自主神经功能紊乱综合征等)。用治脾胃气滞,功能性消化不良,气机失调,脘腹胀满,疼痛等症,每与木香等同用,以增强行气镇痛之功。

【常用剂量】 陈皮3～9克,枳实3～9克,大剂量可用至30克。

【服用方法】 水煎分服。治疗胃肠的急、慢性炎症或溃疡时应炒炭入药。

【注意事项】 该药对辛散苦泄,性烈而速,破气力强,能伤正气,故无气滞者忌用;脾胃虚弱及孕妇,皆慎用。

七、陈皮 神曲

【药对功效】 陈皮功效详见第42页,神曲功效详见第23页。

【药对来源】　详见第二章第四节第 43 页。

【配伍效用】　详见第二章第四节第 43 页。

【临证应用】　用于脘腹痞满胀痛、嗳腐吞酸等症；或用于咳逆呕恶、大便泄泻等症,证属胃失和降、痰湿停滞型者(见于功能性胃肠病等)。用治饮食积滞,胃失和降之脘腹痞满胀痛,嗳腐吞酸,或痰湿停滞,咳逆呕恶,胸闷脘胀,或大便泄泻,舌苔厚腻,脉滑等症,可配伍山楂、半夏、茯苓、莱菔子、连翘等合用,方如《丹溪心法》之“保和丸”。

【常用剂量】　陈皮 3～9 克,神曲 6～15 克,消食宜炒焦用。

【服用方法】　水煎分服。有报道称,神曲水煎时易于粘锅,难以滤过,且影响复方中其他药物有效成分的煎出,因而认为神曲不宜入煎剂用。

【注意事项】　脾胃虚弱所致的功能性消化不良不宜单独使用该药对,须配伍补气健脾药同用。

八、陈皮　大腹皮

【药对功效】　陈皮功效详见第 42 页,大腹皮功效详见第 125 页。

【药对来源】　详见第三章第三节第 125 页。

【配伍效用】　详见第三章第三节第 125 页。

【临证应用】　用于脘腹胀闷,嗳气吞酸,大便秘结或泻而不爽等症,证属胃肠气滞、水肿胀满型者(见于功能性胃肠病等)。用治湿阻气滞胃肠,脘腹胀闷,大便不爽等症,该药对常与藿香、厚朴等合用。用治食积气滞之脘腹痞胀,嗳气吞酸,大便秘结或泻而不爽等症,该药对常与山楂、麦芽、枳壳等共用,方如清·吴瑭之“加减正气散”。

【常用剂量】　陈皮 3～9 克,大腹皮 4.5～9 克。

【服用方法】　水煎分服。

【注意事项】　凡内有实热、舌赤少津者,脘腹虚胀者,皆不宜使用。另外,大腹皮一般情况下使用无明显不良作用,但曾有大腹皮复方汤剂引起过敏性休克及严重荨麻疹各 1 例的报道。

九、陈皮　砂仁

【药对功效】　陈皮功效详见第 42 页,砂仁功效详见第 44 页。
【药对来源】　详见第二章第四节第 44 页。
【配伍效用】　详见第二章第四节第 44 页。
【临证应用】　用于脘腹胀痛,呕吐痞闷,乏力食少等症;或用于痰多、便溏、气短等症,证属脾胃气虚、痰阻气滞型者(见于功能性胃肠病等)。

1. 脾胃气虚,痰阻气滞证,表现为呕吐痞闷,不思饮食,脘腹胀痛,消瘦倦怠,或气虚肿满等症。用该药对配伍人参、白术、甘草、半夏、木香等同用,方如"香砂六君子汤"。

2. 现代名中医董建华教授善用该药对用治呕吐,如需疏肝理气,和胃通降,则配伍柴胡、白芍、香附等共用;如需苦辛通降,和胃止呕,则配伍黄芩、清半夏、黄连、炮姜等合用。

【常用剂量】　陈皮 3～9 克,砂仁 3～6 克。
【服用方法】　水煎分服。
【注意事项】　砂仁与陈皮皆属辛温香燥之品,故凡内有实热或舌赤少津者,皆不宜使用。砂仁入散剂较佳,入汤剂宜后下。

十、陈皮　泽泻

【药对功效】　陈皮功效详见第 42 页,泽泻功效详见第 45 页。
【药对来源】　详见第二章第四节第 45 页。
【配伍效用】　详见第二章第四节第 45 页。
【临证应用】　用于倦怠乏力,体重节痛,食少,大便不调等症,证属脾胃虚弱而寒湿阻滞型者(见于顽固性胃肠神经功能紊乱综合征等)。

1. 取陈皮 12 克,泽泻 9 克,羌活 15 克,独活 15 克,防风 15 克,柴胡 9 克,人参 30 克,白术 9 克,茯苓 9 克,炙甘草 30 克,黄芪 60 克,白芍 15 克,半夏 30 克,黄连 6 克配伍,以用治倦怠嗜卧,四肢无力,时值秋燥令行,湿热方退,体重节痛,口苦舌燥,心不思食,食不知味,大便不调,小便频数,食不消,兼见肺病,洒淅恶寒,惨惨不乐,面色不和,舌苔厚腻,脉象濡软等症。

2. 脾胃伤冷,水谷不分,泄泻不止,或脾虚湿胜,致成黄疸;或大便泄泻,小便清涩,不烦不渴,该药对常与厚朴、苍术等伍用,方如《丹溪心法》之"胃苓汤"。

3. 阳虚湿阻型胃脘痛,该药对常配伍苍术、厚朴、甘草、猪苓、茯苓、白术、桂枝等同用,方如"加味胃苓汤"。

【常用剂量】 陈皮 3～9 克,泽泻 5～10 克。

【服用方法】 水煎分服。

【注意事项】 凡内有实热或舌赤少津者,皆不宜使用。

十一、佛手 香橼

【药对功效】 佛手功效详见第 63 页,香橼功效详见第 234 页。

【药对来源】 详见第六章第三节第 234 页。

【配伍效用】 详见第六章第三节第 234 页。

【临证应用】 用于胸、腹胀痛等症,证属肝郁气滞型者(见于功能性胃肠病等)。用治胸、腹胀痛等症,证属肝郁气滞,肝气犯胃,升降功能失调者。

【常用剂量】 佛手 3～9 克,香橼 3～9 克。

【服用方法】 水煎分服。

【注意事项】 肝胆实火者,慎用。

十二、干姜　黄连

【药对功效】　干姜功效详见第 46 页,黄连功效详见第 18 页。

【药对来源】　详见第二章第四节第 46 页。

【配伍效用】　详见第二章第四节第 46 页。

【临证应用】　用于心下痞满,嘈杂反酸,肠鸣腹泻等症,证属寒热互结型者(见于功能性胃肠病等)。

1. 用治寒热错杂之痞证,表现为呕吐下利,心下痞满等症,如《伤寒论》之"半夏泻心汤""甘草泻心汤""生姜泻心汤"中,皆选用了该药对。两药剂量之多少,视临床症状而定。若热多寒少,则重用黄连,少佐干姜;若热少寒多,则重用干姜,少佐黄连;若寒热等同者,则黄连、干姜各半量。可配伍半夏、黄芩、人参等同用。

2. 用治冷热不调,下痢赤白,日夜无度,腹痛不可忍者。该药对可伍用当归、阿胶共用,方如《世医得效方》之"驻车圆"。

【常用剂量】　干姜 3～10 克,黄连 2～5 克。

【服用方法】　水煎分服。

【注意事项】　两药配对性苦燥、凡阴虚有热、孕妇和心率过缓者,皆慎用。

十三、高良姜　附子

【药对功效】　高良姜功效详见第 47 页,附子功效详见第 35 页。

【药对来源】　详见第六章第三节第 237 页。

【配伍效用】　详见第六章第三节第 237 页。

【临证应用】　用于头痛,呕吐等症,证属脾胃阳虚型者(见于功能性胃肠病等)。用治头痛,呕吐等症,证属脾胃阳虚型者,方如《医方类聚·卷八十一》引《澹寮方》之"必效散":附子一只(生,去皮,切片,用生姜汁一大盏浸一宿,慢火炙干,再浸再炙,候渗尽姜汁为度),高良姜各等份,土药为末。腊茶(茶的一种,早春之茶)调服。

【常用剂量】 高良姜 3～6 克,附子 3～15 克。

【服用方法】 水煎分服。

【注意事项】 凡孕妇及阴虚阳亢者,皆忌用。若内服过量,或炮制、煎煮方法不当,可引起中毒。附子有毒,宜先煎 30～60 分钟,至口尝无麻辣感为度。

十四、高良姜 香附

【药对功效】 高良姜功效详见第 47 页,香附功效详见第 35 页。

【药对来源】 详见第二章第四节第 47 页。

【配伍效用】 详见第二章第四节第 47 页。

【临证应用】 用于脘腹冷痛,呕吐不食,胁肋疼痛,胸闷不舒等症,证属肝郁气滞或寒凝气滞型者(见于功能性胃肠病等)。用治肝郁气滞,脘腹冷痛,呕吐不食,胁肋疼痛,胸闷不舒等症。方如《良方集腋》之"良附丸",以香附、高良姜伍用,用治寒凝气滞之胁痛,腹痛,胃脘疼痛等症。《医说·卷三》之"一服饮",取高良姜、香附子各等份,共为细末。每服二钱匕,空心温陈米饮送下。主治心脾疼痛,数年不愈者。

【常用剂量】 高良姜 3～6 克,香附 6～9 克。

【服用方法】 水煎分服。

【注意事项】 阴虚有热者,忌用。

十五、瓜蒌 枳实

【药对功效】 瓜蒌功效详见第 59 页,枳实功效详见第 39 页。

【药对来源】 详见第七章第二节第 274 页。

【配伍效用】 详见第七章第二节第 274 页。

【临证应用】 用于胸闷不舒,胃脘痞满、胀痛,大便秘结等症,证属痰热结胸型者(见于功能性胃肠病等)。

1. 用治心下(胃脘)痞满、胀痛,纳呆,大便不利、便秘等症。已故现代名中医岳美中教授用治咳喘,胸闷痛,痰黄稠而难咳,有较好疗效,伴大便秘结者尤为适宜(引自胥庆华《中药药对大全》)。

2. 用治痰热结胸,胸脘痞闷疼痛者,方如清·吴瑭《温病条辨》之"小陷胸加枳实汤",枳实常与瓜蒌、半夏、黄连合用,以清热化痰,消痞散结。

【常用剂量】 瓜蒌 10～20 克,枳实 3～9 克。

【服用方法】 水煎分服。

【注意事项】 凡孕妇、脾虚虚弱者,皆慎用。

十六、厚朴　枳实

【药对功效】 厚朴功效详见第 48 页,枳实功效详见第 39 页。

【药对来源】 详见第二章第四节第 48 页。

【配伍效用】 详见第二章第四节第 48 页。

【临证应用】 用于胸腹胀满、脘腹痞闷或大便秘结不通等症,证属气滞痰郁型者(见于功能性胃肠病等)。无论寒热、痰湿所致之胸腹胀满、脘腹痞闷或便结不通者,皆可应用。方如《伤寒论》之"大承气汤"中用之助大黄、芒硝以下胃中实热。然该药对破气之峻猛、行气之疾速,非寻常之辈可比。气实者用之疗效确切,气虚阴弱者切不可轻用。

【常用剂量】 厚朴 3～10 克,或入丸、散剂;枳实 3～9 克,大剂量可用至 30 克,炒后性较平和。

【服用方法】 水煎分服。

【注意事项】 凡气虚或阴虚者,皆慎用。

十七、黄连　吴茱萸

【药对功效】 黄连功效详见第 18 页,吴茱萸功效详见第 49 页。

【药对来源】 详见第二章第四节第 49 页。

【配伍效用】 详见第二章第四节第 49 页。

【临证应用】 用于胁肋胀痛，呕吐吞酸，嘈杂嗳气、湿热下痢等症，证属肝郁化火，胃失和降型者（见于功能性胃肠病）。

1. 主治肝火犯胃，嘈杂吞酸，呕吐胁痛，筋疝痃结，霍乱转筋等症，方如《丹溪心法》之"左金丸"：黄连六两，吴茱萸一两或半两，共为末，水为丸，或蒸饼为丸。每服五十丸，白汤送下。

2. 清代名中医叶天士先生用治肝胃病，常取黄连、吴茱萸、白芍三味，能清能降，能散能养，肝胃同治，体用并调，肝热阴亏，胃热气逆者，用之最为适宜。引自《当代名中医临证精华》。

3. 丹溪之"左金丸"，黄连、吴茱萸之比为 6：1，以用治吐酸；景岳之"黄连丸"，黄连、吴茱萸之比为 1：1，以用治便血。如热较甚者，多取黄连，少佐吴茱萸；反之寒甚者，则多用吴茱萸，少取黄连；若寒热等同者，则两药各半量为宜。寒热相配，临床应用最广。总之，两药剂量可视临床证型不同而灵活变动。

【常用剂量】 黄连 2～5 克，吴茱萸 1.5～4.5 克。

【服用方法】 水煎分服或为水丸剂。

【注意事项】 应根据寒热的轻重调节两药的比例；心率过缓者，慎用。

十八、桔梗 枳壳

【药对功效】 桔梗、枳壳为临证常用的升降肺气、开郁下痰、宽胸利膈药对。

1. 桔梗 为桔梗科桔梗属植物桔梗的根。性平，味苦、辛。归肺经。具有宣肺化痰，利咽排脓的功效。

2. 枳壳 详见第三章第三节第 123 页。

【药对来源】 桔梗、枳壳伍用，见于《苏沈良方·卷三》之"枳壳汤"。

【配伍效用】　桔梗为开提肺气之药,具益肺祛痰之功。主治咳嗽痰多,咽喉肿痛,肺痈吐脓,胸满胁痛,痢疾腹痛,小便癃闭等症。枳壳为苦泄下降之品,有下气消痰之力。主治胸膈痞满,胁肋胀痛,食积不化,脘腹胀满,下痢后重,直肠脱垂,子宫脱垂等。两药相配为伍,参合而用,一升一降,一宣一散,桔梗开肺气之郁,并可引苦泄降下之枳壳上行入肺,枳壳降肺气之逆,又能助桔梗利膈宽胸,具有升降肺气、宜郁下痰、宽胸利膈之功效。《本草纲目》曰:"朱肱《活人书》治胸中痞满不痛,用桔梗、枳壳,取其通肺利膈下气也。"

【临证应用】　用于脘腹胀闷,甚则疼痛,食欲缺乏,大便不利等症,证属气郁痰结型者(见于功能性胃肠病等)。

1. 肺郁失宣、大肠气滞不行而出现的胸满腹胀、大便不通等症,可与厚朴、苦杏仁、火麻仁、槟榔等合用,以收宣上通下、导气通便之功效。

2. 伤寒痞气,胸满欲死等症,常与瓜蒌皮、陈皮、半夏、生姜等合用,方如《苏沈良方·卷三》之"枳壳汤":桔梗、枳壳(炙,去瓤)各一两,上锉,如麻豆大。用水一升半,煎减半,去滓,分二次服。

3. 胸闷憋气,痰气不畅诸证,用该药对配伍薤白、苦杏仁同用,则更增上下左右达升降开导之功。引自施今墨《百家配伍用药经验采菁》。

【常用剂量】　桔梗6～10克,枳壳6～10克。

【服用方法】　水煎分服。

【注意事项】　阴虚燥咳者,不宜使用。

十九、陈皮　竹茹

【药对功效】　陈皮功效详见第42页,竹茹功效详见第33页。

【药对来源】　详见第二章第四节第51页。

【配伍效用】　详见第二章第四节第51页。

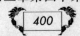

【临证应用】 该药对用于证属气机不调,寒热错杂型(见于功能性胃肠病等)脾胃虚弱,气机不调,寒热错杂,脘腹胀满,恶心呕吐,呃逆等症。

【常用剂量】 陈皮 3～9 克,竹茹 6～10 克。

【服用方法】 水煎分服,或入散剂。

【注意事项】 陈皮作用常因是否去白而略有差异。去白者味辛而性速,留白者微甘而性缓;留白者功专补脾健胃,祛生痰之源。若所治之症属痰湿所致,陈皮应留白用。临证当用心细究而用。

二十、木香 槟榔

【药对功效】 详见第二章第四节第 52 页。

【药对来源】 详见第二章第四节第 52 页。

【配伍效用】 详见第二章第四节第 52 页。

【临证应用】 用于脘腹胀满、疼痛,脚气冲心,烦闷,上气喘急,食欲缺乏,大便不畅,甚或大便秘结等症,证属胃肠积滞型者(见于功能性胃肠病等)。

1. 治食滞胃脘,脘腹闷胀、恶心食臭、欲吐不吐、欲下不下、食欲缺乏,大便不畅等症,可与神曲、山楂、半夏曲、连翘、炒莱菔子等同用。

2. 治胃气移痛,腹中攻撑作痛,或见瘕聚等症,兼治虫积。方如《仙拈集·卷二》之"香榔散",取木香、槟榔各等份,用酒磨服。若积滞甚者,可与谷、麦芽,焦山楂伍用,其效益彰。

3. 治冷气攻冲,积冷腹痛等症,木香、槟榔常配伍沉香、乌药同用,方如《卫生宝鉴》之"沉香四磨汤"。

4. 木香配伍槟榔为调理气机之要药,可广泛应用于胃肠气滞证,对兼有食积或虫积者尤为适宜。用治脾胃气滞之脘腹胀痛,各种虫积腹痛,大便秘涩,轻者单用该药对用治,即可取效。

【常用剂量】 木香 1.5～6.0 克,槟榔 3～10 克,驱绦虫、姜片虫 30～60 克。

【服用方法】 水煎分服;或为丸、散剂。

【注意事项】 脾虚便溏者,忌用;凡阴虚、气虚者,皆慎用。中病即止。木香生用行气力强,煨用行气力缓而实肠止泻,用于泄泻腹痛。

二十一、青皮 陈皮

【药对功效】 青皮功效详见第 53 页,陈皮功效详见第 42 页。

【药对来源】 详见第二章第四节第 53 页。

【配伍效用】 详见第二章第四节第 53 页。

【临证应用】 用于两胁胀痛,胸腹满闷,胃脘胀痛等症,证属肝郁气滞,胃气不和型者(见于功能性胃肠病等)。

1. 两药配伍同用,以用治胸胁胀满疼痛,胃脘胀痛不舒等症。

2. 该药对配伍砂仁共用,以用治胸腹胀满,功能性消化不良,泄泻,痢疾等症(引自杨济《临证用药配伍指南》)。

3. 该药对配以甘草等合用,以用治干呕不止,不思饮食等症,方如《御药院方》之"内应散"。

【常用剂量】 青皮 3～9 克,陈皮 3～9 克。

【服用方法】 水煎分服。

【注意事项】 两药皆辛温香燥,青皮尤其性烈耗气,故易耗气伤阴,不宜多服、久服;凡气虚及孕妇,皆当慎用。青皮醋灸疏肝镇痛力强。

二十二、砂仁 白豆蔻

【药对功效】 砂仁功效详见第 44 页,白豆蔻功效详见第 54 页。

【药对来源】 详见第二章第四节第 54 页。

【配伍效用】 详见第二章第四节第 54 页。

【临证应用】 用于胃呆纳少、胸闷不舒、脘腹胀痛、反胃、呃逆等症,证属脾胃虚寒,运化失职,湿浊内蕴,气机不得宣畅型者(见于胃肠功能紊乱综合征等)。用治脾胃虚寒,运化失职,湿浊内蕴,气机不得宣畅,以致胃呆纳少、胸闷不舒、脘腹胀痛、反胃、呃逆等症。现代名中医祝谌予教授用治虚寒胃痛,心下逆满,恶心呕吐,疼痛难忍,水谷不入等症,以"理中汤"调治;但药病格拒,药后即吐者,后改为砂仁、白豆蔻各 30 克,共研细末,每服 1 克,每日服 3 次,疼痛顿除,呕吐亦止(引自胥庆华《中药药对大全》)。

【常用剂量】 白豆蔻 3～6 克,砂仁 3～6 克。

【服用方法】 水煎分服。

【注意事项】 砂仁与白豆蔻皆辛温香燥之品,凡内有实热及舌赤少津者,皆忌用。水煎宜后下。

二十三、海螵蛸 浙贝母

【药对功效】 详见第二章第四节第 56 页。

【药对来源】 详见第二章第四节第 57 页。

【配伍效用】 详见第二章第四节第 57 页。

【临证应用】 用于各种原因所致之反酸、胃脘胀痛等症,证属肝脾不和型者(见于功能性胃肠病等)。

用治肝脾不和所致之胃脘疼痛,泛吐酸水,嘈杂似饥,大便稀溏等症。偏于肝气不舒者,配加柴胡、枳实、厚朴等同用;肝郁化热者,可加川楝子、黄芩伍用;刺痛明显者,配加郁金、川芎共用。方如《中华人民共和国药典》所载之"乌贝散",由海螵蛸(去壳)850克,浙贝母 150 克,陈皮油 1.5 克组成。饭前口服,1 次 3 克,每日3 次。用治慢性胃炎、十二指肠溃疡,可加倍服用。

【常用剂量】 海螵蛸 10～30 克,浙贝母 3～10 克。

【服用方法】 水煎分服。

【注意事项】 海螵蛸:凡阴虚多热及有表证者,皆忌用;膀胱有热而小便频数者,慎用;久用易致便秘,宜适当与润下药合用。
浙贝母:凡寒痰、湿痰及脾胃虚寒者,皆忌用;过敏体质者慎用。反
乌头类药材。

二十四、香附　紫苏梗

【药对功效】　香附功效详见第 35 页,紫苏梗功效详见第
134 页。

【药对来源】　详见第三章第三节第 134 页。

【配伍效用】　详见第三章第三节第 134 页。

【临证应用】　用于脘腹胀满不舒,胁肋胀痛等症,证属肝郁气
滞及肝气犯胃型者(见于功能性胃肠病等)。用治肝郁气滞,气血
不调,胸腹胀满不舒,胁肋胀痛,食少等症。若胀满痞塞,胸胁不
舒,心烦嗳气明显者,可配加香附、川芎、栀子等疏肝理气之品同
用;若兼见心烦身热,口干喜热饮,大便秘结,小便色黄者,可配加
大黄、黄连、厚朴、枳实共用;若饮食积滞而见嗳腐食臭,舌苔黄腻
者,可配加神曲、莱菔子、槟榔伍用;若素有脾胃虚弱之症者,可配
加砂仁、白术、黄芪合用。

【常用剂量】　香附 5~10 克,紫苏梗 5~10 克。

【服用方法】　水煎分服,或入丸、散剂。

【注意事项】　凡气虚无滞,阴虚内热者,皆慎用香附。

二十五、香附　黄连

【药对功效】　香附功效详见第 35 页,黄连功效详见第 18 页。

【药对来源】　详见第二章第四节第 58 页。

【配伍效用】　详见第二章第四节第 58 页。

【临证应用】　用于胸胁满闷疼痛、口舌生疮、胃脘嘈杂吞酸、
腹痛、腹泻等症,证属气滞火郁型者(见于胃肠功能紊乱综合征
等)。用治火郁胸胁满闷疼痛诸症若火热充斥三焦者,可配加黄

芩、黄柏、栀子同用;若气滞胀痛明显者,可配加川楝子、厚朴共用。该药对可用治更年期情志不畅、心肝气郁、化热生火之胸脘疼痛、痞胀诸症。该药对可用治肝热气滞、肝郁化火之两胁胀满、纳呆口臭、心烦不安等症。

【常用剂量】 香附5~10克,黄连3~10克。

【服用方法】 水煎分服,或入丸、散剂。

【注意事项】 小剂量黄连有一定的健胃作用,但大剂量苦寒败胃,配伍应用时应予注意;心率过缓者慎用黄连。

二十六、旋覆花 代赭石

【药对功效】 详见第二章第四节第60页。

【药对来源】 详见第二章第四节第61页。

【配伍效用】 详见第二章第四节第61页。

【临证应用】 用于呃逆、呕吐、嗳气、咳嗽、头痛、眩晕等症,证属痰浊内阻,气机上逆型者(见于胃肠功能紊乱综合征等)。用治痰浊内阻,气机升降失常,以致胃脘作痛、心下痞硬、嗳气频频、呃逆不止、恶心呕吐等症,可伍以半夏、生姜、人参等同用,方如《伤寒论》之"旋覆代赭汤"。

【常用剂量】 旋覆花3~10克,代赭石10~30克。

【服用方法】 水煎分服。

【注意事项】 代赭石因含少量砷,故孕妇慎用;宜打碎先煎。旋覆花须纱布包煎或滤过去毛。

二十七、延胡索 川楝子

【药对功效】 详见第二章第四节第62页。

【药对来源】 详见第二章第四节第62页。

【配伍效用】 详见第二章第四节第62页。

【临证应用】 用于胃脘诸痛症,证属肝郁气滞型者(见于胃肠功能紊乱综合征等）。用治肝气郁滞,肝郁化火,气血凝滞之胸、腹、胃脘、胁肋一切疼痛诸症,方如《袖珍方》之"金铃子散",以酒调下,以助药力直达病所。对于肝胃不和者,可配加柴胡、白芍、枳实同用。

【常用剂量】 延胡索煎汤 3～10 克,研末 1.5～3.0 克,川楝子煎汤 3～10 克,研末适量。

【服用方法】 水煎分服,或研末入丸、散剂。

【注意事项】 延胡索、川楝子皆不宜大剂量使用。凡孕妇,体虚者,脾胃虚寒者,皆禁用。忌用铁器煮、炒。

二十八、郁金　佛手

【药对功效】 详见第二章第四节第 63 页。

【药对来源】 详见第二章第四节第 63 页。

【配伍效用】 详见第二章第四节第 63 页。

【临证应用】 用于脘腹胀痛、呕恶、嗳气等症,证属脾胃气滞型者(见于胃肠功能紊乱综合征等)。

1. 治脾胃气滞之脘腹胀痛、呕恶食少,嗳气频频等症,常与木香、砂仁、厚朴等合用,以增强和胃行气之功。

2. 现代名中医邱健行先生常用该药对合"四逆散""乌贝散"等同用,以用治肝气气犯胃、脾胃气滞之胃脘痞满,腹胀纳呆,嗳气呕恶等症,侧重于气滞疼痛者。

【常用剂量】 郁金 3～10 克,佛手 3～10 克。

【服用方法】 水煎分服。

【注意事项】 凡阴虚有火、无气滞者,慎用佛手。

二十九、枳实　竹茹

【药对功效】 枳实功效详见第 39 页,竹茹功效详见第 33 页。

【药对来源】 详见第二章第四节第 64 页。

【配伍效用】 详见第二章第四节第 64 页。

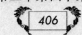

【临证应用】 用于纳呆、呕恶、虚烦失眠、肢体麻木等症,证属脾胃气滞、痰浊内阻型者(见于胃肠功能紊乱综合征等)。

1. 治胃失和降,气逆于上之证,表现为恶心、呕吐痰涎、脘痞嗳气、食少纳呆等胃肠症状。属胃实有热者,与黄连、石膏、半夏合用;属胃虚有热者,配加橘皮、生姜、人参共用。

2. 治胆胃不和,痰热内扰出现的精神、神志异常,表现为胆怯易惊,虚烦不宁,失眠多梦,癫痫等症。国医大师朱良春先生用该药对为基础组成的"温胆汤",以加减用治顽固性失眠:若湿热内蕴或胆虚痰热不寐者,配加龙胆草同用;若胆寒虚烦,心胆虚怯不寐者,配加钩藤、葛根、紫苏叶、龙骨、牡蛎共用;若气郁生痰,痰气相搏者,配加龙骨、生牡蛎伍用。

【常用剂量】 枳实3～10克,竹茹6～10克。

【服用方法】 水煎分服,或入丸、散剂。

【注意事项】 凡脾胃虚寒所致之呕吐、寒痰、湿痰者,皆不宜使用。

三十、枳实　白术

【药对功效】 枳实功效详见第39页,白术功效详见第86页。

【药对来源】 详见第五章第二节第186页。

【配伍效用】 详见第五章第二节第186页。

【临证应用】 用于食积、便秘、泄泻、水肿等症,证属脾胃气滞型者(见于胃肠功能紊乱综合征等)。

1. 治脾虚气滞,宿食不消或痰饮停积胃脘所致之心腹满闷不快,大便不爽等症。偏于脾虚,表现素体脾虚,或饮食难以消化等症,方选《脾胃论》之"枳术丸",重用白术,酌配健胃消食之品,如麦芽、山楂等同用;偏于饮食失节,食积停聚,选用《金匮要略》之"枳术汤",重用枳实,并酌配行气导滞之品,如厚朴、莱菔子等共用;若食积化热,湿热互结,下痢泄泻,或便秘,小便短赤,可配加大黄、黄连、泽泻合用,方如《内外伤辨惑论》之"枳实导滞丸"。

2. 治脾虚不运,寒热互结,饮食停聚所致之胃脘痞满,不思饮食,倦怠乏力,大便失调等症。该药对宜配加益气健脾、辛温苦寒之品(如人参、干姜、黄连等)合用,方如《兰室秘藏》之"枳实消痞丸"。

【常用剂量】 枳实 3～10 克,白术 3～15 克。

【服用方法】 水煎分服,或入丸、散剂。

【注意事项】 忌桃、李、雀肉等物。

三十一、紫苏梗　藿香

【药对功效】 紫苏梗功效详见第 134 页,藿香功效详见第 70 页。

【药对来源】 详见第三章第三节第 139 页。

【配伍效用】 详见第三章第三节第 139 页。

【临证应用】 用于嗳气呕恶、腹满纳呆等症,证属湿滞中焦型者(见于功能性胃肠病等)。该药对可用治脾胃不和,气机不畅,湿滞中阻之证,表现为胸腹满闷、纳食不化、嗳气呕吐等症。

【常用剂量】 紫苏梗 5～9 克,藿香 6～10 克。

【服用方法】 水煎分服,或入丸、散剂。

【注意事项】 藿香不宜久煎,凡阴虚火旺或中焦火盛者,皆禁用。《本经逢原》称藿香梗:"能耗气,用者审之"。用治疾病时,应中病即止,不可过用。

第三节　化湿利水类药对

一、苍术　白术

【药对功效】 苍术功效详见第 21 页,白术功效详见第 86 页。

【药对来源】 详见第三章第四节第 139 页。

【配伍效用】 详见第三章第四节第 140 页。

【临证应用】 用于功能性消化不良、胸脘满闷、食欲缺乏、恶心呕吐诸症，以及湿气下注、水走肠间所致之腹胀、肠鸣、泄泻等症，证属脾胃虚弱、痰食不运、湿阻中焦、气机不利、纳运无常型者（见于胃肠功能紊乱综合征等）。

1. 苍术、白术相须为用，与"二陈汤"相合，即为《张氏医通》之"二术二陈汤"，主治脾虚痰食不运。对于表现为脾胃虚弱、纳运失职、脘腹胀满、恶心呕吐，甚或下肢微肿者，效果甚著；若午后腹胀较甚者，参合"小乌附汤"（乌药、香附），则行气消胀之力益彰，尚无耗散正气之弊。

2. 近代名中医施今墨先生临证处方之时，苍术、白术惯用炒品，一则可去其燥，二则能增强健脾之功。两药运用，颇有法度。《本草崇原》曰："凡欲补脾，则用白术，凡欲运脾，则用苍术，欲补运相兼，则相兼而用，如补多运少，则白术多而苍术少，运多补少，则苍术多而白术少。"

【常用剂量】 苍术 6～10 克，白术 10～15 克。

【服用方法】 水煎分服。

【注意事项】 凡阴虚内热，气虚多汗、津液亏耗者，皆慎用。

二、苍术　厚朴

【药对功效】 苍术功效详见第 21 页，厚朴功效详见第 48 页。

【药对来源】 详见第二章第五节第 65 页。

【配伍效用】 详见第二章第五节第 65 页。

【临证应用】 用于脘腹胀闷，呕恶食少，吐泻乏力等症，证属湿阻中焦，脾失健运型者（见于胃肠功能紊乱综合征等）。该药对相须为用，与陈皮、甘草等配伍同用，方如《太平惠民和剂局方》之"平胃散"，主治湿阻脾胃，脘腹胀满，嗳气吞酸，怠惰嗜卧，呕吐泄泻等症者，收燥湿运脾，行气和胃的功效。若兼见舌苔黄腻，口苦咽干,但不甚渴饮等症,乃湿热俱盛之证,宜配伍黄芩、黄连等同用,使湿热两清;若兼见食滞,而又腹胀,大便秘结等症,宜配加槟榔、莱菔子、枳壳等共用,以消导积滞、消胀除满、下气通便;若兼见脾胃寒湿,脘腹胀痛,畏寒喜热等症,可配加干姜、肉桂合用,以温化寒湿;若兼见呕吐明显等症,可配加半夏同用,以和胃止呕;若兼外感而见恶寒发热等症,可配加藿香、紫苏叶、白芷等伍用,以解表化浊。

【常用剂量】　苍术 6～10 克,厚朴 6～10 克。

【服用方法】　水煎分服。

【注意事项】　凡气虚、阴虚内热、津伤血枯者及孕妇,皆慎用。

三、花椒　苍术

【药对功效】　花椒功效详见 66 页,苍术功效详见第 21 页。

【药对来源】　详见第二章第五节第 66 页。

【配伍效用】　详见第二章第五节第 66 页。

【临证应用】　用于食滞纳呆,喜暖畏寒,泄泻下痢等症,证属脾胃虚寒,寒湿较盛型者(见于胃肠功能紊乱综合征等)花椒、苍术相须为用,具有温中止泻之功效。共研极细末,醋糊为丸,如桐子大,即为《普济方》之"椒术丸"。该药对如配伍茯苓、人参、白术、干姜、砂仁、甘草等同用,即为《明医指掌》之"椒术养脾丸",主治脾胃虚冷,心腹胀闷,呕逆泄泻等症,可收健脾燥湿、温中止泻之功效。

【常用剂量】　花椒 3～10 克,苍术 6～10 克。

【服用方法】　水煎分服,或入丸、散剂。

【注意事项】　凡阴虚火旺、气虚多汗者,皆禁用;孕妇慎用。

四、槟榔　大腹皮

【药对功效】　槟榔功效详见第 51 页,大腹皮功效详见第 125 页。

【药对来源】　详见第三章第四节第 142 页。

【配伍效用】　详见第三章第四节第 142 页。

【临证应用】　用于脘腹胀闷、食欲缺乏、嗳腐食臭等症,证属湿阻气滞停食型者(见于胃肠功能紊乱综合征等)。用治湿阻气滞,脘腹胀闷、食欲缺乏、嗳腐食臭等症,可与木香、木通、郁李仁相伍,以行气消胀,利湿除满。

【常用剂量】　槟榔 6～10 克,大腹皮 10～12 克。

【服用方法】　水煎分服。

【注意事项】　气虚下陷体弱者,慎用。

第四节　安神、熄风、开窍类药对

一、茯苓　麦冬

【药对功效】　茯苓功效详见第 29 页,麦冬功效详见第 74 页。

【药对来源】　详见第二章第六节第 74 页。

【配伍效用】　详见第二章第六节第 74 页。

【临证应用】　用于呕吐,食欲缺乏,倦怠乏力,胃痛,便秘等症,证属脾胃亏虚型者(见于胃肠功能紊乱综合征等)。茯苓、麦冬药对用治胃肠功能紊乱综合征等病,证属中焦脾胃亏虚,升降失常,运化无力者,表现为畏食、纳少、腹胀、呕吐、便秘、乏力等症,常配伍木香、砂仁、陈皮、枳壳等同用。

【常用剂量】　茯苓 9～15 克,麦冬 6～12 克。

【服用方法】　水煎分服。

【注意事项】　凡虚寒及暴感风寒咳嗽者,皆不宜使用。

二、牡蛎　五味子

【药对功效】　牡蛎、五味子是临证常用滋肾益阴、敛汗潜阳药对。牡蛎功效详见第 121 页,五味子功效详见第 216 页。

【药对来源】　牡蛎、五味子伍用,见于《温病条辨》之"大定风珠"。

【配伍效用】　牡蛎具有敛阴清热,潜阳镇惊,软坚散结,收敛固涩的功效。主治眩晕耳鸣,惊悸失眠,瘰疬瘿瘤,癥瘕痞块,自汗盗汗,遗精,崩漏,带下等症。五味子其皮味甘,其核苦、辛,而酸味独胜,五味俱全。可敛肺生津,益肾纳气,涩精止泻。此外,本品尚可养心敛汗。主治久咳虚喘,津伤口渴及消渴,自汗,盗汗,遗精、滑精,久泻不止,心悸,失眠,多梦等症。两药相配为伍,参合而用,即咸酸相伍,能增强酸味药五味子的收敛固肾之作用。养心滋肾以敛汗,生津止渴以除烦,潜阳收敛以安神,相辅相成,互为其用。故牡蛎与五味子相须为用,上可敛阴,下可固涩,牡蛎得五味子涩而不滞,敛而不燥,互相配合,相得益彰。

【临证应用】　用于心脾气痛等症;或用于失眠,心悸,善惊,多梦等症,证属心气不足型者;或用于头目眩晕,胀痛,或跳痛等症,证属肝阳上亢型者(见于自主神经功能紊乱综合征等)。对于阳虚自汗,心神不安,下元不固之证,可用该药对施治。该药对可用治心气不足所致之失眠,心悸,善惊,多梦,烦热汗出,神魂不安等症。

【常用剂量】　牡蛎 15～30 克,五味子 2～6 克,散剂 1～3 克。

【服用方法】　水煎分服。

【注意事项】　凡外有表热,内有实邪,咳嗽初起,麻疹初发者,皆禁用。

三、酸枣仁　五味子

【药对功效】　酸枣仁、五味子为临证常用养心安神、滋肾固涩药对。

1. 酸枣仁　为鼠李科落叶灌木或乔木酸枣的成熟种子。味甘、酸,性平。归心、肝、胆经。具有养心益肝,安神,敛汗的功效。

2. 五味子　详见第五章第五节第 216 页。

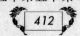

【药对来源】 酸枣仁、五味子伍用,见于《证治准绳》之"养心汤"。

【配伍效用】 酸枣仁可补营血、安神志、敛营阴、止虚汗。主治失眠、心悸,体虚自汗、盗汗等症。五味子,五味俱备,收敛固涩,益气生津,补肾宁心。《本草经疏》曰:"五味子主益气者,肺主诸气,酸能收,正入肺补肺,故益气也。其主咳逆上气者,气虚则上壅而不归元,酸以收之,摄气归元,则咳逆上气自除矣。"两药相配为伍,参合而用,收敛神气,固摄本源,除烦安神,两者相须为用,药效倍增。

【临证应用】 用于失眠,心悸,盗汗,遗精等症,证属君相火动,神魂不安,久耗气阴型者;或用于少气,短气,心悸,虚热,盗汗等症,证属肺气虚损,气不收敛型者(见于自主神经功能紊乱综合征等)。

【常用剂量】 酸枣仁 10～18 克,五味子 2～6 克。

【服用方法】 水煎分服。

【注意事项】 凡表邪未解,内有实热,咳嗽初起,麻疹初发时,皆不宜使用五味子。

第五节 理血、补益类药对

一、丹参 檀香

【药对功效】 ,丹参功效详见第 27 页,檀香功效详见第 79 页。

【药对来源】 详见第二章第七节第 79 页。

【配伍效用】 详见第二章第七节第 79 页。

【临证应用】 用于心腹疼痛,食滞纳呆等症,证属气滞血瘀型者(见于胃神经官能症等)。用于气滞血瘀所致之多种心腹疼痛等症,常与砂仁组成"丹参饮",常用于风心病、心律失常、胃炎、消化性溃疡病、胃脘疼痛及恶性肿瘤等疾病的治疗。

【常用剂量】 丹参 10～15 克,檀香 3～6 克。

【服用方法】 水煎分服。

【注意事项】 该对药行气活血力大,不宜长期大量使用,否则易于耗伤气血。

二、百合 乌药

【药对功效】 百合功效详见 89 页,乌药功效详见第 57 页。

【药对来源】 详见第二章第八节第 89 页。

【配伍效用】 详见第二章第八节第 89 页。

【临证应用】 用于胃脘胀痛,口干口渴,食滞纳呆等症,证属气滞阴虚型者(见于胃神经官能症等)。可根据病情调整百合与乌药的比例,取百合 12 克、乌药 15 克,水煎,口服,对消除脘腹胀满,疗效甚佳。

【常用剂量】 百合 10～30 克,乌药 6～10 克。

【服用方法】 水煎分服。

【注意事项】 百合寒润,凡风寒咳嗽或中寒便溏者,皆忌用。

三、党参 茯苓

【药对功效】 党参功效详见第 92 页,茯苓功效详见第 29 页。

【药对来源】 详见第二章第八节第 92 页。

【配伍效用】 详见第二章第八节第 92 页。

【临证应用】 用于脾虚湿困,头身困重,晨起精神不佳,面色萎黄、精神疲惫、四肢倦怠,食欲减退等表现突出,并多伴有脘腹胀闷、功能性消化不良、大便溏薄及中气下陷、尿意频频等症,证属脾胃气虚型者(见于胃肠神经功能紊乱综合征等)。

1. 该药对配伍山药(炒)、薏苡仁(炒)、甘草(蜜炙)、白术等同用,可用治脾虚湿困,食欲缺乏,脘腹胀闷,神疲乏力,面色萎黄,舌淡嫩,苔白腻,脉虚缓等症。

2. 该药对配伍远志、石菖蒲、酸枣仁、龙眼肉等共用,可用治失眠、心悸、健忘等症,证属心气不足型或心脾两虚型者。

【常用剂量】　党参 10～30 克,茯苓 10～15 克。

【服用方法】　水煎分服。

【注意事项】　党参大剂量应用,可用 4 倍党参量代替人参。

四、党参　丹参

【药对功效】　党参功效详见第 92 页,丹参功效详见第 27 页。

【药对来源】　详见第二章第八节第 93 页。

【配伍效用】　详见第二章第八节第 93 页。

【临证应用】　用于心烦不寐,心悸,胁痛,气短,头晕,胃脘疼痛等症,证属气虚血热型者(见于胃肠神经功能紊乱综合征等)。该药对配伍苦参、北沙参、玄参同用,以用治虚热腹胀证,表现为瘀热内结腹胀,功能性消化不良等症。该药对配伍女贞子、生黄芪、薏苡仁等共用,可用治气虚血瘀所致之胃脘疼痛等症。

【常用剂量】　党参 10～30 克,丹参 5～15 克。

【服用方法】　水煎分服。

【注意事项】　党参,丹参皆反藜芦。丹参酒炒可增强活血之力。

第六节　固涩、散结及其他类药对

一、茯苓　益智仁

【药对功效】　茯苓功效详见第 29 页,益智仁功效详见第 98 页。

【药对来源】　详见第二章第十节第 98 页。

【配伍效用】　详见第二章第十节第 98 页。

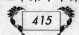

【临证应用】 用于胃脘冷痛,疲倦乏力,食欲缺乏,畏寒喜暖等症,证属脾胃虚寒型者(见于胃肠功能紊乱综合征等)。用治脾胃虚寒之胃痛,可伍以炙黄芪、桂枝、白芍、制附子、干姜、白术、茯苓、陈皮、木香等同用,以温中散寒,健脾和胃。用治脾胃虚寒之腹痛,可配伍桂枝、白芍、饴糖、蜀椒、干姜、人参等共用,以温中补虚,降逆镇痛。

【常用剂量】 茯苓 10~15 克,益智仁 3~6 克。

【服用方法】 水煎分服。

【注意事项】 凡阴虚火旺或因热而患遗滑崩带者,皆忌用。

二、诃子 肉豆蔻

【药对功效】 诃子功效详见第 213 页,肉豆蔻功效详见第 214 页。

【药对来源】 详见第五章第五节第 214 页。

【配伍效用】 详见第五章第五节第 214 页。

【临证应用】 用于食滞纳呆,疲乏无力,泄泻不止等症,证属脾胃虚弱型者(见于胃肠神经功能紊乱综合征等)。用治慢性腹泻,证属脾胃虚弱者,应用该药对,并酌情选用"参苓白术散"、"补中益气汤",以加减用治。若年老体衰,久泻不止,中气下陷者,该药对配加黄芪、党参、白术同用,以益气健脾;与"桃花汤"合用,以固涩止泻。

【常用剂量】 诃子 3~9 克,肉豆蔻 3~9 克。

【服用方法】 水煎分服;或研末入丸、散剂吞服。

【注意事项】 湿热痢疾者,忌用。诃子:反复使用会使大便不畅难解。诃子清肺利咽多生用,涩肠止泻宜煨用。

三、黄芪 浮小麦

【药对功效】 黄芪、浮小麦为临证常用的固表止汗药对。

1. 黄芪　详见第二章第五节第 69 页。

2. 浮小麦　为禾本科一年生草本植物小麦干瘪轻浮的颖果。性凉，味甘、咸。归心经。具有养心敛汗的功效。

【药对来源】　黄芪、浮小麦伍用，见于《太平惠民和剂局方》之"牡蛎散"。

【配伍效用】　黄芪、浮小麦为临证常用的养心固卫止汗药对。黄芪入中益气，入表固卫，可使卫阳升达于肌表，固护汗液防止流失。主治脾胃气虚及中气下陷诸证，肺气虚及表虚自汗、气虚外感诸证，脾虚水肿，痈疽气血亏虚诸证，以及气虚血滞所致之肢体麻木、半身不遂等症。浮小麦可养心益气，清热除烦以止汗，质轻而浮，又可固表止汗。用于治疗各种虚汗证等。两药相配为伍，参合而用，一温一凉，相辅相助，标本兼顾，起到了益气清热，养心固卫以止汗的目的。

【临证应用】　用于自汗、盗汗、虚劳等症，证属诸虚劳损、卫气失固、腠理不密型者（见于自主神经功能紊乱综合征等）。用治气虚自汗甚，兼心悸、气短、烦倦等症，常以该药对配伍人参、党参、白术、黄精同用，以益气固摄；若汗出多者，配以牡蛎、糯稻根、麻黄根共用，以固表敛汗；兼有阴虚烦热，骨蒸盗汗，舌红、脉细数者，伍以当归、生地黄、熟地黄合用，以滋阴清热；若热不甚者，以"六味地黄丸"配加麦冬、五味子伍用，以补益肺肾，滋阴敛汗。

【常用剂量】　黄芪 10～30 克，浮小麦 10～15 克。

【服用方法】　水煎分服。

【注意事项】　表邪汗出者，忌用。

四、黄芪　牡蛎

【药对功效】　黄芪、牡蛎为临证常用的益气固表、敛阴止汗药对。黄芪功效详见第 69 页，牡蛎功效详见第 121 页。

【药对来源】　黄芪、牡蛎伍用，见于《太平惠民和剂局方》之

"牡蛎散"。

【配伍效用】 黄芪、牡蛎共用可固表敛阴止汗。黄芪为甘温之品,可补气升阳,益卫固表,健脾利水,托毒生肌。主治脾胃气虚及中气下陷诸证,肺气虚及表虚自汗、气虚外感诸证,脾虚水肿,痈疽气血亏虚诸证,以及气虚血滞所致之肢体麻木、半身不遂等症。牡蛎为咸涩之品,可滋阴潜阳、敛阴止汗。主治眩晕耳鸣,惊悸失眠,瘰疬瘿瘤,癥瘕痞块,自汗盗汗,遗精,崩漏,带下等症。黄芪能补气升阳,侧重于补益脾肺;牡蛎能滋阴,侧重于滋补肝肾。另外,牡蛎煅用,擅长收敛固脱。两药相配为伍,参合而用,一温一寒,补涩互施,相使为用,相互协调,既益气固表实腠理,又收敛浮阳止汗出,共奏益气敛阴,固表止汗之功效。

【临证应用】 用于自汗,盗汗,肢体倦怠,体虚多汗等症,证属气阴不足型者(见于自主神经功能紊乱综合征等)。

1. 治气虚自汗甚者,常以该药对配伍防风、党参、黄精同用,以益气固摄;若汗出多者,可配伍浮小麦、糯稻根共用,以固表敛汗;若兼见阴虚烦热,舌红、脉细数者,可伍以当归、生地黄、熟地黄合用,以滋阴养血;若热不甚者,以"六味地黄丸"配加麦冬、五味子同用,以补益肺肾,滋阴敛汗。

2. 黄芪、牡蛎伍用他药以敛阳止汗、救阳固脱,若为大汗淋漓呈亡阳之象,或阳虚自汗者,可伍用龙骨、人参、附子等固脱敛汗药物同用,以补气、固脱、回阳。总之,肝肾虚极而元气将脱者,服之最为有效。

【常用剂量】 黄芪 10～30 克,牡蛎 9～30 克。

【服用方法】 水煎分服。牡蛎生品须先煎。

【注意事项】 病虚而多热者,宜用;虚而有寒者,忌用;凡肾虚无火、精寒自出者,皆非所宜。牡蛎不宜久服,易引起便秘和功能性消化不良。《药对》曰:"恶麻黄、茱萸、辛夷。"

五、肉豆蔻 补骨脂

【药对功效】 肉豆蔻、补骨脂为临证常用温肾固肠药对。肉豆蔻功效详见第 214 页,补骨脂功效详见第 205 页。

【药对来源】 详见第五章第五节第 215 页。

【配伍效用】 肉豆蔻具有温中行气、涩肠止泻的作用,偏治脾虚寒之肠滑久泻之证。补骨脂有补肾温阳、固精缩尿、温脾止泻的作用,能"补火生土",偏治脾肾虚寒之证。肾者胃之关,肾阳不足,不能温养脾胃,运化失常,关门不固,黎明之前阳气未振,因而肠鸣泄泻。肉豆蔻以补脾为主;补骨脂以补肾为要。两药皆性温味辛,皆入脾、肾二经。两药相配为伍,参合而用,一脾一肾,脾肾双补,相须相使,协调为用,温补脾肾,协调脏腑,共奏温肾固肠之功效。

【临证应用】 用于肠鸣腹痛、腰酸腿软、尿频尿数、慢性腹泻等症,证属肾虚和脾肾虚寒型者(见于胃肠功能紊乱综合征等)。

1. 对于年老体衰,久泻不止,中气下陷等症者,可取该药对配伍黄芪、党参、白术同用,以益气健脾;与"桃花汤"合用,以固涩止泻。

2. 近代名中医施今墨先生认为:慢性泄泻,有脾虚不能制水者,有肾虚不能行水者。前者以肉豆蔻之辛温,温脾以制水;后者用补骨脂之辛燥,补肾以行水。两药参和相合,脾肾双补,泄泻可除。两药取舍之多少,应随证化裁。以肾虚为主者,主取补骨脂,佐以肉豆蔻;以脾虚为甚者,主选肉豆蔻,佐以补骨脂。

3. 肾泄久不愈,脉沉细无力者,方选《洁古家珍》之"肉豆蔻丸":肉豆蔻(面裹煨)、补骨脂(炒)各等份。共研细末,枣肉为丸,桐子大。米饮下,空心。

4. 治脾肾虚弱,凌晨五更作泻,或全不思食,或食而不化,大便不实,方选《校注妇人良方》之"四神丸":肉豆蔻二两(生用),补骨脂四两(炒),五味子二两,吴茱萸四两。各为末,生用大枣四十九枚,生姜四两(切),同枣用水煮熟,去姜,取枣肉和药丸桐子大。每服五十丸,空心盐汤下。

5. 治脾胃虚弱,全不进食,方选《普济本事方》之"二神丸":补骨脂四两(炒香),肉豆蔻二两(生)。上为细末,用大肥枣四十九个,生姜四两,切片同煮,枣烂去姜,取枣剥去皮核用肉,研为膏,入药和杵,丸如梧桐子大。每服三十丸,盐汤下。

【常用剂量】 肉豆蔻3~9克,补骨脂6~9克。

【服用方法】 水煎分服。

【注意事项】 不宜大剂量使用。凡阴虚火旺者及湿热积滞泻痢者,皆忌用;孕妇禁用。补骨脂:《海药本草》曰:"恶甘草。"

六、五味子 五倍子

【药对功效】 五味子功效详见第216页,五倍子功效详见第217页。

【药对来源】 详见第五章第五节第217页。

【配伍效用】 详见第五章第五节第217页。

【临证应用】 用于久泻、久痢,自汗、盗汗等症,证属大肠不固型者(见于自主神经功能紊乱综合征等)。

1. 对于大肠不固、久泻久痢或滑脱不禁等症者,可单用该药对,或伍以补骨脂、白术等同用,以温补脾肾。

2. 对于久泻便血,或肠风血脱,崩漏带浊等症,诸药难于奏效者,以及久泻久痢,滑泄不止等症者,可伍加枯矾、诃子同用,合成《景岳全书》之"玉关丸":白面(炒熟)120克,枯矾60克,文蛤(醋炒黑)60克,北五味30克(炒),诃子60克(半生半炒),上药研末,用熟汤和丸,如梧桐子大,以温补脾肾等药随证加减煎汤送下,或"人参汤"亦可。如血热妄行者,以凉药送下。

3. 气虚自汗者选取该药对,并配加黄芪、白术合用,以益气;阴虚盗汗者选用该药对,并配伍生地黄、知母、地骨皮同用,以滋阴清虚热。

4. 治自汗、盗汗等症，可选用五倍子、五味子各等份，共研细末，水调捏成饼状，敷贴脐部以用治。

5. 近代名中医施今墨先生认为：五味子、五倍子伍用，收敛固涩之力较强，故凡固摄无能，有滑脱现象者，皆可随证配伍使用。如阳虚自汗者，与黄芪、制附片共用；久泻、久痢者，与赤石脂、禹余粮伍用；直肠脱垂、子宫脱垂，以及各种内脏弛缓、下垂者，与升麻、柴胡同用；若气虚甚者，与党参合用。为加强疗效，亦可酌加枳壳伍用。

【常用剂量】 五味子1.5～6克，五倍子3～6克。

【服用方法】 水煎分服，研末或入丸、散剂吞服。

【注意事项】 凡内有实热或积滞未清之泻痢、孕妇，皆忌用。五味子内服量过大或体质特异时，可出现发热、头痛、乏力、荨麻疹等中毒反应；五倍子剂量稍大可能有恶心、便秘与胃部不适反应，一般不宜大剂量使用。长期服用或大剂量服用可能损害肝脏。

第十六章 呕 吐

呕吐是指胃失和降，气逆于上，胃中之物从口吐出的一种病证。一般以有物有声谓之"呕"，有物无声谓之"吐"，无物有声谓之"干呕"。呕与吐常同时发生，故并称"呕吐"。干呕与两者虽有区别，但在辨证论治上大致相同。呕吐，除脾、胃肠病症之外，其他多种急、慢性病症中也常出现呕吐症状。西医学中的急性胃炎、心因性呕吐、胃黏膜脱垂症、贲门痉挛、幽门痉挛、幽门梗阻、十二指肠壅积症、肠梗阻、肝炎、胆囊炎、胰腺炎、尿毒症、颅脑疾病，以及一些急性传染病等，以呕吐为主要表现时，可参阅本章辨治。

感受六淫之邪或秽浊之气，邪犯胃腑，气机不利，胃失和降，水谷随逆气上出，发生呕吐。外邪所致呕吐，常因外邪性质不同而表现各异，但以寒邪致病居多。暴饮暴食，温凉失宜，过食肥甘、醇酒辛辣，误食不洁食物，伤胃滞脾，食滞内停，胃失和降，胃气上逆，发生呕吐。饮食所伤，脾胃运化失常，水谷不化精微，反痰饮，停积胃中，当饮邪上犯之时，亦常发生呕吐。郁怒伤肝，肝失条达，横逆犯胃，胃失和降而呕吐。忧思伤脾，脾失健运，食停难化，胃失和降，亦可致呕。脾胃素弱，水谷易于停留，偶因恼怒，食随气逆而呕吐。脾胃素虚，病后体虚，劳倦过度，耗伤中气，胃虚不能盛受水谷，脾虚不能运化以生精微，停积胃中，上逆成呕。脾阳不振，不能腐熟水谷，致寒浊内生，气逆而呕。热病伤阴，或久呕不愈，致胃阴不足，胃失濡养，不得润降，而成呕吐。以上多方面的病因相互影响，兼杂致病，如外邪可伤脾，气滞可食停，脾虚可成饮，故临证尚须辨证求因。

呕吐病位在胃，病变脏腑与肝、脾相关，因胃气之和降，有赖于脾气的升清运化,以及肝气的疏泄条达。若脾失健运,则胃气失和,升降失职;肝失疏泄,则气机逆乱,胃失和降,均可致呕吐。呕吐的病机分虚实两类,实者有外邪、饮食、痰饮、郁气等邪气犯胃,致胃失和降,气逆而发;虚者有气虚、阳虚、阴虚等正气不足,使胃失温养、濡润,胃虚不降所致。初病多实,呕吐日久,损伤脾胃,中气不足,由实转虚;或脾胃素虚,复为饮食所伤,或成痰生饮,因虚致实,导致虚实夹杂的复杂病机。但无论虚实,发生呕吐的基本病机仍在胃失和降,胃气上逆方面。

第一节 清热、解毒、燥湿、祛暑类药对

一、黄芩 半夏

【药对功效】 黄芩功效详见第36页,半夏功效详见第19页。

【药对来源】 详见第三章第一节第104页。

【配伍效用】 详见第三章第一节第104页。

【临证应用】 用于口苦、咽干、恶心、呕吐、反酸,胸膈痞满等症,证属邪居少阳或寒热互结型者(见于急慢性胃肠炎,慢性溃疡性结肠炎、胆囊炎、慢性肝炎、肝硬化等)。

1. 对于寒热互结之痞证,表现为胸膈痞满、但满不痛,或呕吐下利等症。该药对伍以黄连、干姜、人参、炙甘草、大枣同用,组成"半夏泻心汤"而治。

2. 对于胆胃气逆证,表现为下利腹痛,身热口苦,恶心呕吐,纳少,舌红苔黄,脉沉弦等症。该药对配伍白芍、甘草、生姜、大枣共用,组成《金匮要略》之"黄芩加半夏生姜汤",以清热和中、降逆止呕。

【常用剂量】 黄芩6～10克,半夏6～10克。

【服用方法】 水煎分服,或入丸、散剂。

【注意事项】 凡一切血证及孕妇,皆忌用。半夏反乌头。

二、焦栀子　竹茹

【药对功效】　焦栀子功效详见第 106 页,竹茹功效详见第 33 页。

【药对来源】　详见第三章第一节第 106 页。

【配伍效用】　详见第三章第一节第 106 页。

【临证应用】　用于胃虚干呕,热呃咳逆,痰热恶心等症,证属肝胃郁热型者(见于慢性胃炎、胆囊炎等)。用治肝胃郁热之口苦,胃脘灼痛,胃热噎膈,胃虚干呕,烦躁易怒,舌红苔黄,脉弦或数等症,常以该药对配伍"化肝煎"加减(陈皮、青皮、白芍、牡丹皮、黄连、吴茱萸、黄芩等药)以用治。

【常用剂量】　焦栀子 6～9 克,竹茹 6～12 克。

【服用方法】　水煎分服。

【注意事项】　焦栀子苦寒伤胃,凡脾虚便溏、食少者,皆忌用。

三、黄连　紫苏叶

【药对功效】　详见第二章第一节第 18 页。

【药对来源】　详见第二章第一节第 18 页。

【配伍效用】　详见第二章第一节第 18 页。

【临证应用】　用于恶心呕吐,嗳气吐酸等症,证属胃热气滞型者(见于急慢性胃炎,胃十二指肠溃疡等)。

1. 治胃热呕吐呃逆　黄连配伍紫苏叶为用治胃热气逆呕恶之常用药对,《华佗神医秘传》以黄连、紫苏叶水煎服,以用治呃逆。《湿热病篇》之"连苏饮",以用治湿热证,呕吐不止。

2. 治肾衰竭(尿毒症)呕吐　有报道以该药对用治肾衰竭(尿毒症)呕吐,疗效十分满意。现代名中医时振声先生用治慢性肾衰竭出现恶心、呕吐,证属湿毒化热型者,用该药对多次少量频频呷服,可使呕恶迅速停止。

【常用剂量】 黄连3～6克,紫苏叶3～6克。

【服用方法】 水煎分服,研末入丸、散剂服。

【注意事项】 凡气弱表虚,阴虚发热,胃虚呕恶,脾虚泄泻,五更泻者,皆应慎用。

四、滑石 甘草

【药对功效】 滑石、甘草为临证常用的清暑利湿通淋药对。滑石功效详见第73页,甘草功效详见第16页。

【药对来源】 滑石、甘草伍用,见于《黄帝素问宣明论方》之"六一散"。

【配伍效用】 滑石既能清暑泄热、清热降火、生津止渴,又能利窍通闭、利水通淋、渗湿止泻,滑石外用具有清热收湿敛疮的作用。主治膀胱湿热,小便不利,尿淋涩痛,水肿,暑热烦渴,泄泻,湿疹,湿疮,痱子等。生甘草能泻火解毒、润肺祛痰止咳,炙甘草能益气补中、缓急镇痛、调和药性。主治倦怠食少,肌瘦面黄,心悸气短,腹痛便溏,四肢挛急疼痛,脏躁,咳嗽气喘,咽喉肿痛,痈疮肿毒,小儿胎毒,及药物、食物中毒等。滑石质重体滑,利水通淋,清热解暑,可使三焦湿热从小便排出,故能祛暑止泻,止烦渴而利小便;甘草清热和中,泻火解毒,缓和药性,配伍滑石成甘寒生津之用,使小便利而津液不伤。以甘草之甘缓,制滑石之寒滑;又以滑石之寒滑,制甘草之甘滞。所以,该药对有清暑利湿而不伤正,安和中焦又不致留邪的特点。

【临证应用】 用于烦渴,吐利泄泻,小便短赤诸症,证属暑邪入侵型者(见于中暑等,表现为呕吐、腹泻等症)。滑石、甘草伍用,可用治夏日中暑后烦渴,吐利泄泻,小便短赤等症,方如《黄帝素问宣明论方》之"六一散"。若暑湿兼有肝胆郁热,目赤咽痛,或口舌生疮等症者,配加青黛同用,为《黄帝素问宣明论方》之"碧玉散"。若暑湿兼失眠多梦、心悸怔忡等症者,配加辰砂共用,为《奇效良方》之"益元散"。若暑湿兼微恶风寒,头痛头胀,咳嗽不爽等症者,配加薄荷叶末合用,为《黄帝素问宣明论方》之"鸡苏散"。

【常用剂量】 滑石 10～15 克,甘草 3～9 克。

【服用方法】 水煎分服。滑石宜包煎。

【注意事项】 滑石与甘草配对,性沉寒而滑利,凡阴虚、内无湿热,小便清长者,皆忌用;孕妇不宜服用。

五、黄连　佩兰

【药对功效】 黄连功效详见第 18 页,佩兰功效详见第 71 页。

【药对来源】 详见第三章第一节第 109 页。

【配伍效用】 详见第三章第一节第 109 页。

【临证应用】 用于呕吐恶心、胸脘痞闷,舌苔黄白相兼之症,证属湿阻中焦型者(见于上呼吸道感染、神经衰弱、慢性胃炎、白塞病等)。热重以黄连为主,湿重以佩兰为要。

【常用剂量】 黄连 2～5 克,佩兰 6～10 克。

【服用方法】 水煎分服。

【注意事项】 凡脾胃虚寒、阴虚津伤者,皆忌用;孕妇慎用。

六、藿香　茵陈

【药对功效】 藿香功效详见第 70 页,茵陈功效详见第 111 页。

【药对来源】 详见第三章第一节第 110 页。

【配伍效用】 详见第三章第一节第 110 页。

【临证应用】 用于暑热、湿温、呕吐等症,证属湿热重证型者(见于中暑、胃炎等)。用治湿热中阻、胃脘胀满、恶心呕吐等症,常在中药处方中配加该药对,以芳香化浊,清热利湿。

【常用剂量】 藿香 10～15 克,茵陈 9～15 克。

【服用方法】 水煎分服。

【注意事项】 凡阴虚火旺、舌红无苔者,皆不宜使用。

第二节 祛风除湿、消导、泻下类药对

一、吴茱萸 木瓜

【药对功效】 吴茱萸、木瓜为临常用的和胃化湿、舒筋活络、温中镇痛药对。

1. 吴茱萸 详见第二章第二节第49页。

2. 木瓜 习称"皱皮木瓜",为蔷薇科植物贴梗海棠的干燥近成熟果实。性温,味酸。归肝、脾、肾经。具有舒筋活络,和胃化湿的功效。

【药对来源】 吴茱萸、木瓜伍用,见于《世医得效方》之"木瓜茱萸汤"。

【配伍效用】 吴茱萸专走下焦,下气最速,极能宣散郁结,温经散寒,疏肝解郁,行气镇痛,乃温中下气镇痛之要药。主治寒滞肝脉诸痛证,胃寒呕吐证,虚寒泄泻证,口疮等症。木瓜属收敛之品,于脾有补,于筋可舒,于肺可敛,故能和胃化湿,舒筋活络。多与辛温药为伍,驱寒湿之邪,辑浮散之气。其治筋病于转戾为宜,拘挛则非其所长。两药皆为性温之品,相配为伍,参合而用,一散一收,辛热能化胃肠寒湿秽浊,则吐泻皆止;酸温能舒四肢筋脉经络,则厥冷转而筋除,相配伍用为用治寒湿霍乱之专剂。

【临证应用】 用于呕吐、泄泻、转筋等症,证属胃肠湿滞型者(见于霍乱等)。吴茱萸、木瓜与小茴香、炙甘草等合用,共锉为散,即为《世医得效方》之"木瓜汤",用治霍乱吐泻,转筋闷乱等症。每取四大钱,水一盏半,加姜三片,紫苏叶十叶,水煎去渣,食前服用。

【常用剂量】 吴茱萸1.5~4.5克,木瓜6~9克。

【服用方法】 水煎分服,或入丸、散剂剂。

【注意事项】 该药对辛热燥烈,易耗气动火,不宜多用、久服。

阴虚有热者,忌用。

二、半夏　神曲

【药对功效】　半夏功效详见第 19 页,神曲功效详见第 23 页。

【药对来源】　详见第二章第三节第 23 页。

【配伍效用】　详见第二章第三节第 23 页。

【临证应用】　用于食积痞胀、呕恶吐逆等症,证属脾虚湿盛型者(见于慢性胃炎、胃溃疡等)。用治过食寒冷硬物及生冷瓜果,致伤太阴、厥阴,或呕吐、痞闷、肠癖,或腹痛恶食等症者,可选用《医便》之"半夏神曲汤":陈皮一钱,白术一钱五分,半夏一钱二分,干姜(炒)八分,神曲(炒)一钱,三棱(醋炒)一钱,莪术(醋炒)一钱,白茯苓(去皮)一钱,山楂(去核)一钱,枳实(炒)一钱,砂仁七分(炒),麦芽(炒)八分。加生姜三片,水煎,热服,不拘时候。

【常用剂量】　半夏 5~15 克,神曲 6~12 克。

【服用方法】　水煎分服。

【注意事项】　凡血证及阴虚者,皆不宜使用;孕妇慎用;胃酸过多者忌用。半夏恶皂荚;畏雄黄、干姜、秦皮、龟版;反乌头;配伍时需注意。神曲:伤食兼有外感发热者宜生用,和胃消食多炒用,止泻痢多炒焦用。

三、大黄　甘草

【药对功效】　大黄功效详见第 25 页,甘草功效详见第 16 页。

【药对来源】　详见第九章第二节第 315 页。

【配伍效用】　详见第九章第二节第 315 页。

【临证应用】　用于胃脘部灼热,胁痛,食入即吐,水药难进,口苦、口干、口渴、口臭,心烦,便干等症,证属胃热气逆型者(见于急性胃炎、神经性呕吐、胆囊炎、胆石症、胆道蛔虫症、急性胰腺炎等)。

1.《金匮要略》之"大黄甘草汤",以大黄、甘草配伍用治实热呕吐,病属胃肠实热,腑气不道,胃气不得通降,反而上逆所致,火性急迫,故得食旋即尽吐。

2. 治拒药反应,即服中药即吐者,可取大黄三分、甘草二分,煎成一小杯,慢慢吞下(引自《百家配伍用药经验采菁》)。

3. 现代名中医焦树德教授临证经验,先将汤药煎好后,再取大黄、甘草各1克,水煎一小杯,慢慢饮下,服后约过15分钟如不见吐,再服原来煎好的汤药。

【常用剂量】　大黄9～12克,甘草3～6克。

【服用方法】　水煎分服。

【注意事项】　该药对适用于火热炽盛之胃热证及痈疽疔疖,气血虚弱者,不可服用。甘草反大戟、芫花、甘遂、海藻,临证配伍时,应予注意。

四、神曲　茯苓

【药对功效】　神曲功效详见第23页,茯苓功效详见第29页。

【药对来源】　详见第二章第三节第30页。

【配伍效用】　详见第二章第三节第30页。

【临证应用】　用于恶心呕吐,食少纳呆,大便溏薄等症,证属湿滞中阻,胃气不和型者(见于急慢性胃肠炎、胃溃疡、功能性消化不良等)。该药对伍以山楂、半夏、陈皮、连翘、莱菔子等同用,组成《丹溪心法》之"保和丸",为用治食积之通用方剂。

【常用剂量】　神曲6～15克,茯苓10～15克。

【服用方法】　水煎分服,神曲宜包煎。

【注意事项】　凡阴虚而无湿热、虚寒滑精、气虚下陷者,皆慎用;孕妇慎用神曲。

五、神曲　苍术

【药对功效】　神曲功效详见第23页,苍术功效详见第21页。

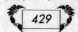

【药对来源】　详见第二章第三节第 30 页。

【配伍效用】　详见第二章第三节第 31 页。

【临证应用】　用于外感暑湿秽浊之气,内有饮食停滞之恶心呕吐、大便泄泻;或用于饮食内停,脾胃食滞所致之脘腹胀闷,食欲缺乏,嗳气呕逆,水泻等症(见于急慢性胃炎、肠炎、消化性溃疡、自主神经功能紊乱综合征、胃神经官能症等)。

1. 该药对配伍藿香、佩兰、厚朴等祛暑芳香化湿之品同用,可用治夏月感受暑湿秽浊之气,内有饮食停滞所致之恶心呕吐、大便泄泻等症。

2. 该药对伍以厚朴、陈皮、茯苓、泽泻共用,可用治脾胃湿滞,饮食内停,脘腹胀闷,食欲缺乏,嗳气呕逆,水泻等症。

3. 该药对善治湿郁、食郁,若用治六郁,须伍以香附、川芎、栀子合用,方如"越鞠丸",以用治气、血、痰、火、湿、食六郁所致的胸膈痞闷,脘腹胀痛,嗳腐吞酸,恶心呕吐,饮食不化等症。

4. 苍术配伍神曲为健脾开胃之常用药对。方如《杂病源流犀烛》之"苍术丸",苍术二份,神曲一份,炼蜜为丸,米汤送下,以用治腹中冷痛不能食,食辄不消,羸弱生病者。又如《太平惠民和剂局方》之"曲术丸",单用该药对等份为末,面糊为丸,米饮下,用治时暴泻,及饮食所伤之胸膈痞闷,并能"壮脾温胃,进美饮食"。再如《丹溪心法》之"曲术丸",较该方剂多用一味陈皮,且以生姜汁为丸,以用治中脘宿食留饮,酸蜇心痛或口吐清水,其燥湿运脾化滞之功更佳。若以脾虚为主者,可以白术易苍术,酌加党参、茯苓同用;若食积重者,可配加山楂、麦芽、鸡内金共用;若痰湿者,可配加半夏、茯苓合用。

【常用剂量】　神曲 6～15 克,苍术 5～10 克。

【服用方法】　水煎分服,神曲宜包煎。

【注意事项】　阴虚内热者,忌用;孕妇慎用。

第三节　和解、理气、降逆类药对

一、半夏　竹茹

【药对功效】　半夏功效详见第19页,竹茹功效详见第33页。

【药对来源】　详见第二章第四节第33页。

【配伍效用】　详见第二章第四节第33页。

【临证应用】　用于呕吐等症,证属胆郁痰扰型者(见于急慢性胃炎,消化性溃疡等)。用治胆郁痰扰所致之呕吐等症,该药对常与陈皮、生姜、枳实、茯苓等为伍,方如"温胆汤"。

【常用剂量】　制半夏3～9克,生半夏可用至30～60克,竹茹6～10克,生用清热化痰,姜汁炙用止呕。

【服用方法】　水煎分服。生半夏宜沸水先煎30分钟,一是减轻毒性,二是减少对胃及口腔、咽喉的刺激。

【注意事项】　生半夏有毒,用时必须煎熟,且不可多服久服,以免中毒。孕妇忌用。误服生半夏中毒时可服姜汁、稀醋、浓茶或蛋白等,必要时给氧或行气管切开术。另外,乌头、附子反半夏。

二、半夏　生姜

【药对功效】　半夏功效详见第19页,生姜功效详见第34页。

【药对来源】　详见第二章第四节第34页。

【配伍效用】　详见第二章第四节第34页。

【临证应用】　用于呕吐等症,证属痰湿气滞、情志郁结型者(见于各种胃炎、内耳眩晕症及化疗后所引起的胃肠道反应等;胃神经官能症、胃扩张、慢性胃炎、消化性溃疡、幽门不完全性梗阻、神经性呃逆、膈肌痉挛等症,证属胃虚痰阻型者;食管痉挛等症,证属气滞痰阻型者)。

1. 干呕　该药对配伍以用治痰饮停于心下,胃气失于和降所致之"干呕哕逆",方如"小半夏汤";该药对与黄芩、白芍、大枣、甘草配伍同用,以用治邪热内陷、下迫于肠、上逆于胃所致之"干呕而利",方如"黄芩加半夏生姜汤"。

2. 微呕 该药对与柴胡、黄芩、桂枝、白芍、大枣、人参、甘草为伍,以用治病已入少阳而太阳证未罢之"微呕",方如"柴胡桂枝汤"。

3. 呕不止 该药对与柴胡、白芍、枳实、黄芩、黄、大枣伍用,以治伤寒邪入少阳兼阳明里实热结之"呕不止,心下急、郁郁微烦者",方如"大柴胡汤"。

4. 干噫 以"半夏泻心汤"配加生姜同用,以用治水热互结之心下痞硬,"干噫食臭"者,方用"生姜泻心汤"。

5. 噫气不除 该药对与旋覆花、代赭石、人参、甘草、大枣配用,以用治伤寒发汗,若吐若下,解后心下痞硬,"噫气不除者",方如"旋覆代赭汤"。

6. 似喘不喘、似呕不呕、似哕不哕 以半夏与一升多生姜汁配伍,用治"病人胸中似喘不喘、似呕不呕、似哕不哕,彻心中愦愦然无奈者",方如"生姜半夏汤"。

7. 心烦喜呕 该药对与柴胡、黄芩、人参、甘草、大枣配伍,以用治往来寒热,胸胁苦满,默默不欲饮食,"心烦喜呕",方如"小柴胡汤"。

【常用剂量】 制半夏3~9克,生半夏可用至30~60克,生姜3~9克。

【服用方法】 水煎分服。生半夏宜沸水先煎30分钟,一是减轻毒性;二是减少对胃及口腔、咽喉的刺激;三是将半夏有效成分完全释放出来,以提高疗效。

【注意事项】 该药对性温燥,凡阴亏燥咳、血证、热痰等证,皆当忌用或慎用。生半夏有毒,用时必须煎熟,且不可多服久服,以免中毒。孕妇忌用。误服生半夏中毒时可给服姜汁、稀醋、浓茶或蛋等,必要时给氧或行气管切开术。另外,乌头、附子反半夏。

三、苍术　香附

【药对功效】　苍术功效详见第21页,香附功效详见第35页。

【药对来源】　详见第二章第四节第36页。

【配伍效用】　详见第二章第四节第36页。

【临证应用】　用于胸闷胁痛、脘腹痞满、嗳气呕恶、食少倦怠、大便溏泄、头昏等症,证属痰湿内阻、肝脾气滞型者(见于胃神经症、消化性溃疡、慢性胃炎、胆石症、胆囊炎、肝炎等)。

1. 治湿郁、气郁证　苍术配伍香附为行气化湿之常用药对,凡因气滞湿郁而见胸闷胁痛,脘腹痞满,嗳气呕恶,食少倦怠,大便溏泄,或周身疼痛身重,头昏等症,非行气解郁、燥湿健脾不能奏效者,宜用该药对用治。

2. 偏于气郁者　常与木香、橘红等行气药合用,方如《证治准绳》之"气郁汤":苍术、香附、橘红、半夏、贝母、茯苓、川芎、紫苏叶、栀子、甘草、木香、槟榔、生姜,以用治气郁证,症见胸满胁痛,脉沉而涩者。

3. 偏于湿郁者　常与白术、厚朴、茯苓等祛湿药共用,方如《证治准绳》之"湿郁汤":苍术、香附、白术、橘红、厚朴、半夏、茯苓、川芎、羌活、独活、甘草、生姜,以用治湿盛困脾,脾胃不和所致之肝脾郁结诸证,症见身重而痛,倦怠嗜卧,脘痞腹胀,食欲缺乏,呕吐,泄泻,遇阴天或寒冷则发,脉沉而细缓者。

4. 治六郁　若随证加味,可用治气、血、痰、火、湿、食六郁所致之胸膈痞满、脘腹胀痛、呕吐吞酸、饮食不化等症,方如《丹溪心法》之"越鞠丸":苍术、香附、川芎、神曲、炒栀子。

【常用剂量】　苍术6～10克,大剂量可用至20～30克,香附6～10克,醋炙镇痛力增强。

【服用方法】　水煎分服。

【注意事项】 服药期间,忌生冷、辛辣食物。凡气虚无滞、阴虚血热者,皆忌用。

四、陈皮　神曲

【药对功效】 陈皮功效详见第 42 页,神曲功效详见第 23 页。

【药对来源】 详见第二章第四节第 43 页。

【配伍效用】 详见第二章第四节第 43 页。

【临证应用】 用于脘腹痞满胀痛、嗳腐吞酸等症;或用于咳逆呕恶、大便泄泻等症,证属胃失和降、痰湿停滞型者(见于急慢性胃炎,急性肠炎、慢性肠炎,溃疡性结肠炎、功能性消化不良等)。

用治饮食积滞,胃失和降之脘腹痞满胀痛,嗳腐吞酸,或痰湿停滞,咳逆呕恶、胸闷脘胀,或大便泄泻,舌苔厚腻,脉滑等症,可配伍山楂、半夏、茯苓、莱菔子、连翘等合用,方如《丹溪心法》之"保和丸"。

【常用剂量】 陈皮 3～9 克,神曲 6～15 克,消食宜炒焦用。

【服用方法】 水煎分服。有报道称,神曲水煎时易粘锅,难以滤过,且影响复方中其他药物有效成分的煎出,因而认为神曲不宜入煎剂用。

【注意事项】 脾胃虚弱所致之功能性消化不良不宜单独用该药对,须配伍补气健脾药同用。另外,测定 7 种中药及其复方的黄曲霉毒素,证明神曲及其制剂,如"越鞠丸""保和丸""肥儿片"中,皆有不同程度的黄曲霉毒素存在。

五、陈皮　砂仁

【药对功效】 陈皮功效详见第 42 页,砂仁功效详见第 44 页。

【药对来源】 详见第二章第四节第 44 页。

【配伍效用】 详见第二章第四节第 44 页。

【临证应用】 用于脘腹胀痛,呕吐痞闷,乏力食少等症,证属脾胃气虚、痰阻气滞型者(见于急性胃肠炎、慢性胃肠炎,溃疡性结肠炎等)。

1. 用治脾胃气虚,痰阻气滞证,表现为呕吐痞闷,不思饮食,脘腹胀痛,消瘦倦怠,或气虚肿满等症,方如"香砂六君子汤",以该药对配伍人参、白术、甘草、半夏、木香等同用。

2. 临床研究显示,以"陈荷散"(陈皮 15 克,于荷叶 10 克,砂仁 2 克)用治溃疡性结肠炎患者,皆获良效。名中医董建华教授以该药对用治呕吐,如需疏肝理气,和胃通降,则配伍柴胡、白芍、香附等;如需苦辛通降,和胃止呕,则配伍黄芩、清半夏、黄连、炮姜等。

【常用剂量】 陈皮 3～9 克,砂仁 3～6 克。

【服用方法】 水煎分服。

【注意事项】 砂仁与陈皮皆属辛温香燥之品,凡内有实热或舌赤少津者,皆不宜使用。砂仁入散剂较佳,入汤剂宜后下。

六、高良姜 附子

【药对功效】 高良姜功效详见第 47 页,附子功效详见第 85 页。

【药对来源】 详见第六章第三节第 236 页。

【配伍效用】 详见第六章第三节第 236 页。

【临证应用】 用于呕吐等症,证属脾胃阳虚型者(见于慢性胃肠炎等)。用治呕吐等症,证属脾胃阳虚型者,方如《医方类聚·卷八十一》引《澹寮方》之"必效散",取附子一只(生,去皮,切片,用生姜汁一大盏浸一宿,慢火炙干,再浸再炙,候渗尽姜汁为度),高良姜各等份,上药为末。腊茶(茶的一种,早春之茶)调服。

【常用剂量】 高良姜 3～6 克,附子 3～15 克。

【服用方法】 水煎分服。

【注意事项】 凡孕妇及阴虚阳亢者,皆忌用。若内服过量,或

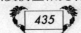

炮制、煎煮方法不当,可引起中毒。附子有毒,宜先煎 30～60 分钟,至口尝无麻辣感为度。

七、高良姜　香附

【药对功效】　高良姜功效详见第 47 页,香附功效详见第 35 页。

【药对来源】　详见第二章第四节第 47 页。

【配伍效用】　详见第二章第四节第 47 页。

【临证应用】　用于脘腹冷痛,呕吐不食等症,证属肝郁气滞或寒凝气滞型者(见于慢性胃炎,消化性溃疡等)。

1. 治肝郁气滞,脘腹冷痛,呕吐不食,胁肋疼痛,胸闷不舒等症。以香附、高良姜相配伍用,方如《良方集腋》之"良附丸",以用治寒凝气滞之胁痛,腹痛,胃脘疼痛等症。

2. 治慢性胃炎、胃溃疡、十二指肠球部溃疡,证属于寒凝气滞型者,皆可使用。用时,可根据寒凝与气滞孰轻孰重调节两药的用量。寒甚者重用高良姜,并可配以吴茱萸、肉桂同用;气滞甚者,重用香附,并可配伍木香、砂仁等共用(胥庆华《中药药对大全》)。香附配伍高良姜、吴茱萸同用,以用治胃脘气痛,兼有吞酸呕吐,嗳气食少,偏于寒者。引自杨济《临证用药配伍指南》。

【常用剂量】　高良姜 3～6 克,香附 6～9 克。

【服用方法】　水煎分服。

【注意事项】　阴虚有热者,忌用。

八、黄连　吴茱萸

【药对功效】　黄连功效详见第 18 页,吴茱萸功效详见第 49 页。

【药对来源】　详见第二章第四节第 49 页。

【配伍效用】　详见第二章第四节第 49 页。

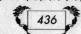

【临证应用】 用于胁肋胀痛,呕吐吞酸,嘈杂嗳气等症,证属肝郁化火,胃失和降型者(见于急慢性胃炎,胃及十二指肠球部溃疡等)。用治肝火犯胃,嘈杂吞酸,呕吐胁痛,筋疝痃结,霍乱转筋等症,方如《丹溪心法》之"左金丸":黄连六两,吴茱萸一两或半两,共为末,水为丸,或蒸饼为丸。每服五十丸,白汤送下。

【常用剂量】 黄连2～5克,吴茱萸1.5～4.5克。

【服用方法】 水煎分服,或为水丸。

【注意事项】 应根据寒热的轻重调节两药的比例;心率过缓者,慎用。

九、陈皮 竹茹

【药对功效】 陈皮功效详见第42页,竹茹功效详见第33页。

【药对来源】 详见第二章第四节第51页。

【配伍效用】 详见第二章第四节第51页。

【临证应用】 用于脘腹胀满,恶心呕吐,呃逆等症,证属气机不调,寒热错杂型者(见于急慢性胃炎,胃溃疡及膈肌痉挛等)。该药对可用治脾胃虚弱,气机不调,寒热错杂,脘腹胀满,恶心呕吐,呃逆等症。

【常用剂量】 陈皮3～9克,竹茹6～10克。

【服用方法】 水煎分服,或入散剂。

【注意事项】 陈皮之作用,常因是否去白而略有差异。去白者味辛而性速,留白者微甘而性缓;留白者功专补脾健胃,祛生痰之源。若所治之症,属痰湿所致,陈皮应留白用。临证当用心细究而用。

十、生姜 竹茹

【药对功效】 生姜功效详见第34页,竹茹功效详见第33页。

【药对来源】 详见第三章第三节第131页。

【配伍效用】 详见第三章第三节第 131 页。

【临证应用】 用于呕吐等症,证属湿热内阻型者(见于急性胃肠炎、慢性胃肠炎等)。用治湿热内阻,胃气不降之嗳气、呕吐等症,方如《金匮要略》之"橘皮竹茹汤":橘皮二升,竹茹二升,大枣三十枚,生姜半斤,甘草五两,人参一两。

【常用剂量】 生姜 6～9 克,竹茹 6～12 克。

【服用方法】 水煎分服。

【注意事项】 生姜:凡实热证及阴虚内热者,皆禁用;凡积热患目,以及因热成痔者,皆忌用。腐烂的生姜中含有有毒物质黄樟素,对肝脏有剧毒。竹茹:凡寒痰咳喘、胃寒呕逆及脾虚泄泻者,皆禁用;伤食呕吐者,忌用。本品性寒凉,长期或大剂量使用时,可能伤及脾胃阳气,引起胃脘部不适、功能性消化不良或腹痛、腹泻等症状。本品易霉变,若使用变质的竹茹,易引起呕吐、腹痛、腹泻等不良反应。

十一、生姜　陈皮

【药对功效】 生姜功效详见第 34 页,陈皮功效详见第 42 页。

【药对来源】 详见第六章第三节第 240 页。

【配伍效用】 详见第六章第三节第 240 页。

【临证应用】 用于呕吐等症,证属痰湿阻滞型者(见于急性胃肠炎、慢性胃肠炎等)。

1. 治寒湿阻中,胃气不降之呃逆、呕吐等症,方如《金匮要略》之"橘皮汤",《圣济总录》之"姜橘汤""藿香正气散""异功散"。偏于湿盛者,配伍散寒化湿之品,如厚朴、砂仁、白豆蔻等同用;偏于脾胃虚弱者,可配加山药、白术、薏苡仁等共用。

2. 治小儿食积呕吐等症,方如《小儿卫生总微论方》之"姜橘丸",以橘皮焙干,为细末,每五两入生姜末三两和匀,炼蜜为丸,如麻子大。每服三四十丸,米饮送下,不拘时候。或《圣济总录》之

"消乳进食丸"：陈皮、生姜各一两为末，水浸炊饼心为丸，如麻子大。一二岁儿每服七丸，橘皮汤送下。

【常用剂量】 生姜 6～9 克，陈皮 3～9 克。

【服用方法】 水煎分服，或入丸、散剂。

【注意事项】 凡实热、阴虚燥热之咳嗽及咯血、吐血者，皆慎用。

十二、旋覆花 代赭石

【药对功效】 详见第二章第四节第 60 页。

【药对来源】 详见第二章第四节第 61 页。

【配伍效用】 详见第二章第四节第 61 页。

【临证应用】 用于呕吐、嗳气等症，证属痰浊内阻，气机上逆型者（见于急慢性胃炎，胃、十二指肠溃疡，食管梗阻，幽门不全梗阻，神经性呕吐等）。

1. 治痰浊内阻，气机升降失常，以致胃脘作痛、心下痞硬、嗳气频频、呃逆不止、恶心呕吐等症，可配伍半夏、生姜、人参等同用，方如《伤寒论》之"旋覆代赭汤"。

2. 治急慢性胃炎，胃、十二指肠溃疡，食管梗阻，幽门不全梗阻，神经性呕吐等，表现为呕吐不止等症者，可选用该药对用治，方如《集验良方》之"代赭石散"。若痰湿明显者，可配加半夏、瓜蒌、紫苏子同用；若气逆明显者，配加厚朴、莱菔子共用。

【常用剂量】 旋覆花 3～10 克，代赭石 10～30 克。

【服用方法】 水煎分服。

【注意事项】 代赭石因含少量砷，孕妇慎用。旋覆花须纱布包煎或滤过去毛；代赭石宜打碎先煎。

十三、郁金 佛手

【药对功效】 详见第二章第四节第 63 页。

【药对来源】 详见第二章第四节第 63 页。

【配伍效用】 详见第二章第四节第 63 页。

【临证应用】 用于脘腹胀痛、呕恶、嗳气等症,证属脾胃气滞型者(见于急慢性胃炎,功能性消化不良等)。用治脾胃气滞之脘腹胀痛、呕恶食少,嗳气频频等症,常与木香、砂仁、厚朴等合用,以增强和胃行气之功。现代名中医邱健行先生常以该药对配伍"四逆散""乌贝散"等同用,以用治肝气犯胃、脾胃气滞之胃脘痞满,腹胀纳呆,嗳气呕恶等症,侧重气滞疼痛者。

【常用剂量】 郁金 3～10 克,佛手 3～10 克。

【服用方法】 水煎分服。

【注意事项】 凡阴虚有火、无气滞者,皆慎用佛手。

十四、枳实 竹茹

【药对功效】 枳实功效详见第 39 而,竹茹功效详见第 33 页。

【药对来源】 详见第二章第四节第 64 页。

【配伍效用】 详见第二章第四节第 64 页。

【临证应用】 用于食滞纳呆、呕吐、恶心等症,证属脾胃气滞、痰浊内阻型者(见于多种胃肠疾病等)。用治胃失和降,气逆于上之证,表现为恶心、呕吐痰涎、脘痞嗳气、食少纳呆等胃肠道症状。属胃实有热者,与黄连、石膏、半夏合用;属胃虚有热者,配加橘皮、生姜、人参同用。

【常用剂量】 枳实 3～10 克,竹茹 6～10 克。

【服用方法】 水煎分服,或入丸、散剂。

【注意事项】 凡脾胃虚寒所致之呕吐、寒痰、湿痰者,则不宜使用。

十五、紫苏梗 藿香

【药对功效】 紫苏梗功效详见第 134 页,藿香功效详见第 71 页。

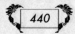

【药对来源】 详见第三章第三节第 139 页。

【配伍效用】 详见第三章第三节第 139 页。

【临证应用】 用于嗳气呕恶、腹满纳呆等症,证属湿滞中焦型者(见于慢性胃炎、功能性消化不良、中暑等)。用治脾胃不和,气机不畅,湿滞中阻之证,以致出现胸腹满闷、纳食不化、嗳气呕吐等症。用治夏日伤暑、呕吐泄泻等症,《施今墨对药》善用藿香梗。其书载桔梗、紫苏梗与藿香梗、紫苏梗相比较,前者梳理三焦,四季皆可应用;后者调理中焦,兼可芳香化浊,清解暑湿,夏季尤为适宜。

【常用剂量】 紫苏梗 5～9 克,藿香 6～10 克。

【服用方法】 水煎分服;或入丸、散剂。

【注意事项】 藿香不宜久煎,凡阴虚火旺或中焦火盛者,皆禁用。《本经逢原》曰藿香梗:"能耗气,用者审之"。用治疾病时应中病即止,不可过用。

第四节　化湿利水类药对

一、苍术　白术

【药对功效】 苍术功效详见第 21 页,白术功效详见第 86 页。

【药对来源】 详见第三章第四节第 139 页。

【配伍效用】 详见第三章第四节第 140 页。

【临证应用】 用于功能性消化不良、胸脘满闷、食欲缺乏、恶心呕吐诸症,证属脾胃虚弱、痰食不运、湿阻中焦、气机不利、纳运无常型者(见于各种胃炎、肠炎、胃肠功能紊乱综合征、脂肪肝、肝炎、胆囊炎、胰腺炎等)。苍术、白术相须为用,与"二陈汤"相合,即为《张氏医通》之"二术二陈汤",主治脾虚痰食不运之证。对于以上诸证表现为脾胃虚弱、纳运失职、脘腹胀满、恶心呕吐,甚或下肢微肿等症者,效果甚著;若午后腹胀较甚者,可参合"小乌附汤"(乌药、香附)同用,则行气消胀之力益彰,尚无耗散正气之弊端。

【常用剂量】　苍术 6～10 克,白术 10～15 克。

【服用方法】　水煎分服。

【注意事项】　凡阴虚内热,气虚多汗、津液亏耗者,皆慎用。

二、苍术　厚朴

【药对功效】　苍术功效详见第 21 页,厚朴功效详见第 48 页。

【药对来源】　详见第二章第五节第 65 页。

【配伍效用】　详见第二章第五节第 65 页。

【临证应用】　用于脘腹胀闷,呕恶食少,吐泻乏力等症,证属湿阻中焦,脾失健运型者(见于慢性胃炎,胃、十二指肠溃疡,溃疡性结肠炎,胃肠功能紊乱综合征,脂肪肝,肝炎,胆囊炎,胰腺炎等)。该药对相须为用,与陈皮、甘草等配伍共用,方如《太平惠民和剂局方》之"平胃散",主治湿阻脾胃,脘腹胀满,嗳气吞酸,怠惰嗜卧,呕吐泄泻等症,收燥湿运脾,行气和胃的功效。若舌苔黄腻,口苦咽干,但不甚渴饮等症,乃湿热俱盛之证,宜配伍黄芩、黄连等同用,使湿热两清;若兼食滞,而又腹胀,大便秘结等症,宜配加槟榔、莱菔子、枳壳等伍用,以消导积滞、消胀除满、下气通便;若兼脾胃寒湿,脘腹胀痛,畏寒喜热等症,可配加干姜、肉桂共用,以温化寒湿;若呕吐明显者,可配加半夏同用,以和胃止呕;若兼外感而见恶寒发热等症,可配加藿香、紫苏叶、白芷等共用,以解表化浊。

【常用剂量】　苍术 6～10 克,厚朴 6～10 克。

【服用方法】　水煎分服。

【注意事项】　凡气虚、阴虚内热、津伤血枯者及孕妇,皆慎用。

三、藿香　陈皮

【药对功效】　藿香功效详见第 70 页,陈皮功效详见第 42 页。

【药对来源】　详见第二章第五节第 70 页。

【配伍效用】　详见第二章第五节第 70 页。

【临证应用】 用于脘闷痞满、食少纳呆、吐泻并作等症,证属外感暑湿或湿浊内蕴型者(见于急慢性胃炎、肠炎、十二指肠溃疡等)。

1.《医学从众录》之"陈皮藿香汤",取陈皮、藿香伍用,以用治伤暑急暴,霍乱吐泻等症。

2. 藿香、陈皮配伍石菖蒲、黄芩、半夏同用,主治脘闷痞满。对于湿热之象明显者,配加黄连、厚朴共用;配伍鸡内金、神曲同用,主治食少纳呆等症;伍以"藿香正气散"合用,主治寒湿内盛之吐泻并作之症。

3. 藿香、陈皮配伍丁香、半夏、生姜同用,主治胃寒呕吐等症。

4. 治外感风寒,内伤饮食,憎寒壮热,头痛呕逆,胸膈满闷,咳嗽气喘及伤冷伤湿,疟疾中暑,霍乱吐泻等症,方如《太平惠民和剂局方》之"藿香正气散":藿香(去土)三两、白芷一两、紫苏一两、茯苓(去皮)一两、半夏曲二两、白术二两、厚朴(去粗皮,姜汁炙)二两、苦桔梗二两、炙甘草二两半。上方为细末,每服二钱,水一盏,姜三片,枣一枚,同煎至七分,热服。如欲汗出,衣被盖,再煎并服。

5.《百一选方》之"回生散":陈皮(去白)、藿香叶(去土),上药各等份,每服五钱,水一盏半,煎至七分,温服,不拘时候。以用治霍乱吐泻。

6.《医略六书》指出,"藿香正气散"亦可用治妊娠脾气不调,感受暑邪而胃气不化所致之呕恶泄泻,胎孕不安等症。"藿香快胃气以祛暑,陈皮调脾气以和中,为散水煎,使暑邪解散,则气化调和,而呕恶无不止,泄泻无不除,何胎孕之不安哉?"

【常用剂量】 陈皮 3~10 克,藿香 5~10 克,鲜品加倍。

【服用方法】 水煎分服。

【注意事项】 凡实热津亏,阴虚燥咳及咯血吐血者,皆慎用。

四、鲜藿香　鲜佩兰

【药对功效】 鲜藿香功效详见第196页,鲜佩兰功效详见第146页。

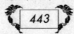

【药对来源】 详见第五章第三节第 196 页。

【配伍效用】 详见第五章第三节第 196 页。

【临证应用】 用于脘腹胀满，恶心呕吐，口甜口腻等症，证属湿浊困脾型者；或用于脘痞不饥，恶心呕吐，腹泻便溏等症，证属湿浊内蕴或湿阻中焦型者（见于中暑，胃肠型感冒，急性肠炎、慢性肠炎，急慢性肝炎等）。

1. 藿香、佩兰相须为用，擅长解暑和胃；配伍鲜荷叶同用，以用治湿浊困脾、暑湿或湿温诸证。

2. 现代名中医关幼波教授认为，藿香、佩兰为用治黄疸性肝炎、无黄疸型肝炎，证属湿浊内蕴型之要药，现代中医关幼波先生称之为"化湿解毒治肝病"。引自《百家配伍用药经验采菁》。

3. 该药对相须为用，配伍陈皮、制半夏、大腹皮、厚朴、鲜荷叶同用，即为《时病论》之"芳香化浊法"，以用治五月霉湿。配以薄荷叶、冬桑叶、大青叶、鲜竹叶、青箬叶、活水芦笋共用，即为《增补评注温病条辨》之"七叶芦根汤"，以用治秋后伏暑。配伍佩兰叶、荷叶、枇杷叶、水芦根、鲜冬瓜合用，即为《重订广温热论》之"五叶芦根汤"，以用治温暑初起。

【常用剂量】 鲜佩兰 10～20 克，鲜荷叶 15～30 克。

【服用方法】 水煎分服。

【注意事项】 凡体瘦气血虚弱者，慎用。不宜久煎。

第五节　止咳、化痰、平喘类药对

一、半夏　陈皮

【药对功效】 半夏功效详见第 19 页，陈皮功效详见第 42 页。

【药对来源】 详见第二章第九节第 95 页。

【配伍效用】 详见第二章第九节第 95 页。

【临证应用】 用于痰湿诸证，表现为胸闷恶心，脘腹胀满，呕吐,苔腻脉滑等症,证属脾胃不和,痰湿内停,胃失和降型(见于急慢性胃炎,急慢性结肠炎,消化性溃疡、急慢性胆囊炎,病毒性肝炎等消化系统疾病;化疗后恶心欲吐,不思进食等)。

1. 对于脾胃不和,胃气上逆之恶心、呕吐、反胃、呃逆、胸闷、上腹部胀满等症,两药合用又擅长理气和胃降逆,有较好的疗效。随证加味可用于多种原因所致之胃气上逆之证:对于外感寒湿所致者,可配伍藿香、紫苏叶、白芷、厚朴等同用,方如"藿香正气散";对于痰湿内阻者,可配伍茯苓、甘草共用,方如"二陈汤";对于内伤食积者,可配伍麦芽、神曲、莱菔子等合用,方如"保和丸";对于脾虚湿阻者,可配伍"四君子汤"而组成"六君子汤"以用治;对于肺胃虚弱,寒痰停积,配以生姜同用,方如《太平惠民和剂局方》之"橘皮半夏汤"。

2. 呕吐对于胃热呕吐者,须与黄连、竹茹等组成"黄连温胆汤"加减以用治;对于妊娠呕吐者,每与砂仁、紫苏梗等理气和胃止呕之品合用;对于化疗后恶心欲吐,可伍加佛手、白豆蔻等共用,以调中和胃。

3. 《太平惠民和剂局方》之"橘皮半夏汤":陈皮(去白)、半夏(煮)各七两,上二件,判为粗散。每服三钱,生姜十片,水二盏,煎至一中盏,去滓温服,不拘时候。留二服滓并作一服,再煎服。用治肺胃虚弱,好食酸冷,寒痰停积,呕逆恶心,涎唾稠黏等症,或积吐,粥药不下,手足逆冷,目眩身重等症;又用治伤寒时气,欲吐不吐,欲呕不呕,昏聩闷乱等症,或饮酒过多,中寒停饮,喉中涎声,干哕不止等症。

【常用剂量】 陈皮 3～9 克,半夏 3～9 克。

【服用方法】 水煎分服。

【注意事项】 该药对性温燥,故凡热痰、燥痰之证及妊娠期,皆不宜使用。陈皮的单体成分,如橙皮苷、甲基查耳酮、陈皮油等,有一定的毒性。陈皮油乳剂经胆管给药后,个别患者有腹痛、呕吐、发热等不良反应。

二、麦冬 半夏

【药对功效】 麦冬功效详见第 74 页,半夏功效详见第 19 页。

【药对来源】 详见第二章第九节第 97 页。

【配伍效用】 详见第二章第九节第 97 页。

【临证应用】 用于呕吐反复发作,或时干呕、恶心、口燥咽干、饥不思食、胃脘嘈杂、呃逆、舌红少苔、脉细数等症,证属胃阴亏损型者(见于慢性胃炎、消化性溃疡、胃黏膜脱垂症、慢性肝病、慢性胰腺炎、慢性胆囊炎等)。

1. 凡呕吐呃逆,热病后期,余热未清,气津两伤,胃气不和,或胃阴不足,气逆反胃之呕吐、呃逆之症,选用该药对,并根据病、症之不同,酌配其他药物。如热病伤阴,胃气不和,呕吐呃逆,口渴、身倦乏力等症,可伍加竹叶、石膏、人参等同用,组成《伤寒论》之"竹叶石膏汤":竹叶、生石膏、半夏、麦冬、人参、甘草、粳米用治。

2. 对于气阴两虚,呕哕吐食,烦热者,可与陈皮、茯苓、枇杷叶相伍,组成《太平圣惠方》之"麦门冬散":麦冬、半夏、陈皮、茯苓、甘草、枇杷叶、人参、生姜、大枣。

3. 用治慢性胃炎等,表现为胃阴不足之气逆呕吐或气阴两虚之呕哕吐食,烦热恶心等症者,以《金匮要略》之"麦门冬汤"为基础方,以加减而治,可选用麦冬、人参、半夏、粳米、甘草、大枣配伍应用,以清补和胃,降逆止呕。

【常用剂量】 麦冬 6~12 克,半夏 3~9 克。

【服用方法】 水煎分服。

【注意事项】 妊娠期,慎用。半夏反乌头。

三、枇杷叶 半夏

【药对功效】 枇杷叶功效详见第 162 页,半夏功效详见第 19 页。

【药对来源】 详见第三章第七节第 162 页。

【配伍效用】 详见第三章第七节第 162 页。

【临证应用】 用于恶心、呕吐等症,证属胃逆呕哕型者(见于急慢性浅表性胃炎,表现为恶心、呕吐等)。治恶心呕吐,咳嗽痰滞,胸脘痞闷等症,以该药对为基础,可配合伍用《金匮要略》之"大半夏汤":半夏、人参、白蜜。治呕吐,心下有支饮,痞闷等症,可配合同用《金匮要略》之"小半夏汤":半夏、生姜。

【常用剂量】 枇杷叶 6～9 克,半夏 3～9 克。

【服用方法】 水煎分服。枇杷叶宜包煎。施今墨先生取枇杷叶入药,多用蜜炙之品,一则防其未去净之毛对咽喉的刺激,二则增强润肺止咳之力。

【注意事项】 凡血证、阴虚者及孕妇,皆忌用。半夏反乌头。枇杷叶入药时须去毛,以防刺激咽喉而致咳。

第十七章　功能性消化不良

功能性消化不良曾有多种命名,如"原发性消化不良、特发性消化不良、非器质性消化不良、非溃疡性消化不良、胃易激综合征"等,是一组常见的综合征,主要包括上腹部不适或隐痛、早饱、胀满、烧心、进食减少等症状。而胃肠钡剂造影、胃镜检查、腹部 B 超和一般化验检查均无足以解释其症状之异常发现。

该病在中医学中尚无对应的病名,由于其症状较多,对其发病和证治之论述亦甚广泛,可见于中医学的"胃痛、胃脘痛、心痛、心下痛、心腹痛、痞满、胀满、吞酸、吐酸、烧心、嘈杂、心胃痛、肝胃气痛"等范畴。

中医学认为,胃主受纳、脾主运化,而纳化功能即消化功能,故该病主要由于脾胃功能失调所致,而与肝的关系也很密切。其病因病机主要有以下几个方面。

1. 脾胃虚寒　凡饮食失当或过于劳累,外邪侵犯或他病累及,均可损伤脾胃。素体脾胃虚弱之人,则更易因食、因寒而伤脾胃。脾阳不振者,寒可自内而生。脾胃虚损,受纳运化功能失常,是导致消化功能失常的常见病因。《杂病源流犀烛·胃病源流·胃痛》曰:"胃禀冲和之气,多气多血,壮者邪不可干,虚则着而为病。"说明虚是导致本病的基本因素。

2. 饮食积滞　暴食或过饱,或吃生冷及难消化之食物,若脾胃本虚更易饮食不化而造成积滞,食积又影响脾胃之纳化功能,使积滞中焦、难以消散,阻碍气机。脾失健运,胃失和降而为病。

3. 痰浊凝结　多由暴食或进食不易消化之物,或脾虚失健,水谷不化,水反为湿,谷反为滞,食停为积,湿聚为痰。痰浊凝聚,阻滞中焦而出现消化不良之症状。《寿世保元·心胃痛》云:"胃脘痛者,多是纵恣口服……自郁成积,自积成痰……痰血相杂,妨碍升降。"

4. 肝气郁结　肝喜条达,主疏泄,可助脾升清阳,助胃磨水谷,肝气郁结,则可乘脾犯胃,使气机阻滞,而致消化不良。

5. 瘀血停滞　久病不愈,则因气滞导致血瘀,瘀血滞于中焦则气机升降紊乱而导致消化不良。《临证指南医案·胃脘痛》谓:"初病在经,久痛入络,以经主气,络主血,则治气治血之当然……实为对待必然之理。"邹新甫按称:"胃痛久而屡发,必有凝痰聚瘀。"或气虚无力推动血行,亦可致血瘀,痰积阻络亦可导致血瘀。

6. 脾胃阴虚　辛辣厚味或痰食积滞化热,久服辛热之品,或肝郁化火,均可损伤阴津。胃失濡养,"不荣则痛"。阴虚则阳盛,使胃失和降而出现恶心、嗳气等症状。

第一节　健脾、消导、泻下类药对

一、白术　鸡内金

【药对功效】　白术功效详见第 86 页,鸡内金功效详见第 27 页。

【药对来源】　详见第五章第一节第 180 页。

【配伍效用】　详见第五章第一节第 180 页。

【临证应用】　用于食欲缺乏、食后不消、脘腹胀满、胃脘隐痛、便溏泄泻等症,证属脾胃虚弱、运化无力型者(见于急慢性胃肠炎、畏食症、胆囊炎、肝炎等)。

1. 该药对配伍党参、茯苓、砂仁同用,主治食欲缺乏、食后不消等症。

2. 近代名中医施今墨老先生惯以焦白术、生鸡内金伍用。白术炒焦,意即加强健脾止泻作用;鸡内金多取生品,目的是保持其有效成分,以增强治疗作用。

3. 近代名中医张锡纯老先生喜用鸡内金、白术组方,以用治脾虚诸证。鸡内金与白术各等份并用为消化瘀积之要药,更为健补脾胃之妙品。制"益脾饼":白术、鸡内金皆用生,合干姜、熟枣肉,以用治脾胃湿寒,饮食减少,常作泄泻,完谷不化;又以"资生汤"(该药对合生山药、玄参、牛蒡子),用治劳瘵羸弱已甚,饮食减少,喘促咳嗽,身热脉虚数者,亦用治女子血枯不月;以"健脾化痰丸"(生白术、生鸡内金),用治脾胃虚弱,不能运化饮食,以致生痰;以"鸡胵茅根汤"(该药对生用,合鲜白茅根),用治水臌气臌并病,兼治单水臌胀,单气臌胀。

【常用剂量】 白术 6～15 克,鸡内金 3～10 克。

【服用方法】 水煎分服。

【注意事项】 凡阴虚火旺、实邪内壅者,皆忌用。

二、炒枳壳 焦神曲

【药对功效】 详见第二章第三节第24页。

【药对来源】 详见第二章第三节第25页。

【配伍效用】 详见第二章第三节第25页。

【临证应用】 用于胸腹痞满,食滞中阻,胸膈不舒等症,证属肝胃气滞型者(见于功能性消化不良等)。

1. 治功能性消化不良等症,该药对可与柴胡、香附、陈皮、山楂同用。

2. 该药对配伍炒白术、山楂、炒谷芽、炒麦芽共用,主治小儿单纯性消化不良、食欲缺乏及功能性消化不良引起的腹泻等症;配伍焦山楂、焦麦芽、鸡内金等消食导滞药合用,可以用治饮食失调、喂养不当,影响受纳运化之小儿厌食症。

【常用剂量】 枳壳 3～10 克,神曲 6～15 克。

【服用方法】 水煎分服。

【注意事项】　凡脾阴虚、胃火盛者,皆不宜服用;孕妇慎用。神曲宜包煎。

三、大黄炭　神曲

【药对功效】　大黄炭功效详见第 170 页,神曲功效详见第 23 页。

【药对来源】　详见第四章第二节第 170 页。

【配伍效用】　详见第四章第二节第 170 页。

【临证应用】　用于食积不化等症,证属肠胃湿热积滞型者(见于痢疾、急性胰腺炎等)。

【常用剂量】　大黄炭 5～10 克,神曲 6～10 克。

【服用方法】　水煎分服,神曲宜包煎,或入丸、散剂。

【注意事项】　凡脾胃虚弱者,气血虚弱,无积滞、瘀血者,皆忌用;孕妇慎用。

四、鸡内金　麦芽

【药对功效】　鸡内金功效详见第 27 页,麦芽功效详见第 28 页。

【药对来源】　详见第二章第三节第 28 页。

【配伍效用】　详见第二章第三节第 28 页。

【临证应用】　用于消化不良,食欲缺乏,以及久病、温热病之后,胃气不延,不饥少纳,或毫无食欲等症,证属脾胃虚弱型者(见于功能性消化不良、慢性胃炎、消化性溃疡、肝炎、胆囊炎、肝硬化腹胀、腹水等)。

1. 治食欲缺乏、消化不良、食积停滞等症,该药对可配伍神曲、山楂、莱菔子等消食药同用。

2. 近代名中医施今墨先生以鸡内金、麦芽(或谷芽)伍用,习用生品,以用治消化系统疾病,如慢性胃炎,萎缩性胃炎,胃及十二指肠球部溃疡,或热性病后期和各种癌肿放疗、化疗后的胃阴受损,胃气大伤,以致食欲缺乏者,皆可取得满意疗效。

3. 现代名中医夏德馨教授用治肝硬化腹胀,喜用鸡内金、麦芽两味作为基本方,鸡内金用量9～15克,麦芽用量30～60克,有消积运脾之功,而无克伐之弊,并可随证加味。如用熟附片、黄芩、淡吴茱萸、黄连、川厚朴、炒麦芽、炙鸡内金、炒白术、砂仁、枳实、火麻仁、全瓜蒌、车前子用治肝硬化腹胀,食入更甚,朝轻暮重,畏寒乏力,舌苔薄质淡红,脉细小弦,重按无力,获效满意(引自《实用对药》)。

【常用剂量】 鸡内金3～10克,麦芽10～15克。

【服用方法】 水煎分服。

【注意事项】 芽有回乳作用,妇女哺乳期忌用。

五、焦山楂 焦神曲

【药对功效】 焦山楂功效详见第228页,焦神曲功效详见第24页。

【药对来源】 详见第六章第二节第229页。

【配伍效用】 详见第六章第二节第229页。

【临证应用】 用于暴饮暴食所致之消化不良等,证属饮食积滞型者(见于功能性消化不良,急慢性胃肠炎等)。

1. 焦山楂、焦神曲、焦麦芽合用,互增消食化滞之功效,称为"焦三仙",可化谷、面、肉诸积;加上焦槟榔,称"焦四仙",兼能下气消积。

2. 该药对配伍焦白术、茯苓同用,可用治食积不化,湿困脾胃所致之腹泻腹胀,纳差等症。

3. 治疗伤寒夹食积,可于辛温解表药中加用该药对。

4. 该药对配伍陈皮、莱菔子合用,可用治饮食不慎,暴饮暴食,腹胀,吐泻等症,方如《丹溪心法》之"保和丸":山楂、神曲、半夏、茯苓、陈皮、连翘、莱菔子,主治食积停滞,胸脘痞满,腹胀时痛,嗳腐吞酸,恶食,或呕吐泄泻,脉实有力。

5. 脾胃虚弱夹食积者,该药对配伍人参、白术共用,方如《医方集解》之"健脾丸":人参、白术、陈皮、麦芽、山楂、枳实,主治脾虚气弱,饮食不消。若湿滞脾胃夹食积者,可与"平胃散"合用。

【常用剂量】 山楂6～10克,神曲6～10克。

【服用方法】 水煎分服,神曲宜包煎。

【注意事项】 若久病体虚出现食滞之症,应予慎用。

六、神曲 鸡内金

【药对功效】 神曲功效详见第23页,鸡内金功效详见第27页。

【药对来源】 详见第二章第三节第29页。

【配伍效用】 详见第二章第三节第29页。

【临证应用】 用于消化不良,食欲缺乏,脘腹痞满等症,证属脾胃虚弱型者(见于功能性消化不良,慢性胃炎,胃、十二指肠溃疡,肝炎,胆囊炎等)。神曲、鸡内金配伍山楂、麦芽、生地黄、沙参等同用,可用治久病、热病之后胃气不延,食滞内停之胃口不开,食欲缺乏、不饥少纳等症。

【常用剂量】 神曲6～15克,鸡内金3～10克。

【服用方法】 水煎分服;或入丸、散剂。神曲宜包煎。

【注意事项】 脾虚无积滞者,慎用。

七、神曲 茯苓

【药对功效】 神曲功效详见第23页,茯苓功效详见第29页。

【药对来源】 详见第二章第三节第30页。

【配伍效用】 详见第二章第三节第30页。

【临证应用】 用于恶心呕吐,食少纳呆,大便溏薄等症,证属湿滞中阻,胃气不和证型者(见于急慢性胃肠炎,胃溃疡,功能性消化不良等）。该药对配伍山楂、半夏、陈皮、连翘、莱菔子等共用,组成《丹溪心法》之"保和丸",为用治食积之通用方剂。

【常用剂量】　神曲 6～15 克,茯苓 10～15 克。

【服用方法】　水煎分服,神曲宜包煎。

【注意事项】　凡阴虚而无湿热、虚寒滑精、气虚下陷者,皆慎用;孕妇慎用神曲。

第二节　和解、理气、降逆类药对

一、陈皮　神曲

【药对功效】　陈皮功效详见第 42 页,神曲功效详见第 43 页。

【药对来源】　详见第二章第四节第 43 页。

【配伍效用】　详见第二章第四节第 23 页。

【临证应用】　用于脘腹痞满胀痛、嗳腐吞酸等症;或用于咳逆呕恶、大便泄泻等症,证属胃失和降、痰湿停滞型者(见于功能性消化不良等)。用治饮食积滞,胃失和降之脘腹痞满胀痛,嗳腐吞酸,或痰湿停滞,咳逆呕恶,胸闷脘胀,或大便泄泻,舌苔厚腻,脉滑等症,可配伍山楂、半夏、茯苓、莱菔子、连翘等合用,方如《丹溪心法》之"保和丸"。

【常用剂量】　陈皮 3～9 克,神曲 6～15 克,消食宜炒焦用。

【服用方法】　水煎分服。有报道称,神曲水煎时易于粘锅,难以滤过,且影响复方中其他药物有效成分的煎出,因而认为神曲不宜入煎剂用。

【注意事项】　脾胃虚弱所致之功能性消化不良者,则不宜单独用该药对,须配伍补气健脾药合用。

二、陈皮　大腹皮

【药对功效】　陈皮功效详见第 42 页,大腹皮功效详见第 125 页。

【药对来源】　详见第三章第三节第 125 页。

【配伍效用】　详见第三章第三节第 125 页。

【临证应用】　用于脘腹胀闷，嗳气吞酸，大便秘结或泻而不爽等症，证属胃肠气滞、水肿胀满型者（见于功能性消化不良等）。

1. 治湿阻气滞胃肠，脘腹胀闷，大便不爽等症，该药对常与藿香、厚朴等合用。

2. 治食积气滞之脘腹痞胀，嗳气吞酸，大便秘结或泻而不爽等症，该药对常与山楂、麦芽、枳壳等合用，方如清·吴瑭之"加减正气散"。

3. 杨济先生用大腹皮配伍陈皮、厚朴、麦芽、茵陈同用，以用治慢性肝炎、功能性消化不良引起的脘腹胀满而大便不爽，但虚胀者则不宜使用大腹皮。

【常用剂量】　陈皮 3～9 克，大腹皮 4.5～9 克。

【服用方法】　水煎分服。

【注意事项】　凡内有实热、舌赤少津者；脘腹虚胀者，皆不宜使用。另外，大腹皮一般情况下使用无明显不良作用，但曾有大腹皮复方汤剂引起过敏性休克及严重荨麻疹各 1 例的报道。

三、木香　槟榔

【药对功效】　详见第二章第四节第 51 页。

【药对来源】　详见第二章第四节第 51 页。

【配伍效用】　详见第二章第四节第 51 页。

【临证应用】　用于脘腹胀满、疼痛，脚气冲心，烦闷，食欲缺乏，大便不畅，甚或大便秘结等症，证属胃肠积滞型者（见于功能性胃肠病、功能性消化不良、慢性胃炎等）。用治食滞胃脘，脘腹闷胀、恶心食臭、欲吐不吐、欲下不下，食欲缺乏，大便不畅等症，可与神曲、山楂、半夏曲、连翘、炒莱菔子等同用。

【常用剂量】　木香 1.5～6.0 克，槟榔 3～10 克，驱绦虫、姜片虫30～60克。

【服用方法】 水煎分服,或为丸、散剂。

【注意事项】 脾虚便溏者,忌用;凡阴虚、气虚者,皆慎用。中病即止。木香生用行气力强,煨用行气力缓而实肠止泻,用于泄泻腹痛。

四、砂仁　白豆蔻

【药对功效】 砂仁功效详见第44页,白豆蔻功效详见第54页。

【药对来源】 详见第二章第四节第54页。

【配伍效用】 详见第二章第四节第54页。

【临证应用】 用于胃呆纳少、胸闷不舒、脘腹胀痛、反胃、呃逆等症,证属脾胃虚寒,运化失职,湿浊内蕴,气机不得宣畅型者(见于功能性消化不良等)。

【常用剂量】 白豆蔻3～6克,砂仁3～6克。

【服用方法】 水煎分服。

【注意事项】 砂仁与白豆蔻皆为辛温香燥之品,凡内有实热及舌赤少津者,皆忌用。水煎宜后下。

五、枳实　白术

【药对功效】 枳实功效详见第39页,白术功效详见第86页。

【药对来源】 详见第五章第二节第186页。

【配伍效用】 详见第五章第二节第186页。

【临证应用】 用于食积、便秘、泄泻等症,证属脾胃气滞型者(见于功能性消化不良等)。用治脾虚气滞,宿食不消或痰饮停积胃脘所致之心腹满闷不快,大便不爽等症。若偏于脾虚,表现素体脾虚,或饮食难以消化等症,方选《脾胃论》之"枳术丸",重用白术,稍配健胃消食之品,如麦芽、山楂等同用;若偏于饮食失节,食积停聚等症,方选《金匮要略》之"枳术汤",重用枳实,并酌配行气导滞之品,如厚朴、莱菔子等共用;若食积化热,湿热互结,下痢泄泻,或便秘,小便短赤等症,酌加大黄、黄连、泽泻合用,方如《内外伤辨惑论》之"枳实导滞丸"。

【常用剂量】　枳实 3～10 克,白术 3～15 克。

【服用方法】　水煎分服,或入丸、散剂。

【注意事项】　忌桃、李、雀肉等物。

六、紫苏梗　藿香

【药对功效】　紫苏梗功效详见第 135 页,藿香功效详见第70 页。

【药对来源】　详见第三章第三节第 139 页。

【配伍效用】　详见第三章第三节第 139 页。

【临证应用】　用于嗳气呕恶、腹满纳呆等症,证属湿滞中焦型者(见于功能性消化不良等)。用治脾胃不和,气机不畅,湿滞中阻之证,以致出现胸腹满闷、纳食不化、嗳气呕吐等症。

【常用剂量】　紫苏梗 5～9 克,藿香 6～10 克。

【服用方法】　水煎分服;或入丸、散剂。

【注意事项】　藿香不宜久煎,阴虚火旺或中焦火盛者禁用。《本经逢原》曰藿香梗:"能耗气,用者审之"。用治疾病应中病即止,不可过用。

第三节　补益类药对

一、党参　茯苓

【药对功效】　党参功效详见第 92 页,茯苓功效详见第 29 页。

【药对来源】　详见第二章第八节第 92 页。

【配伍效用】　详见第二章第八节第 92 页。

【临证应用】　用于脾虚湿困,头身困重,晨起精神不佳,面色萎黄、精神疲惫、四肢倦怠,食欲减退等症突出,并多伴有脘腹胀闷、消化不良、大便溏薄等症,证属脾胃气虚型者(见于慢性胃炎,功能性消化不良、胃肠功能紊乱综合征、胃溃疡、十二指肠溃疡、慢性腹泻等)。该药对配伍山药(炒)、薏苡仁(炒)、甘草(蜜炙)、白术等同用,可用治脾虚湿困,食欲缺乏,脘腹胀闷,神疲乏力,面色萎黄,舌淡嫩,苔白腻,脉虚缓等症。

【常用剂量】 党参 10～30 克,茯苓 10～15 克。

【服用方法】 水煎分服。

【注意事项】 党参大剂量应用,可用 4 倍党参代替人参。

二、黄芪 党参

【药对功效】 黄芪功效详见第 169 页,党参功效详见第 92 页。

【药对来源】 详见第五章第四节第 207 页。

【配伍效用】 详见第五章第四节第 207 页。

【临证应用】 用于消化不良,食少便溏,倦怠乏力,动则汗出等症,证属脾胃虚弱型者(见于急慢性胃肠炎等)。该药对配伍白术、茯苓、甘草等同用,可用于脾气虚弱所引起的倦怠无力、食欲缺乏、脘腹痞满、大便溏泄等症。

【常用剂量】 黄芪 10～30 克,党参 9～30 克。

【服用方法】 水煎分服。

【注意事项】 凡热证、湿热证,皆忌用。

三、山药 茯苓

【药对功效】 山药功效详见第 203 页,茯苓功效详见第 29 页。

【药对来源】 详见第五章第四节第 211 页。

【配伍效用】 详见第五章第四节第 211 页。

【临证应用】 用于饮食不化,胸脘痞闷,肠鸣泄泻,四肢乏力,形体消瘦,面色萎黄,舌淡苔白腻,脉虚缓等症,证属脾虚湿盛型者(见于各种原因所致之消化不良等)。

【常用剂量】 山药 15～30 克,茯苓 9～15 克。

【服用方法】 水煎分服。

【注意事项】 凡湿盛中满或有实邪、积滞、阴虚而无湿热、虚寒滑精、气虚下陷者,皆慎用。

第十八章　膈肌痉挛

　　膈肌痉挛,中医学称为"呃逆",是胸膈间气逆上冲,喉间呃逆连声,声短而频,不能自控为其主的一种病症。呃逆古称"哕",又称"哕逆"。《内经》首先提出病位在胃,如《素问·宣明五气》:"胃为气逆为哕"。并认识到与中上二焦及寒气有关。

　　西医学中的"胃肠神经症、胃炎、胃扩张、胃癌、晚期肝硬化、脑血管病、尿毒症",以及胃、食管手术后等所引起的膈肌痉挛,均可参阅本章辨治。

　　进食过饱过快,或过食生冷,过服寒凉药物,寒气蕴蓄于胃,循手太阴肺之脉上动于膈,膈间气机不利,气逆上冲于喉,发出呃呃之声,不能自止;或过食辛辣煎炒,醇酒厚味,或过服温补之剂,燥热内生,腑气不行,胃失和降,气逆于上,动膈而出于喉间,发生呃逆。恼怒伤肝,气机不利,横逆犯胃,胃失和降,逆气动膈;或肝郁乘脾,或忧思伤脾,运化失职,滋生痰浊,或素有痰饮内停,复因恼怒气逆,逆气夹痰浊上逆动膈,出于喉间,发生呃逆。素体不足,年高体弱,或大病久病,正气未复,或吐下太过,虚损误攻,均可损伤中气,使胃失和降,或胃阴不足,不得润降,上逆动膈,发生呃逆。病深及肾,肾气失于摄纳,冲气上乘,夹胃气上逆动膈,均致呃逆。

　　由此可见,呃逆总由胃气上逆动膈而成。其病因有寒热蕴蓄,燥热内盛,气郁痰阻,脾胃虚弱。其病位在膈,病变的关键脏腑在胃。胃居膈下,其气以降为顺,胃与膈有经络相连属,胃失和降,逆气动膈,上冲喉间,发生呃逆。肺处膈上,其气肃降,手太阴肺之经脉,还循胃口,上膈,属肺;肺气与胃气同主于降,此一脏一腑在生理上相互联系,病理上相互影响;膈居肺胃之间,若肺胃之气失于和降,使膈间气机不畅,逆气上出于喉间,则呃逆不止。再者,肺胃之气的和降,尚有赖于肾气的摄纳,久病及肾,肾失摄纳,则肺胃之气不降,气逆动膈而成呃逆。胃之和降,还有赖于肝气之条达,若肝气郁滞,横逆犯胃,胃失和降,气逆动膈,亦成呃逆。因此,呃逆之病位虽在膈,但病机关键在于胃失和降,胃气上逆动膈,且与肺之肃降、肾之摄纳、肝之条达有关。

和解、理气、降逆类药对

一、半夏 生姜

【药对功效】 半夏功效详见第19页,生姜功效详见第34页。

【药对来源】 详见第二章第四节第34页。

【配伍效用】 详见第二章第四节第35页。

【临证应用】 用于呃逆、胸胁胀满等症,证属痰湿气滞、情志郁结型者(见于神经性呃逆、膈肌痉挛等,证属胃虚痰阻型者)。

【常用剂量】 制半夏3～9克,生半夏可用至30～60克,生姜3～9克。

【服用方法】 水煎分服。生半夏宜沸水先煎30分钟,一是减轻毒性;二是减少对胃及口腔、咽喉的刺激;三是将半夏有效成分完全释放出来,以提高疗效。

【注意事项】 该药对性温燥,凡阴亏燥咳、血证、热痰等证,皆当忌用或慎用。生半夏有毒,用时必须煎熟,且不可多服久服,以免中毒。孕妇忌用。误服生半夏中毒时可给服姜汁、稀醋、浓茶或蛋白等,必要时给氧或行气管切开术。另外,乌头、附子反半夏。

二、陈皮 竹茹

【药对功效】 陈皮功效详见第42页,竹茹功效详见第33页。

【药对来源】 详见第二章第四节第51页。

【配伍效用】 详见第二章第四节第51页。

【临证应用】 用于呃逆等症,证属气机不调,寒热错杂型者(见于膈肌痉挛等)。该药对可用治脾胃虚弱,气机不调,寒热错杂,脘腹胀满,恶心呕吐,呃逆等症。

【常用剂量】 陈皮3～9克,竹茹6～10克。

【服用方法】 水煎分服;或入散剂。

【注意事项】 其中陈皮之作用,常因是否去白而略有差异。去白者味辛而性速,留白者微甘而性缓;留白者功专补脾健胃,祛生痰之源。若所治之症,属痰湿所致,陈皮应留白用。临证当用心细究而用。

三、青皮　陈皮

【药对功效】 青皮功效详见第53页,陈皮功效详见第42页。

【药对来源】 详见第二章第四节第53页。

【配伍效用】 详见第二章第四节第53页。

【临证应用】 用于呃逆等症,证属肝郁气滞,胃气不和型者(见于膈肌痉挛等)。

【常用剂量】 青皮3～9克,陈皮3～9克。

【服用方法】 水煎分服。

【注意事项】 两药皆辛温香燥,青皮尤其性烈耗气,故易耗气伤阴,不宜多服、久服,凡气虚及孕妇,皆当慎用。青皮醋炙疏肝镇痛力强。

四、砂仁　白豆蔻

【药对功效】 砂仁功效详见第44页,白豆蔻功效详见第54页。

【药对来源】 详见第二章第四节第54页。

【配伍效用】 详见第二章第四节第54页。

【临证应用】 用于胃呆纳少、反胃、呃逆等症,证属脾胃虚寒,运化失职,湿浊内蕴,气机不得宣畅型者(见于膈肌痉挛等)。用治脾胃虚寒,运化失职,湿浊内蕴,气机不得宣畅,以致胃呆纳少、胸闷不舒、脘腹胀痛、反胃、呃逆等症。

【常用剂量】 白豆蔻 3～6 克,砂仁 3～6 克。

【服用方法】 水煎分服。

【注意事项】 砂仁与白豆蔻皆属辛温香燥之品,凡内有实热及舌赤少津者,皆当忌用。水煎宜后下。

五、生姜 陈皮

【药对功效】 生姜功效详见第 34 页,陈皮功效详见第 42 页。

【药对来源】 详见第六章第三节第 240 页。

【配伍效用】 详见第六章第三节第 240 页。

【临证应用】 用于呃逆等症,证属痰湿阻滞型者(见于膈肌痉挛等)。用治寒湿阻中,胃气不降之呃逆等症,方如《金匮要略》之"橘皮汤",《圣济总录》之"姜橘汤、藿香正气散、异功散"。若偏于湿盛者,可配加散寒化湿之品,如厚朴、砂仁、白豆蔻等同用;若偏于脾胃虚弱者,可配加山药、白术、薏苡仁等共用。

【常用剂量】 生姜 6～9 克,陈皮 3～9 克。

【服用方法】 水煎分服;或入丸、散剂。

【注意事项】 凡实热、阴虚燥热之咳嗽及咯血、吐血者,皆慎用。

六、旋覆花 代赭石

【药对功效】 详见第二章第四节第 60 页。

【药对来源】 详见第二章第四节第 61 页。

【配伍效用】 详见第二章第四节第 61 页。

【临证应用】 用于呃逆等症,证属痰浊内阻,气机上逆型者

（见于膈肌痉挛等）。用治痰浊内阻，气机升降失常，以致出现胃脘作痛、心下痞硬、嗳气频频、呃逆不止、恶心呕吐等症，可配伍半夏、生姜、人参等同用，方如《伤寒论》之"旋覆代赭汤"。

【常用剂量】　旋覆花 3～10 克，代赭石 10～30 克。

【服用方法】　水煎分服。

【注意事项】　代赭石因含少量砷，孕妇当慎用。旋覆花须纱布包煎或滤去毛；代赭石宜打碎先煎。

第十九章　胃下垂

胃下垂是患者站立时，胃的下缘降至盆腔，胃小弯弧线最低点降至髂嵴连线以下的一种病症。临床上则根据其表现轻重，分为轻、重度。轻者可无任何症状，重者则可见上腹部隐痛，腹胀，食后更甚，嗳气，腹部重坠感，劳累或站立位时症状加重，休息或卧位时可减轻或消失。

本病好发于瘦长体型的患者，多见于 20～40 岁的妇女。多因体质瘦弱，腹部脂肪缺乏；或因某种原因经常压迫胸部和上腹部，致使腹压增加；或因腹壁肌肉损伤及多次妊娠生育或卧床少动等原因，致使胃膈、胃肝、胃肠韧带松弛，腹肌张力下降，腹内压降低，而使胃的位置下移，是导致本病的根本原因。

根据本病的临床特点，可将本病归属于中医学中的"胃缓"范畴，也可根据其病理变化及临床表现而将其归属于"胃脘痛、痞胀、痰饮、呃逆、腹胀、积聚、恶心、嗳气"等范畴。

中医学认为，饮食不节、内伤七情、劳倦过度等，导致胃不受纳，脾不运胃燥，或为脾湿，或为胃气上逆，或为脾气下陷，纳食减少，味不能归于形，形体瘦削，肌肉不坚，而成胃缓。先天禀赋薄弱，分娩后腹壁弛缓，亦可使肌肉不坚，也可形成胃缓。脾胃功能失调，脾胃不和为胃缓的病机。

本病有气虚者，因运化障碍，也有气机阻滞者。初病在经，络在血。既有虚证，也有实证。夹湿、夹饮者亦有之，故多呈虚实夹杂，正虚邪实或本虚标实证。胃缓的脘腹痞满，为进食后腹部胀满连及心下，固定不移，自觉胀闷甚，但腹部外形不满。其病机既有脾气下陷的正虚，也有气机郁滞的气痞，甚至还有瘀血阻滞之腹

465

满。本病之嗳气不舒,是气机阻塞,脾胃不和,胃气上逆所致,甚则还可恶心、呕吐。胃脘疼痛是由于胃松弛无力,食后坠痛,平卧则坠痛消失,此为胃缓的一个特点。辘辘有声,是因脾胃阳气衰弱,水饮内停于胃,下走肠间所致。大便秘结可因气虚无力运行,亦可因胃津耗损所致。胃津耗损一是有胃失和降,胃纳减少,呕吐伤津,胃阴内耗;二是可由过多使用温燥药物而使胃阴暗伤。

第一节　和解、理气、降逆类药对

一、柴胡　枳实

【药对功效】　柴胡功效详见第 36 页,枳实功效详见第 39 页。

【药对来源】　详见第二章第四节第 39 页。

【配伍效用】　详见第二章第四节第 39 页。

【临证应用】　用于食欲缺乏,四肢倦怠等症,证属中气下陷型者(见于胃下垂等)。用治气虚无力,食欲缺乏,倦怠嗜卧,大便泄泻兼有胃下垂等,常配伍黄芪、白术等同用,方如"补中益气汤"。

【常用剂量】　柴胡 3～9 克,解表退热宜生用,疏肝解郁宜醋炙,升阳可生用或酒炙;枳实 3～9 克,大量可用至 30 克。

【服用方法】　水煎分服。

【注意事项】　该药对疏肝理之力较峻猛,故一般气郁轻证或阴血不足者、肝风内动、气机上逆者及孕妇,皆应忌用或慎用。

二、柴胡　枳壳

【药对功效】　柴胡功效详见第 36 页,枳壳功效详见第 123 页。

【药对来源】　详见第三章第三节第 123 页。

【配伍效用】　详见第三章第三节第 123 页。

【临证应用】　用于胸胁胀痛、脘腹胀满等症,证属肝脾不调、肝气郁结型者(见于胃下垂等)。

【常用剂量】　柴胡 3～9 克,枳壳 3～9 克,大剂量可用至 30 克。

【服用方法】　水煎分服。

【注意事项】　两药配伍,有散有破,易损正气,非邪实胀满者,不宜使用;孕妇忌用。柴胡解表退热宜生用,且用量宜稍重;疏肝解郁宜醋炙;升阳可生用或酒炙;其用量皆宜稍轻。

三、枳实　白术

【药对功效】　枳实功效详见第 39 页,白术功效详见第 86 页。

【药对来源】　详见第五章第二节第 186 页。

【配伍效用】　详见第五章第二节第 186 页。

【临证应用】　用于食积、便秘、泄泻等症,证属脾胃气滞型者(见于胃下垂等)。用治中气大虚,胃下垂等症,宜重用白术,配伍黄芪、升麻等同用,以益气升阳。

【常用剂量】　枳实 3～10 克,白术 3～15 克。

【服用方法】　水煎分服;或入丸、散剂。

【注意事项】　忌桃、李、雀肉等物。

第二节　补益类药对

一、党参　茯苓

【药对功效】　党参功效详见第 92 页,茯苓功效详见第 29 页。

【药对来源】　详见第二章第八节第 92 页。

【配伍效用】　详见第二章第八节第 92 页。

【临证应用】　用于脾虚湿困,头身困重,晨起精神欠佳,面色萎黄、精神疲惫、四肢倦怠,食欲缺乏等症,并多伴有脘腹胀闷、功能性消化不良、大便溏薄及中气下陷、尿意频频等症,证属脾胃气虚型者(见于胃下垂等)。该药对配伍山药(炒)、薏苡仁(炒)、甘草(蜜炙)、白术等同用,可用治脾虚湿困,食欲缺乏,脘腹胀闷,神疲乏力,面色萎黄,舌淡嫩,苔白腻,脉虚缓等症。

【常用剂量】 党参 10~30 克,茯苓 10~15 克。

【服用方法】 水煎分服。

【注意事项】 党参大剂量应用,可用 4 倍党参代替人参。

二、茯苓　白术

【药对功效】 茯苓功效详见第 29 页,白术功效详见第 86 页。

【药对来源】 详见第二章第八节第 94 页。

【配伍效用】 详见第二章第八节第 94 页。

【临证应用】 用于食少纳呆,胃脘满闷,便溏泄泻等症,证属脾胃虚弱型者(见于胃下垂等)。该药对配伍人参、甘草同用,即为"四君子汤",可用治脾胃虚弱证,表现为倦怠乏力,食少等症。

【常用剂量】 茯苓 10~15 克,白术 5~15 克。

【服用方法】 水煎分服。

【注意事项】 白术健脾补气宜炒用,燥湿利水宜生用。

三、黄芪　党参

【药对功效】 黄芪功效详见第 69 页,党参功效详见第 92 页。

【药对来源】 详见第五章第四节第 207 页。

【配伍效用】 详见第五章第四节第 207 页。

【临证应用】 用于因中气不足、中气下陷所引起之内脏下垂诸症,证属久病虚弱型者(见于胃下垂、肾下垂等)。该药对配伍白术、茯苓、甘草等同用,可用于脾气虚弱所引起的倦怠无力、食欲缺乏、脘腹痞满、大便溏泄等症。该药对配伍升麻、柴胡等升提药共用,可用治中气不足、中气下陷所致之内脏下垂诸症。

【常用剂量】 黄芪 10~30 克,党参 9~30 克。

【服用方法】 水煎分服。

【注意事项】 凡热证、湿热证,皆忌用。

附录 中药计量单位与剂量换算

一、中药计量单位

古代中医药著作中经常使用一些特殊或模糊的计量单位,给现在人们的使用带来诸多不便。某些部分为保持原方的完整性,编写时未做改动,现就本书中出现的计量单位做以下说明,供参考。

1.方寸匕 古代盛药的一种计量器具,犹如现在的药匙。方寸匕约等于现今2.74毫升,盛金石药末约为2克,草木药末约为1克。

2.钱匕 古代量取药末的器具。用汉代的五铢钱币盛取药末至不散落者为1钱匕;用五铢钱币盛取药末至半边者为半钱匕;钱五匕者,是指药末盖满五铢钱边的"五"字至不散落为度。1钱匕约现今5分6厘,折合2克多一点;半钱匕约2分8厘,折合1克多一点;钱五匕约为1钱匕的1/4,约为现今1分4厘,折合0.6克。

3.刀圭 古代量取药末的器具。《证类本草》引陶弘景《名医别录》曰:"凡散药有云刀圭者,十分方寸匕之一,准如梧桐子大也。"明·董毅《碧里杂存·刀圭》曰:"形正似今之剃刀,其上一圈正似圭璧之形,中一孔即贯索之处。盖服食家举刀取药,仅满其上之圭,故谓之刀圭,言其少耳。"

4.一字 古以唐"开元通宝"钱币抄取药末,将药末填满钱面四字中一字之量,即称一字,约合现今0.4克。

5.鸡子黄大 这是对某些药物采用取类比象的方法而作为用

药份量的。如《伤寒论》大青龙汤中的石膏,"如鸡子黄大"。一鸡子黄约等于 40 颗梧桐子大,折合约 9 克。

6. 枚　果实记数的单位。随品种不同,亦各有其标准,如枣 12 枚,则可选较大者为 1 枚之标准。

7. 握、把　部分草本类药物的一种约略计量单位。

8. 束　部分蔓茎类药物的一种约略计量单位。以拳尽握之,切去其两端超出部分,称为一束。

9. 片　亦为一种约略计量单位。如生姜 1 片,约计 1 钱(3 克)为准。

10. 盏、杯、碗、盅　为药液(或水、酒)的约略计量单位。通常的容量折合 150～300 毫升。

11. 斤、两、钱　旧制 1 斤(500 克)为 16 两,1 两为 10 钱,1 钱为 10 分。以此计算,则 1 两为 33.3 克,1 钱为 3.3 克,1 分为 0.33 克。

12. 斗、升、合　《汉书·律历志上》载:"十升为斗,十斗为斛(石)。"《辞海》解释为:1 石为 10 斗,1 斗为 10 升,1 升为 10 合(音"葛"),1 合为 10 勺,1 勺为 10 撮。

另外,在古代方书中,或在民间用药时,还有一些模糊的计量名称,如一捻、一撮、一指撮等,无非是言其少,约为几克的量。

(引自黄成汉,胡献国主编《常见病对药妙治》)

二、有关中药剂量的换算

历代度量衡选具有变更,以致用药的计量名称和分量很不一致,今人如不熟悉古今换算,难以搞清确切剂量。内治古方对剂量要求严格,为尊求原貌,诸如《方剂大辞典》等,多按原书,不予修订或换算。虽不曲解原意,但对临床参考使用带来不便。相对而言,外治方不似内治方那样对剂量要求严格。所以,为便于今人临床参考使用,书中大部分剂量依据有关研究予以换算成现代计量单位。个别没有换算的,如匙、盏、碗等,可酌情确定。古方常用的计量单位与现代临床用量的关系,介绍如下。

古代衡器古称(汉制)以黍、累、铢、两、斤计量,而无分名。即10黍为累,10累为铢,积24铢为1两,16两为1斤。至晋代,则以10黍为1铢,6铢为1分,4分为1两,16两为1斤,即以铢、分、两、斤计量。隋代开皇以汉晋古称3斤为1斤,亦即唐代的"大称"。至大业中又恢复汉、晋之古称,此即唐代的"小称",实为大称的1/3。医方中仍沿用汉晋古称作计量。宋代设立两、钱、分、厘、毫之目。即10毫为厘,10厘为分,10分为钱,10钱为两,积16两为1斤。元、明至清代,沿用宋制,很少变易。

李时珍曰:"今古异制,古之一两,今用一钱可也"(见《本草纲目·第一卷·陶隐居名医别录合药分剂法则》)。现今用药一般多从其说,即汉之一两,可用3克(一钱)。

1. 古代衡器 衡器的大小历代虽有变化,但进制基本不变:1石=120斤,1斤=16两,1两=10钱=24铢,1钱=10分。

2. 古代容器 古代容器有石、斛、斗、升、合之名,其大小历代也有变易。容器古容量的基本进制为:1石=2斛,1斛=10斗(战国时期至唐代),1斛=5斗(宋代至清代),1斗=10升,1升=10合

兹根据《汉语大辞典》附录"中国历代量制演变测算简表"与"中国历代衡制演变测算简表",将历代衡量与公制的统一折算方法归纳于附表1。

附表 1   中国历代衡制、量制演变折算

时 代	古代用量	折合公制	古代用量	折合公制
秦	一两	15 克	一升	200 毫升
西汉	一两	15.5 克	一升	200 毫升
新莽	一两	14.9 克	一升	200 毫升
东汉	一两	13.8 克	一升	200 毫升
三国两晋	一两	13.8 克	一升	204.5 毫升
				600 毫升
隋	一两(大秤)	41.3 克	一升(大秤)	600 毫升
	一两(小秤)	13.8 克	一升(小秤)	200 毫升
唐	一两	41.3 克	一升(大秤)	600 毫升
			一升(小秤)	200 毫升
宋	一两	40 克	一升	670 毫升
元	一两	40 克	一升	950 毫升
明	一两	36.9 克	一升	1000 毫升
清	一两	37.3 克	一升	1000 毫升

　　注:若按汉制折合现代用量,经方中的药物用量太大,不符合现代临床用药实际。可参阅前述折算方法,即一两按 3 克计算

　　此外,还有其他约略方法计量者。用"枚"者,如"附子大者 1 枚";用"挺"者,如"皂荚 1 挺";用"尺"者,如"厚朴 1 尺";用"片"者,如"生姜 3 片"等。在液体的计量中,还常用盏、盅、碗、匙等,一盏约为 200 毫升。

　　3.汉、晋时期与现代剂量折算　为临床使用古方剂量折算方便,现将临床应用古方时常用的汉、晋与目前剂量的一般折算方法对照介绍,如附表 2。

附表 2　汉、晋时期与现代剂量折算

汉、晋时期度量衡值	现今折合值
三斤	500 克(1 斤)
一两	9 克(3 钱)
一尺	23 厘米(6 寸 9 分)
一斗	2 000 毫升
一升	220 毫升
一鸡子黄大	约合 9 克(3 钱)

4. 公制与市制计量单位的折算　根据中华人民共和国国务院的指示,我国从 1979 年 1 月 1 日起,全国中医处方计量单位一律采用以"克"为单位的公制。现摘录常用的十六进位市制与公制计量单位的换算关系如下:1 斤(16 两)＝0.5 千克＝500 克,1 两＝10 钱＝31.25 克,1 钱＝10 分＝3.125 克,1 分＝10 厘＝0.3125 克＝312.5 毫克,1 厘＝10 毫＝0.03125 克＝31.25 毫克。

（引自滕佳林,米杰《外治中药的研究与应用》）

金盾版图书,科学实用,
通俗易懂,物美价廉,欢迎选购

以上图书由全国各地新华书店经销。凡向本社邮购图书或音像制品，可通过邮局汇款，在汇单"附言"栏填写所购书目，邮购图书均可享受 9 折优惠。购书 30 元（按打折后实款计算）以上的免收邮挂费，购书不足 30 元的按邮局资费标准收取 3 元挂号费，邮寄费由我社承担。邮购地址：北京市丰台区晓月中路 29 号，邮政编码：100072，联系人：金友，电话：(010)83210681、83210682、83219215、83219217(传真)。